W0001294

Asiatische Heilkunde

Asiatische Heilkunde

Tradition, Anwendung, Heilsversprechen
Eine Bestandsaufnahme

Thomas Bißwanger-Heim

Edzard Ernst

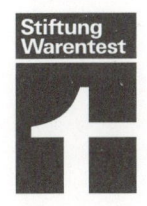
Stiftung Warentest

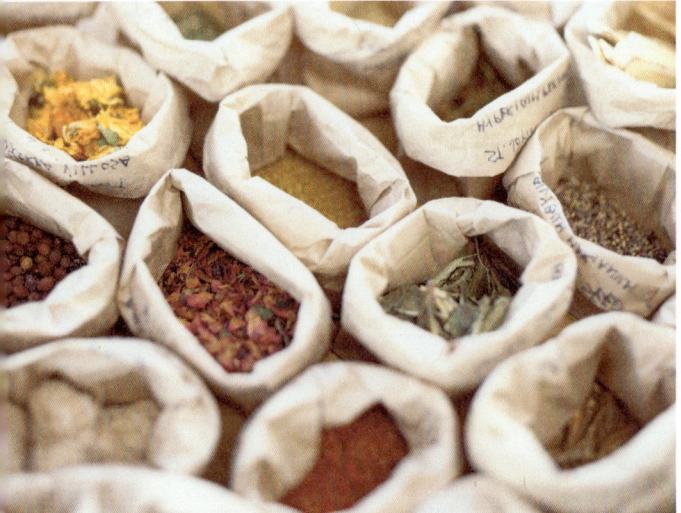

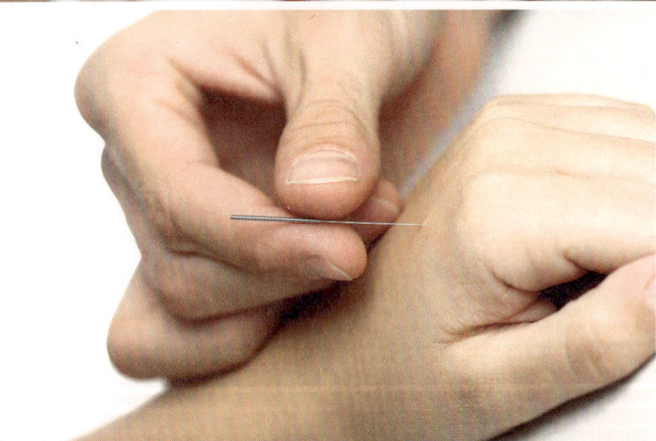

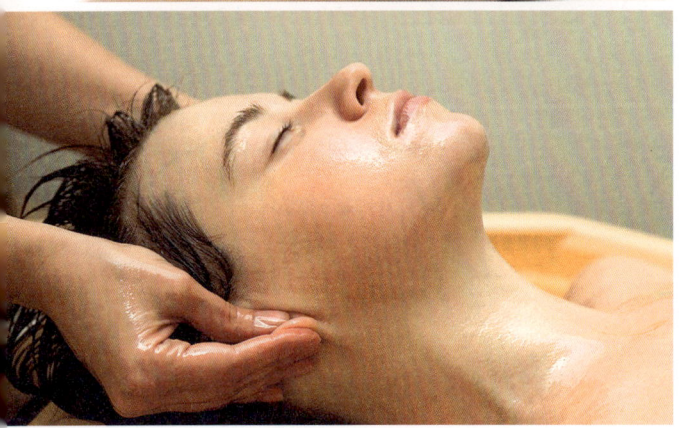

Inhalt

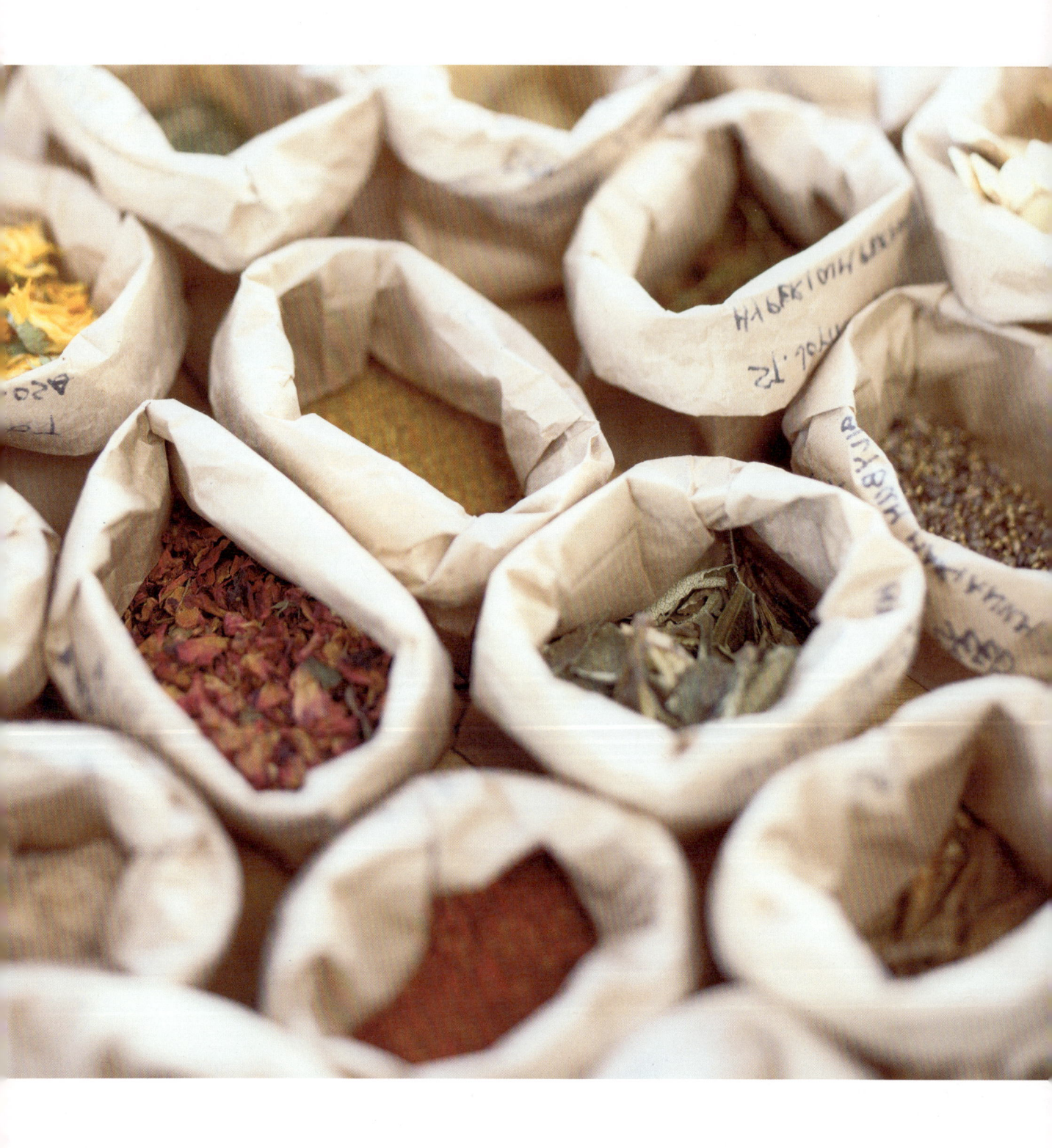

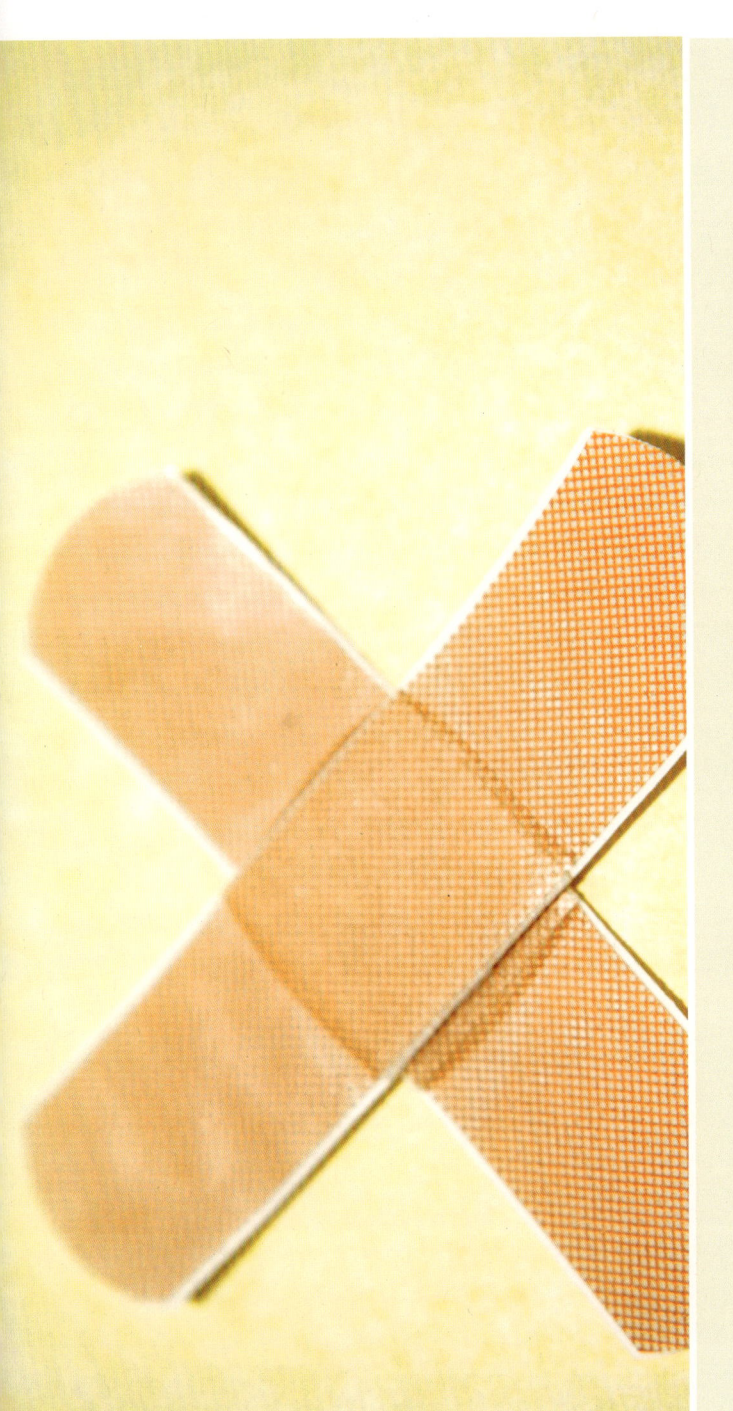

Durch welche Brille schauen wir?

Darf ich Sie zu einem kleinen Test einladen, bevor Sie in dieses Buch eintauchen? Egal wo Sie gerade sitzen, stehen oder liegen, bitte klappen Sie das Buch wieder zu, legen Sie es zur Seite und stellen Sie sich selbst die Frage: „Warum habe ich gerade dieses Buch in die Hand genommen und aufgeschlagen; was erwarte ich von diesem Buch?" Einverstanden? Ich warte, bis Sie wieder zurück sind. Es gibt viele gute Gründe, das Buch zu lesen, und es wird hoffentlich Ihre Erwartungen nicht nur erfüllen, sondern übertreffen.

Was Sie von diesem Buch erwarten dürfen

- Einen umfassenden Überblick über all die asiatischen Heilmethoden, die mittlerweile auch im Westen verbreitet sind, einschließlich einer Auswahl der gängigsten Varianten
- Hintergrundinformationen über die Entstehungsgeschichte dieser Methoden und über die Medizingeschichte in ihren Herkunftsländern
- Einen Überblick über den Stand der medizinischen Forschung zu diesen Methoden und deren mögliche Wirkmechanismen
- Eine konkrete, praxistaugliche Bewertung der Wirksamkeit und Sicherheit dieser Methoden in der Krankheitsbehandlung und Vorbeugung, soweit das nach derzeitigem Wissensstand möglich ist
- Praktische Tipps, Orientierungshilfen und Warnhinweise, die Sie sicher durch den Markt asiatischer Methoden, diesen Dschungel unzähliger, mehr oder weniger seriöser Heilung Anbietenden und Heil Versprechenden geleiten sollen
- Einen spannenden, unterhaltsamen, nachdenklichen, lehrreichen, kontroversen West-Ost-Crashkurs durch Kulturgeschichte, Philosophie, Religion, Psychosomatik, Hirnforschung, Ernährungswissenschaften, Placeboforschung ohne Anspruch auf Vollständigkeit
- Eine Vertiefung Ihres Wissens über die Hintergründe asiatischer Methoden, mit denen Sie vielleicht schon Erfahrungen gemacht haben
- Anregungen zum Weiterschmökern einschließlich einer umfangreichen Literatur- und Internetadressliste (unter www.test.de).

Wenn Sie allerdings erwarten, dass dieses Buch ...

- ... Ihnen sagt, welche Behandlung Sie brauchen und diese mit rezeptartiger Genauigkeit verordnet,
- ... eine ärztliche oder psychotherapeutische Beratung und Behandlung ersetzt,
- ... Sie in persönlichen, spirituellen oder religiösen Fragen berät,
- ... Ihnen die Anstrengung eigenen Nachdenkens erspart,
- ... Sie zur Ausübung einer der beschriebenen Methoden an sich selbst oder anderen befähigt,

... dann sollten Sie es schnell wieder ins Regal stellen und zu einem anderen Hilfsmittel greifen. Alles andere wäre pure Zeitverschwendung.

Dschungel der Heilungs- und Heilsversprechen

Man kann ihr kaum entgehen – der Asienwelle, die den Westen überschwemmt, und eigentlich ist sie schon eine „Dauerwelle", ein unablässiger Strom von angeblich „jahrtausendealter Heilkunst, direkt aus der reinen Quelle orientalischer Weisheit geschöpft". So gibt es immer weniger Hotels, deren Wellnessangebote ohne „ayurvedische" Elemente auskommen, jeder dritte Hausarzt praktiziert Akupunktur, Yoga ist nicht nur Dauerthema in allen Frauenzeitschriften, sondern hat sich mittlerweile bis in die Fußballnationalmannschaft durchgesetzt, und eine der größten Supermarktketten bietet Ernährungstipps nach „traditionell chinesischer Medizin" an. Auch meditative und im weitesten Sinn spirituelle Verfahren gelten schon lange nicht mehr als ausschließliche Domäne weltvergessener Hippies, sondern sind mittlerweile sogar bei konservativen Unternehmensberatern und in Stressbewältigungsseminaren angekommen.

Asiatische Methoden sind zur wohlfeilen Ware geworden und deswegen ist eine kompetente Bewertung im Sinne des Verbraucherschutzes unverzichtbar. Dabei ist die Grenze zwischen dem absolut unbezahlbaren Hegen von Gesundheit an Leib, Seele und Geist auf der einen und den sehr wohl verkäuflichen Arzneien, Nahrungsergänzungs-, Körperpflege- und Wellnessprodukten auf der anderen Seite nicht immer leicht zu ziehen.

Mit dem Vorhaben, medizinische Methoden unter Aspekten des Verbraucherschutzes zu bewerten, begibt man sich auf ein sehr sensibles Terrain. Es gilt dabei, sich bei der Bewertung von Methoden und Produkten so konsequent wie möglich auf die Bewertung von „Bezahlbarem" und „Käuflichem" zu beschränken. Dieses Buch kann eine bestimmte Kräuterarznei als „geeignet" für die Behandlung einer bestimmten Erkrankung einstufen; es kann Ihnen aber nicht sagen, ob für Ihre spirituelle Suche eher ein Zen-Retreat oder eine katholische Messe taugt. Bei den genannten Beispielen wird das schnell klar.

Schwieriger ist es in vielen Zwischenbereichen, wie etwa bei der Bewertung einer bestimmten Yoga-Richtung. Entscheidend ist dabei, „Was suchen die Teilnehmenden?" und vor allem „Was wird ihnen für ihr Geld dabei versprochen?". Gerade im Gesundheitsbereich – ob

„alternativ" oder „schulmedizinisch", gilt: Je vollmundiger die Heilungsversprechen, desto seltener halten sie in der Regel einer wissenschaftlichen Überprüfung stand.

Eine weitere Unterscheidung ist notwendig, wenn auch die Übergänge hier wieder fließend sein können:

- Punkt 1: Heilmethoden im engeren Sinn, das heißt Methoden und Mittel, die der Heilung und Linderung von Krankheiten dienen. Das ist der Kernbereich von Medizin und Psychotherapie.
- Punkt 2: Maßnahmen der Rehabilitation, die über die erfolgreiche Behandlung einer Krankheit hinaus der Wiederherstellung von körperlicher und seelischer Belastbarkeit im gewohnten Lebens- und Arbeitsumfeld dienen sollen.
- Punkt 3: Maßnahmen der Prävention, das heißt der Vorbeugung. Die Primärprävention soll Gesunde durch geeignete Maßnahmen vor Krankheit schützen. Bei der Sekundärprävention versucht man, nach dem Abklingen eines Krankheitsereignisses einen weiteren Ausbruch oder eine Verschlimmerung der Krankheit zu verhindern.
- Punkt 4: Methoden, die überwiegend der körperlichen Behaglichkeit und der Entspannung dienen sollen, werden unter Wellness, Wohlbefinden, zusammengefasst.
- Punkt 5: Unter dem Begriff Lifestyle werden Produkte und Behandlungen angeboten, die vorwiegend der Körperpflege, Schönheit und Fitness dienen. Auch Potenzmittel, sexuelle Stimulanzien und Schlankheitsmittel gehören in der Regel in diese Kategorie.
- Punkt 6: Eine ganze Reihe asiatischer Heil- und Präventionsmethoden wurden ursprünglich aus religiöser Motivation praktiziert. Besonders Entspannungs- und Meditationsverfahren haben nach wie vor eine mehr oder weniger deutliche spirituelle Zielrichtung.

Nun könnte sich dieses Buch damit begnügen, nur die unter Punkt 1 definierten „eigentlichen" Heilmethoden asiatischen Ursprungs auf ihre medizinische Tauglichkeit zu überprüfen. Dass wir einen sehr viel weiteren Rahmen gewählt haben, hat viele Gründe. Einer davon wurde bereits genannt: Der Übergang zwischen den verschiedenen Kategorien ist fließend. Spirituellen Verfahren (Punkt 6) werden gesundheitsfördernde Wirkungen (Punkte 1–3) zugeschrieben. Körperliches Wohlbefinden und Entspannung können einen Heilungsprozess (Punkt

1 und 2) unterstützen. Sport und gesunde Ernährung können die körperliche Fitness (Punkt 5), aber auch die Abwehrkräfte gegen Krankheiten (Punkt 3) verbessern und so weiter.

Übrigens ist die enge Verflechtung von Krankheitsbehandlung, Vorbeugung, Gesundheitspflege, Wohlbefinden und spiritueller Motivation bereits etwas zutiefst Asiatisches.

Westliche Medizin lässt Wünsche offen

In einer repräsentativen Bevölkerungsstichprobe aus dem Jahr 2002 hatten 70 Prozent der Frauen und über die Hälfte der Männer angegeben, in den vergangenen zwölf Monaten eines oder mehrere Verfahren der Komplementär- und Alternativmedizin in Anspruch genommen zu haben. Unter den asiatischen Verfahren sind Akupunktur (Seite 137) und Yoga (Seite 196) am beliebtesten. Diesen enormen Zulauf zu den Angeboten der CAM, die häufig aus der eigenen Tasche bezahlt werden, kann man sich nicht hinreichend erklären, wenn man diese Methoden ausschließlich unter dem Aspekt ihres unmittelbaren Nutzens in der Krankheitsbehandlung betrachtet.

Verschiedene Faktoren kommen als Gründe für den starken Zulauf der CAM infrage. Dass dabei vor allem Menschlichkeit, Kommunikation und emotionale Zuwendung gesucht werden, konnten Wissenschaftler im Rahmen mehrerer Studien und Umfragen nachweisen. Gerade das Einbeziehen psychischer oder sozialer Aspekte der Erkrankung erfordere, so die Forscher, ein ausführliches Gespräch zwischen Therapeut und Patient. Das legt die Vermutung nahe, dass der enorme Zulauf zur CAM und damit zu den asiatischen Heilmethoden ein Warnsignal dafür ist, wie oft ganz elementare Wünsche des Patienten in den Institutionen der „Schulmedizin" unerfüllt bleiben. Offensichtlich besteht der Wunsch nach einer menschlichen und „sprechenden" Medizin. Die Ärzte sollen ihr Gegenüber, den Patienten, mit seiner ganzen Lebenswirklichkeit wahrnehmen, ihn nicht auf Messgrößen reduzieren, sondern nach seinem körperlichen und seelischen Befinden fragen. Die Ärzte sollen eingestehen, dass die moderne Medizin lange nicht alle Krankheiten heilen oder lindern kann, und sie sollen niemanden mit seiner Hilflosigkeit und Angst angesichts von Krankheit und Tod alleinlassen.

Eine wichtige und leider weitgehend ungeklärte Frage ist, ob Praktizierende der asiatischen Heilkunde diese unerfüllten Bedürfnisse

Komplementär- und Alternativmedizin: Die gängige „Schulmedizin" in manchen Fällen ergänzend, in anderen Fällen ersetzend (engl. Abk. CAM, Complementary and Alternative Medicine).

des Patienten besser erfüllen können als die herkömmliche westliche Medizin. Letztlich hängt das sehr von der Persönlichkeit des einzelnen Arztes ab, von seiner über das körpermedizinisch-fachliche hinausgehenden kommunikativen Kompetenz.

Es ist aber auch eine Frage der politischen Rahmenbedingungen: Dass die „Fünfminutenmedizin" hier zur Regel geworden ist, hat unter anderem damit zu tun, wie Gesprächsleistungen honoriert werden, nicht nur im Sinne von Dankbarkeit, sondern auch finanziell. Tatsache ist, dass in CAM-Praxen mehr mit dem Patienten gesprochen wird, als in anderen Praxen. Ob man deshalb als Patient dort „ganzheitlicher" wahrgenommen wird, ist allerdings unklar, denn über die Qualität der Kommunikation miteinander besagt es noch nichts.

Letztlich steht außer Frage, dass nicht nur die Zufriedenheit der Patienten durch eine kompetente Gesprächsführung steigt. Wenn Kranke durch Menschen versorgt werden, die so mit ihnen sprechen, dass sie sich auch in schwierigen Situationen wahrgenommen und unterstützt fühlen, dann kann das auch die Wirksamkeit einer Behandlung in ganz erheblichem Umfang verbessern.

Viele Menschen suchen bei Alternativmedizinern Gespräch und menschliche Zuwendung.

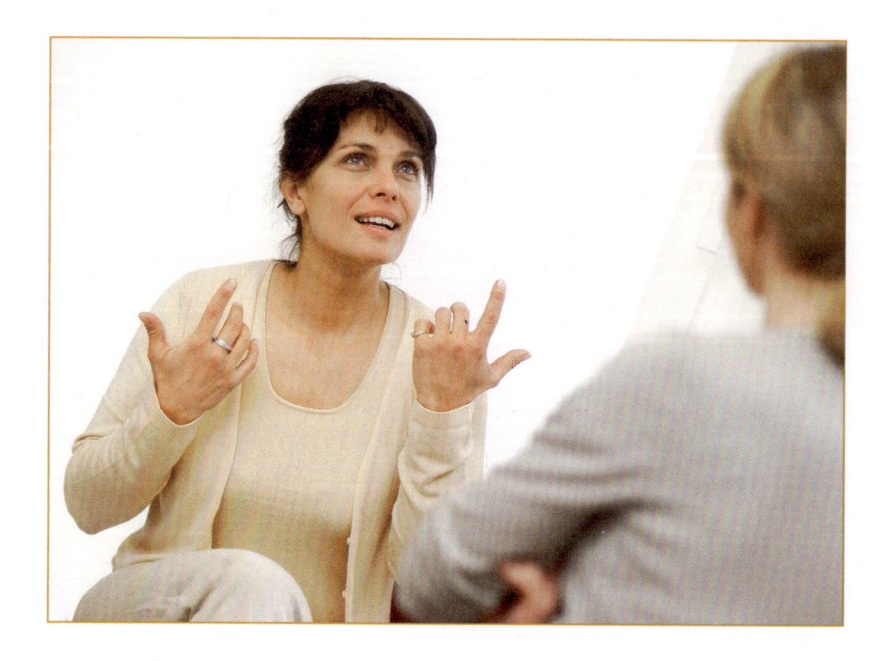

Westliche Wissenschaft stößt an Grenzen

Können wir asiatisches Denken verstehen?

Wenn Menschen der westlichen Welt mit der etablierten Medizin unzufrieden sind und in asiatischen Heilmethoden Ersatz oder zumindest Ergänzung suchen, dann kann das zum einen auf unterentwickelte Aspekte der modernen westlichen Medizin hindeuten, zum anderen auch auf eine noch viel grundlegendere Begrenztheit der gesamten naturwissenschaftlichen Weltsicht, auf die unsere Medizin im Wesentlichen aufbaut. Letztlich führt das zu philosophischen Fragen wie „Was ist der Mensch?" und „Was ist Krankheit?". Hat die Unzufriedenheit gegenüber der „Schulmedizin" und die Sehnsucht nach Alternativen damit zu tun, dass solche Fragen bisher ausgeblendet wurden? Hat es damit zu tun, dass sie keinen Raum haben in einer Medizin, in der der Mensch im Wesentlichen als eine biochemische Fabrik angesehen und Krankheit als eine Störung derselben behandelt wird?

Um solchen Fragen weiter auf den Grund zu gehen, muss man sich etwas mit Wissenschaftstheorie beschäftigen. Das heißt, man fragt sich zunächst, durch welche Brille betrachten wir die Welt und warum sehen wir sie so, wie wir sie sehen? Das klingt nach Theorie, kann aber durchaus kurzweilig sein und ist für die Frage, was wir als „asiatische Heilkunde" wahrnehmen und beschreiben, von großer Bedeutung. Eine spannende und umstrittene Frage ist z. B., ob wir als Westler asiatisches Denken und die daraus entwickelten Medizinsysteme überhaupt verstehen können oder ob wir uns mit jedem Versuch, sie besser zu verstehen, immer weiter in unsere eigenen Wunschvorstellungen verstricken – die wiederum sehr viel mit dem zu tun haben, was wir in der heimischen Medizin vermissen. Wenn Sie das Thema momentan nicht besonders interessiert, dann können Sie dieses Kapitel ruhig überspringen.

Von der Demut unserer Leitwissenschaft

Der deutsche Nestor der psychosomatischen Medizin, Prof. Thure v. Uexküll (1908–2004), verglich die Sicht der naturwissenschaftlich geprägten Medizin unserer Zeit mit der Sicht eines Forschers, der ein großes Schleppnetz mit einem Maschendurchmesser von zwei Zentimetern durchs Meer zieht und dann stolz behauptet, es sei ganz einfach, zu definieren, was ein Meerestier ist: „Alles, was größer ist als zwei Zentimeter". Das heißt, wir bräuchten eine neue Herangehensweise, der weniger durch die Maschen geht als der alten.

Die Physik – die Leitwissenschaft aller anderen Naturwissenschaften – hat längst erkannt, dass es Phänomene gibt, die sich der genauen Messung beharrlich entziehen und die nicht im klassischen Sinn objektivierbar sind. Die Welt ist rosa, grau oder grün, je nachdem, durch welche Brille wir schauen. Der Quantenphysiker Hans-Peter Dürr kommt zu dem Schluss „Wir erleben mehr als wir begreifen".

Patientenzentrierte Medizin

Bereits zu Beginn des 20. Jahrhundert gab es Bestrebungen, die scheinbar objektive, mechanistische Sicht der Medizin durch die Welt des subjektiv vom Patienten Erlebten zu erweitern. In einer „patientenzentrierten" Medizin sollen Forscher und Ärzte ihr Augenmerk vom gemessenen Befund auf das Befinden des Menschen ausdehnen und dazu ist es notwendig, mehr mit dem Patienten zu sprechen als über ihn.

In ihrem Bemühen um eine neue medizinisch-wissenschaftliche Herangehensweise entwickelten Psychosomatiker den Begriff der „biopsychosozialen" Sicht auf die Krankheitsentstehung. Diese Sicht beruht auf der Erkenntnis, dass körperliche, psychische und soziale Aspekte des Menschen und dementsprechend auch von Krankheit untrennbar miteinander verflochten sind. Aus einer biopsychosozialen Sicht ergibt sich beispielsweise die Notwendigkeit, die Auswirkungen einer Krebsdiagnose auf die Patientenpsyche zu beachten und durch geeignete Gesprächsangebote aufzufangen. Ein weiteres Beispiel für eine biopsychosoziale Herangehensweise ist es, Menschen mit körperlichen Beschwerden, wie etwa Rückenschmerzen, nicht alleine organmedizinisch, sondern auch im Hinblick auf ihre Lebenssituation und psychische Verfassung wahrzunehmen und gegebenenfalls eine geeignete Ergänzung anzustoßen, etwa durch eine Anpassung von Lebensgewohnheiten, Entschärfung beruflicher Stressfaktoren oder einen konstruktiven Umgang mit einer psychischen Krise.

soziale Aspekte: In diesem Zusammenhang sind damit Aspekte des Zusammenlebens, wie etwa Familie, Arbeit und Freundeskreis eines Menschen gemeint.

Placebo-„Effekt" bestens nachgewiesen

Wie groß der Einfluss des Kontextes, also des ganzen Drumherum einschließlich psychischer und sozialer Faktoren, einer Behandlung ist, könnte nicht eindrücklicher bewiesen werden, als es längst in vielen Millionen klinischer Studien geschehen ist. Ja, Sie haben richtig gelesen, viele Millionen. Der Vergleich mit Placebo, also mit einem Scheinmedikament, ist nämlich eine Standardvoraussetzung für die Überprüfung der Wirksamkeit und schließlich der Zulassung von Arzneimitteln. Eine der wichtigsten Grundlagen der klinischen Arzneimittelforschung ist die randomisierte placebokontrollierte Doppelblindstudie (siehe Seite 236). Warum ist es aber nun so ungemein wichtig, ein Medikament mit einem Placebo zu vergleichen, das dem „echten Medikament" so ähnlich sieht, dass der Patient es nicht unterscheiden kann? Warum muss das obendrein auf eine Art geschehen, die nicht nur dem Patienten, sondern auch dem Arzt verschweigt, ob nun das „echte Medikament" oder das Placebo gegeben und eingenommen wird? Der Grund für diesen Aufwand ist, dass mit der Gabe des Placebos allein schon eine erhebli-

„Abgetrenntsein ist eine optische Täuschung des Bewusstseins"

Der Mensch ist ein Teil des Ganzen, das wir Universum nennen, ein in Raum und Zeit begrenzter Teil. Er erfährt sich selbst, seine Gedanken und Gefühle als abgetrennt von allem anderen – eine Art optische Täuschung des Bewusstseins. Diese Täuschung ist für uns eine Art von Gefängnis, das uns auf unsere eigenen Vorlieben und auf die Zuneigung zu wenigen uns Nahestehenden beschränkt. Unser Ziel muss es sein, uns aus diesem Gefängnis zu befreien, indem wir den Horizont unseres Mitgefühls erweitern, bis er alle lebenden Wesen und die gesamte Natur in all ihrer Schönheit umfasst.

Dieses Zitat würde gut in ein antikes asiatisches Weisheitsbuch passen, stammt aber von dem vielleicht bedeutendsten Physiker des 20. Jahrhunderts: Albert Einstein

Angina Pectoris: Schmerz-
attacken im Rahmen einer Erkrankung der Herzkranzgefäße.

che Wirkung erzielt werden kann. Und diese Wirkung eines Placebos im
Rahmen kontrollierter Studien kann man – aufgrund der schieren Menge solcher Studien – bei fast allen Krankheiten sehr gut beziffern. Bei
über einem Drittel der Patienten mit Angina Pectoris gingen die Herz-
attacken unter Placebo zurück. In Studien zur Schmerzbehandlung sind
Placebo-Ansprechraten bis zu 90 Prozent keine Seltenheit; das heißt, 90
von 100 Patienten verspüren nach der Behandlung ohne Wirkstoff weniger Schmerzen. Placebos können objektiv messbare biologische Veränderungen hervorrufen, wie etwa im Elektrokardiogramm (EKG), bei der
Abheilung eines Magengeschwürs oder eines Hautausschlags.

Placebo ist ohne Wirkstoff – was wirkt?

Es gibt Wissenschaftler, die den Begriff Placebo-Effekt für irreführend, halten, da es ja nicht der Zucker in der Placebopille oder die Kochsalzlösung in der Spritze sei, die wirken. Aber was ist es dann? Alternativ wird der Begriff Kontext-Effekt vorgeschlagen, denn letztlich sei es
der Gesamtkontext der Behandlung, der eine Wirkung entfaltet, in einem sehr komplexen Zusammenspiel mit den Erwartungen des Patienten und unbewusst gelernten Reaktionsmustern, sogenannten Kondi-

Die Persönlichkeit des Arztes und
dessen äußeres Erscheinungsbild
einschließlich weißem Kittel und
Stethoskop können die Wirksamkeit einer Behandlung erheblich
steigern.

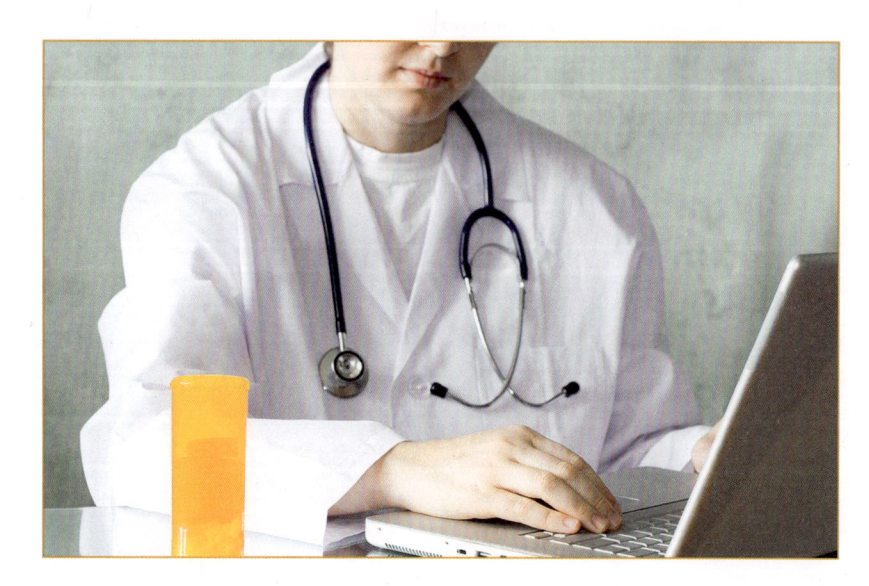

tionierungen. Konditionierungen können so mächtig sein, dass jemand, der unter Heuschnupfen leidet, bereits beim Anblick einer Blumenwiese, etwa auf einem Foto, eine heftige Niesattacke bekommt.

In einer Studie erhielten Versuchspersonen ein Immunsuppressivum, das heißt ein Mittel, das die Bereitstellung und Aktivierung von Abwehrzellen im Blut hemmt. Das Medikament war mit einem bestimmten Aroma versehen. Im Laufe der Studie wurde das Mittel durch Placebos mit verschiedenen Geschmacksrichtungen ersetzt. Das Placebo, das genauso schmeckte wie das Immunsuppressivum, bewirkte einen ähnlich starken Effekt auf die im Labor gemessenen Immunfunktionen.

Placebo-Spritzen wirken mit Abstand besser als Placebo-Tabletten, unterschiedliche Tablettenfarben wirken bei unterschiedlichen Krankheiten besser, z. B. weiße besser gegen Schmerzen und rosafarbene besser gegen Depressionen. Außerdem spielt das äußere Erscheinungsbild des Arztes einschließlich weißem Kittel und Stethoskop eine Rolle und nicht zuletzt der Preis der Behandlung – eine teure wirkt besser als eine billige. Eine unangenehme Behandlung, wie etwa eine Spritze, wirkt besonders gut, wahrscheinlich weil der Patient ihr eher zutraut, eine „echte" Behandlung zu sein. Eugen Roth hat das wie immer mit einem Augenzwinkern auf den Punkt gebracht:

Einsicht

Der Kranke traut nur widerwillig
dem Arzt, der's schmerzlos macht und billig.
Lasst nie den alten Grundsatz rosten:
Es muss a) wehtun, b) was kosten.
Eugen Roth (1895–1976)

Der gesamte Kontext einer Behandlung einschließlich der äußeren Erscheinung, der inneren Haltung der Behandelnden, den Vorerfahrungen des Patienten mit „echten" Medikamenten, mit der Medizin und ihren Akteuren aber auch mit Menschen im Allgemeinen, mit Krankheit bei sich und anderen und nicht zuletzt die Kultur, in der man aufgewachsen ist, deren Eigenheiten im Umgang mit Krankheit und Leiden, all das hat einen Einfluss darauf, ob und wie gut eine Behandlung wirkt. Der äußere Kontext der Behandlung, das Aussehen der Tablette, die Worte des Arztes wirken dabei zusammen mit den inneren Faktoren des Patienten, seinen Ängsten, Erwartungen, unbewussten Konditionierungen. Die

Wirkung des Kontextes wird psychophysiologisch vermittelt, das heißt seelische Faktoren bewirken etwas Körperliches, zum Beispiel die Ausschüttung von Antistresshormonen, Verdauungssäften oder Gehirn-Botenstoffen. In Arzneimittelstudien wird die Summe all dieser Effekte als „Placebo-Effekt" zusammengefasst, und wenn es darum geht, die spezifische Wirkung eines Medikaments abzüglich allgemeiner Kontextfaktoren zu bestimmen, ist diese sehr vereinfachende Sicht auch ausreichend, ja sogar notwendig.

Schwer zu testen

Während es ohne größere Schwierigkeiten möglich ist, ein asiatisches Medikament placebokontrolliert in einer klinischen Studie zu testen, ist das bei Methoden wie Yoga oder Qigong praktisch unmöglich. Der Grund liegt darin, dass man eine Yoga-Übung nicht nur zum Schein, als „Placebo-Übung" durchführen kann – zudem ohne zu merken, ob man nun echtes Yoga praktiziert oder nur „Placebo-Yoga".

Das heißt aber nicht, dass diese Methoden einer wissenschaftlichen Untersuchung überhaupt nicht zugänglich sind. Es ist nur ungleich schwerer, ihre Wirkung von Kontextfaktoren, wie etwa der Persönlichkeit der Yogalehrerin, der inneren Einstellung der Übenden, ihren Vorerfahrungen mit ähnlichen Techniken abzugrenzen. Ähnliches gilt für nichtmedikamentöse Verfahren der westlichen Medizin. Bei vielen steht die Wirksamkeit zwar außer Frage; wie stark diese aber vom Gesamtkontext abhängt, in den sie eingebettet sind, ist meistens völlig unklar. Man tut also gut daran, den mechanistischen Tunnelblick, der auf nur einen zu reparierenden Faktor gerichtet ist, zu weiten und genau das zu pflegen, was – wie eingangs angedeutet – viele Menschen in der CAM zu suchen scheinen: eine Medizin mit einem menschlichen, zugewandten Gesicht, einer verständlichen Sprache und einem mitfühlenden Herzen. Eine Art „Kontextmedizin" lässt sich in alten ayurvedischen und chinesischen Texten ausmachen und ist auch der abendländischen Kultur keineswegs fremd, wenn sie vielleicht auch wieder neu gelernt werden muss und auch gelernt werden kann, ohne den analytischen Verstand dabei unverbindlicher Esoterik opfern zu müssen.

Übrigens gibt es in der asiatischen Medizin Praktiken, die „Kontext-Mechanismen" gezielt einsetzen. So ist es z. B. in der tibetischen Medizin üblich, vor der Einnahme von Medikamenten den Medizin-

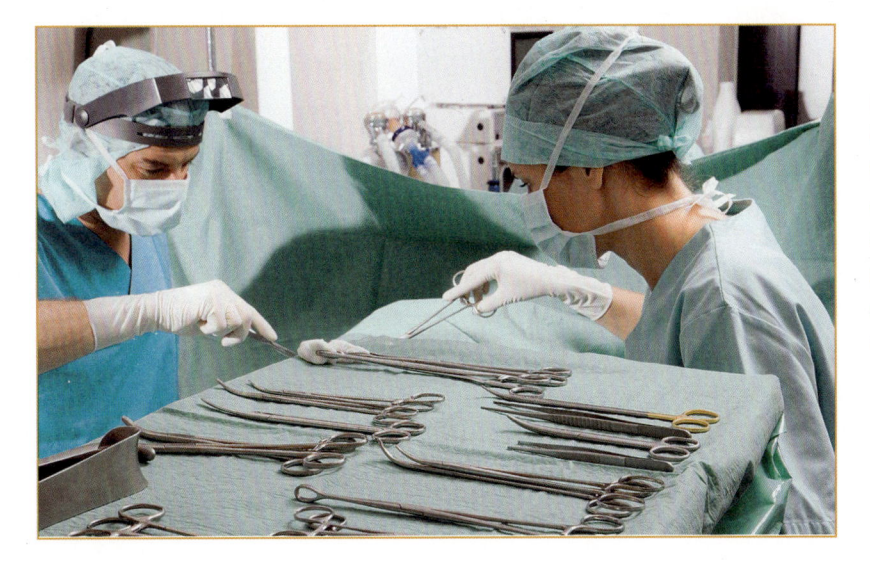

Der „Placebo-Effekt", besser Kontext-Effekt, hat sich bei Operationen als besonders stark erwiesen. Welche Operationen **alleine** aufgrund solcher psycho-physiologischer Effekte wirksam sind, ist aber weitgehend unge-klärt.

Buddha zu visualisieren, mit der Vorstellung verknüpft, dass dessen heilende Kraft die Wirkung des Medikaments erhöht (Seite 188). Was die westliche Medizin früher als Hokuspokus abwertete, wird mit Blick auf den „Kontext-Effekt" durchaus plausibel.

Möglicherweise ist ein Problem bei der Erforschung der asiatischen Heilkunde mit den Methoden der westlichen Medizin, dass diese Methoden genau da an ihre Grenzen stoßen, wo die Stärken dieser Heilkunde liegen. Da wo „Kontext-Medizin" eine größere Rolle spielt als der gezielte Einsatz medikamentöser Wirkstoffe. Dazu wird häufig als Argument ins Feld geführt, die Stärke der asiatischen Heilkunde liege viel mehr in der Vorbeugung von Krankheiten und in der Behandlung chronischer und funktioneller Erkrankungen als in der Akutbehandlung. Allerdings könnten all diese Behauptungen auch das Resultat eines Klischees sein. Auffällig ist, dass Asiaten selbst der Arzneimitteltherapie in der Regel eine sehr viel größere Bedeutung zumessen als westliche Praktizierende östlicher Heilmethoden und deren Patienten. Nichtmedikamentöse asiatische Methoden wie Akupunktur oder Shiatsu, die in Deutschland beliebtesten asiatischen Verfahren, spielten in ihren Herkunftsländern seit ihrer Entstehung allenfalls eine ergänzende Rolle.

Als Stärke asiatischen Denkens – nicht nur in der Medizin – gilt, dass es den Blick für Gesamtzusammenhänge und Wechselwirkungen

chronisch: Lang anhaltend, langwierig.

funktionelle Erkrankung: Darunter werden Krankheiten zusammengefasst, die nur mit einer Beeinträchtigung der Organ-Funktion, nicht aber mit einer Schädigung des Organs einhergeht. Oft ist der Übergang zwischen funktioneller Beeinträchtigung und strukturellen Schädigungen fließend.

Sie können sich den „Kontext-Effekt" zunutze machen, etwa indem Sie die Einnahme des Medikaments mit angenehmen Sinneseindrücken koppeln. Das kann ein entspannendes Bad sein oder Ihre Lieblingsmusik. Wenn Sie sich das zur Gewohnheit machen, dann kann bereits das Bad oder die Musik eine Linderung bewirken, indem sie die Wirkung des Medikaments „nachzeichnen". Mit dieser Methode konnten Schmerzpatienten sich Linderung verschaffen und kamen mit weniger Medikamenten aus. Das sollte aber nicht dazu verleiten, Medikamente, die regelmäßig eingenommen werden müssen, ohne Absprache mit dem Arzt wegzulassen. Fragen Sie nach, ob Sie das Mittel – je nach Stärke Ihrer Beschwerden – reduzieren oder weglassen dürfen.

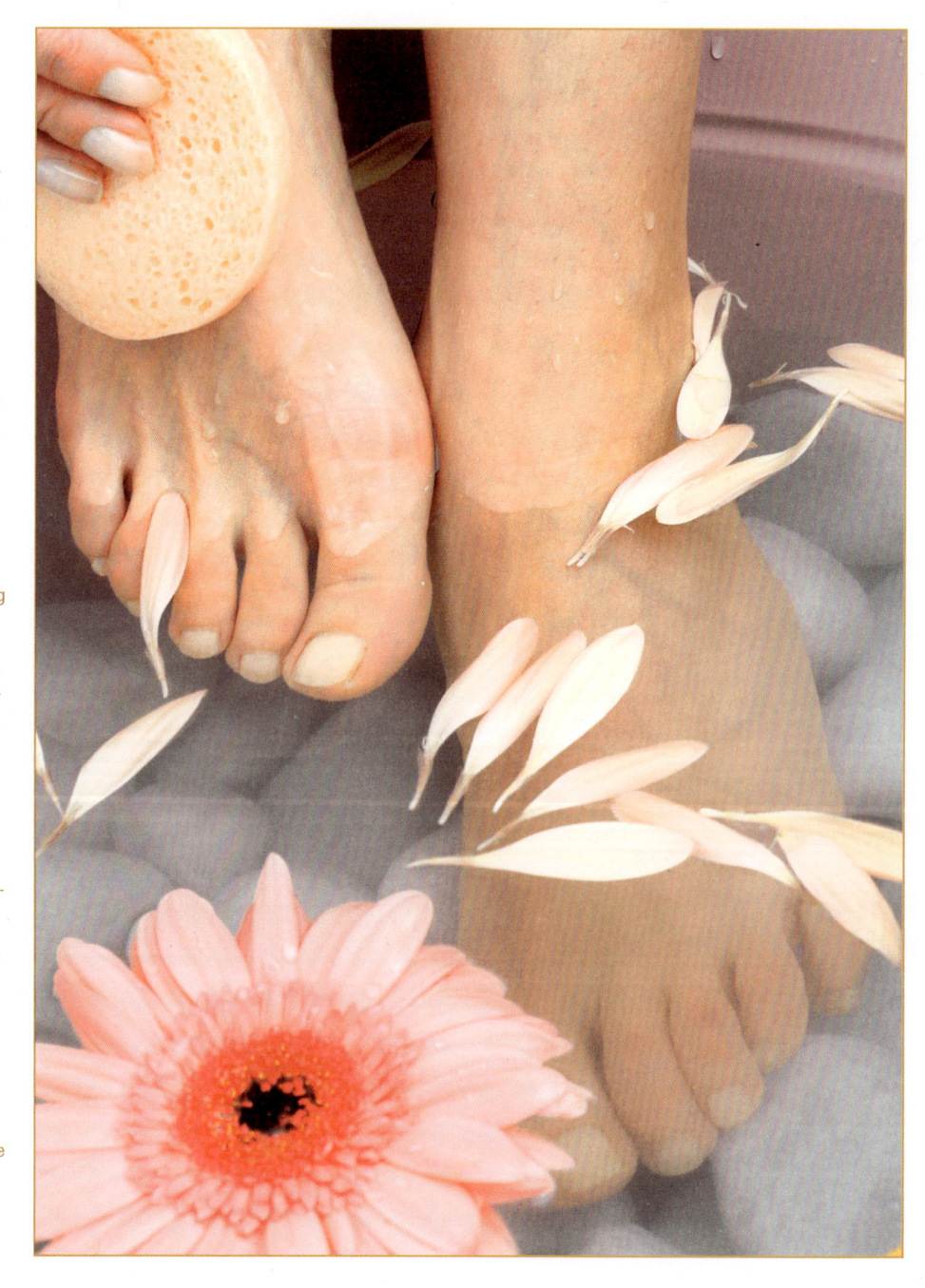

viel mehr kultiviert hat als das Zergliedern in einzelne Wirkfaktoren. Ob die westliche Medizin in diesem Sinne von der asiatischen lernen kann, oder gar zur Geburt einer neuen wissenschaftlichen Herangehensweise findet, ist ungewiss. Jedenfalls ist es kein einfacher Weg und die Gefahr der Missverständnisse groß. Darum soll es im Folgenden gehen.

Was heißt hier asiatisch?

Warum ist es so ungemein schwierig, „die asiatische Heilkunde" zu verstehen und zu sagen, was sie von „der westlichen Medizin" unterscheidet? Das beginnt schon mit dem Begriff „asiatisch". Wo hört Europa auf und wo fängt Asien an? Weder aus geografischer noch historischer noch kulturwissenschaftlicher Sicht kann hier eine klare Grenze gezogen werden. Vieles, was wir als europäisch wahrnehmen, hat asiatische Wurzeln und umgekehrt. Bereits in der Antike standen griechische und asiatische Heilkunst in einem regen Austausch. In ähnlicher Weise haben sich die medizinischen Hochkulturen Asiens, wie die chinesisch-japanische und die ayurvedische Tradition, ständig gegenseitig beeinflusst. Insofern gibt es eigentlich auch nicht „die" chinesische Medizin oder „die" ayurvedische Medizin. In diesem Buch werden die Begriffe trotzdem verwendet – in Ermangelung einer vernünftigen Alternative, aber vielleicht können Sie das beim Lesen im Hinterkopf behalten.

Was heißt Heilkunde?

Kann man wenigstens eindeutig bestimmen, was mit dem Begriff „Heilkunde" gemeint ist? Mitnichten. Was mit „Medizin", „Heilkunde", „Gesundheit" oder „Krankheit" gemeint ist, variiert erheblich, und zwar nicht nur, wenn man verschiedenen Kulturen vergleicht, sondern auch innerhalb einer Kultur. „Die" asiatische Medizin gibt es nicht, auch nicht „die" westliche Medizin. Sogar scheinbar selbstverständliche Übereinkünfte werden zur Stolperfalle und führen zu Missverständnissen. So kann es zwar Begriffe wie „Fieber", „Schnupfen" oder „Husten" geben, die in verschiedenen Kulturen eindeutig mit denselben Symptomen in Verbindung gebracht werden. Die Deutung der Symptome und die Zuordnung zu einer Störung oder Krankheit sind allerdings unterschiedlich.

Viele Fachdisziplinen sind beteiligt

An der Erforschung asiatischer Heilkunde in Vergangenheit und Gegenwart sind eine ganze Reihe Fachdisziplinen beteiligt. Teilweise überschneiden sich deren Forschungsinhalte und -methoden. Hier eine Auswahl.

Kulturwissenschaft – das ist ein Überbegriff für die Erforschung der eigenen und anderer Kulturen. Leitdisziplin ist oft die Soziologie. Es gibt kulturwissenschaftliche Teildisziplinen, die sich mit einem bestimmten Kulturkreis beschäftigen. Für dieses Buch sind dabei die Sinologie, also „Chinawissenschaft", Indologie, Japanologie und Tibetologie von Bedeutung.

Anthropologie – Wörtlich übersetzt die Lehre vom Menschen. Man unterscheidet dabei eine überwiegend naturwissenschaftlich-medizinisch ausgerichtete von einer philosophischen Anthropologie.

Ethnologie – Überwiegend gegenwartsbezogene Kulturwissenschaft. In den USA wird sie als cultural anthropology bezeichnet, auf den Britischen Inseln als social anthropology.

Ethnomedizin, auch Medizinethnologie oder Medizinanthropologie, erforscht das Medizinsystem einer bestimmten Gesellschaft der Gegenwart mit kulturwissenschaftlichen Methoden.

Kulturgeschichte
Archäologie
Soziologie
Psychologie
Religionswissenschaften
(Westliche) Medizin einschließlich der Evidence Based Medicine (EBM) (Seite 232) Naturwissenschaften wie Biologie, Chemie, Physik

Weder „natürlich" noch besonders „sanft"

Je tiefer man in die Materie eindringt, desto mehr Gemeinsamkeiten zwischen europäischer und asiatischer Medizingeschichte fallen einem auf. Die vermeintlichen Unterschiede schmelzen in sich zusammen wie Schnee in der Sonne. Die im Westen häufig angetroffene Vorstellung von der asiatischen Heilkunde als einer „sanfteren" und „natürlicheren" Medizin bestätigt sich nicht. So findet sich bereits in den antiken medizinischen Texten Chinas eine sehr militaristische Vorstellung der Bekämpfung von Krankheit, teilweise mit „starken" Mitteln.

Zwei Dinge kann man allerdings auch nach kritischer Prüfung als asiatische Eigenarten festhalten: Sie lassen sich unter den Begriffen Ganzheitlichkeit und meditative Innenschau zusammenfassen.

Ganzheitlichkeit ist zugegebenermaßen ein sehr strapazierter Begriff. Was in diesem Buch damit gemeint ist, ist eine bestimmte Art, die Welt zu sehen, und damit eine bestimmte Art, den Menschen, Gesundheit, Krankheit und Medizin zu begreifen. Es geht um ein Denken, das sich auf das Zusammenspiel im Organismus richtet, das versucht, das Zusammenspiel als Ganzes zu beschreiben und Gesetzmäßigkeiten darin zu erkennen. Dieses Denken ist, mit den Worten des Harvard-Professors, Akupunktur-Experten und Placebo-Forschers Ted J. Kaptchuk, „auf der Idee begründet, dass jedes einzelne Element nur in seiner Beziehung zum Ganzen verstanden werden kann".

Vielleicht liegt die wirkliche Stärke asiatischer Heilkunde unter anderem darin, dass sie über die Jahrtausende hinweg ein ausgefeiltes System entwickelt hat, den inneren und äußeren Kontext des Patienten in seiner Gesamtheit wahrzunehmen, in körperlich-seelischen, bildhaften Mustern zu beschreiben und schließlich „ganzheitlich" zu behandeln. Bestimmte Körperübungen wie im Yoga (Seite 196) oder Qigong (Seite 211), das Training feiner und feinster Körperwahrnehmung in meditativen Sammlungsübungen (Seite 182) oder das Stechen oder Erwärmen bestimmter Körperstellen – Akupunktur und Moxa – könnte man entsprechend als gezieltes Beeinflussen des äußeren und inneren Kontext-Musters verstehen.

Ob in der Antike chinesische Ärzte wirklich „ganzheitlicher" gedacht haben als griechische, ist unklar. Möglicherweise ist Ganzheitlichkeit nur etwas, was der westlichen Medizin im Laufe der Moderne verloren gegangen ist und uns heute als „Besonderheit" asiatischen Denkens auffällt. Fernöstliche Medizin pauschal als „ganzheitlich" zu bezeichnen, ist jedenfalls nicht korrekt, weil es fraglich ist, inwiefern komplizierte Systeme zur Beschreibung von Körpervorgängen, wie etwa in der chinesischen Medizin durch das Zusammenspiel der „fünf Wandlungsphasen", jemals in der ärztlichen Versorgung weiter Teile der asiatischen Bevölkerung eine Rolle gespielt haben.

Für jemanden, der glaubt, asiatische Heilkunde wäre eine Medizin des Dialogs und würde den psychischen und sozialen Dimensionen des Patienten besonders große Beachtung schenken, mag es sehr irritierend sein, wenn er erfährt, dass sich indische Ayurveda-Ärzte viel weniger Zeit für das Gespräch mit dem Patienten nehmen als deutsche und dass viele asiatische Patienten den Arzt besonders hoch schätzen, der die Diagnose ganz ohne Worte, etwa nur anhand des Pulses, trifft.

Körperbild und Meditation

Ein weiterer Aspekt, der gute Chancen hat, sich auch unter kritischer Betrachtung als echte asiatische Besonderheit zu behaupten, ist die meditative Innenschau. Buddhismus und Yoga in ihrer ursprünglichen Form sind stark geprägt von sehr alten Techniken, den eigenen Geist zu beobachten (Seite 183). Zu diesen Techniken gehören Übungen, die die Wahrnehmung der Welt mit allen fünf Sinnen, die Wahrnehmung des eigenen Körpers, der Gedanken und Gefühle bis zur Meisterschaft verfeinern sollen. Ohne Zweifel gibt es Bereiche der asiatischen Heilkunde, die aus solchen meditativen Verfahren entstanden sind und die Parallelen zu modernen Ansätzen der Psychotherapie, insbesondere der Körperpsychotherapie und Hypnotherapie, zeigen.

Hypnotherapie: Form der Psychotherapie, die mit dem Mittel der Hypnose arbeitet.

In der europäischen Medizingeschichte gingen Spiritualität und Medizin zwar oft gemeinsame Wege, man denke nur an die mittelalterliche Klostermedizin. Eine so enge Verflechtung von Meditation und Körperübung und vor allem ihre weite Verbreitung scheint aber eine asiatische Spezialität zu sein. Allerdings gilt auch hier: Was ohne Zweifel eine asiatische Spezialität ist, findet sich deswegen noch lange nicht in allen Formen asiatischer Heilkunde wieder.

Praktische Hinweise

Wer bietet asiatische Heilmethoden an?

Zur Behandlung körperlicher Krankheiten sind in Deutschland grundsätzlich nur Ärzte und in einem engeren Rahmen auch Heilpraktiker (s. Kasten, Seite 26) ermächtigt. Psychotherapie ist ärztlichen oder psychologischen Psychotherapeuten sowie Kinder- und Jugendlichenpsychotherapeuten vorbehalten. Wenn Sie sich wegen bestimmter Beschwerden mit einer asiatischen Heilmethode behandeln lassen wollen, gehen Sie am besten zuerst zum Arzt, etwa zu Ihrem Hausarzt oder zu Ihrem Frauenarzt. Vielleicht haben die sogar Erfahrung mit einer asiatischen Methode oder können Sie an einen Kollegen überweisen, der sich damit auskennt. Zuerst sollte aber durch eine sorgfältige ärztliche Untersuchung geklärt werden, was Ihnen fehlt und ob dabei eine alleinige Behandlung mit einer asiatischen Methode infrage kommt.

Eine gewisse Orientierung bei der Auswahl des Arztes kann dessen Zusatzbezeichnung auf dem Praxisschild bieten. Daraus können Sie schließen, dass dieser Arzt neben seiner Facharztausbildung eine standardisierte, von der Ärztekammer geregelte Weiterbildung zu diesem Behandlungsschwerpunkt absolviert hat. Die einzige auf eine asiatische Methode bezogene, in Deutschland erlaubte ärztliche Zusatzbezeichnung ist „Akupunktur". Viele Ärzte, die mit asiatischen Methoden arbeiten, haben die Zusatzbezeichnung „Naturheilverfahren" erworben. Weitere Zusatzbezeichnungen, die sich für die Kombination mit bestimmten asiatischen Verfahren anbieten, sind „manuelle Medizin/Chirotherapie" oder „physikalische Therapie und Balneologie.

Balneologie: Bäderkunde.

Auch in der Geburtshilfe und im Krankenhausbereich haben sich einzelne asiatische Heilmethoden wie Akupunktur und Moxa (Seite 137) durchgesetzt. Viele Rehabilitations- und Kureinrichtungen haben asiatische Methoden in ihr Gesamtangebot an Bädern, Massagen, Entspannungsverfahren und physiotherapeutischen Anwendungen eingebunden. In der stationären Psychotherapie und Psychosomatik gibt es meist auch asiatische Angebote wie Meditation, Yoga oder Qigong.

Was übernimmt die Krankenkasse?

Nur wenige asiatische Behandlungsformen können über die gesetzlichen Krankenkassen abgerechnet werden. Bei der Akupunktur zur Behandlung von Knie- und Rückenschmerzen ist das in einem bestimmten Rahmen (Näheres auf Seite 157) möglich.

Ärzte, die aufgrund ihrer Weiterbildung dazu ermächtigt sind, können manuelle Medizin (siehe Seite 134) abrechnen. Bei entsprechender Indikation werden auch Massagen (Seite 162), Physiotherapie, medizinische Bäder (Seite 76) und Wärmeanwendungen erstattet. Entscheidend ist, dass Sie ein Rezept haben und es bei einem staatlich geprüften Masseur oder Physiotherapeut einlösen. Viele Gesundheitsprofis haben sich mittlerweile mit asiatischen Methoden beschäftigt und weisen auf ihre Schwerpunkte auf dem Praxisschild oder in den Gelben Seiten hin.

Zudem gibt es eine Reihe von asiatischen Methoden, zu denen die Krankenkassen eigene Kurse anbieten. Diese Verfahren fallen meist in den Bereich Entspannung, Stressbewältigung, Gesundheitsvorsorge, wie Yoga (Seite 196), Qigong (Seite 211), Taichi (Seite 218), Shiatsu (Seite 169) oder Reiki (Seite 171). Die Teilnahme ist für die Versicherten der jeweiligen Krankenkasse meist kostenlos. Wer bei einem anderen Anbieter einen entsprechenden Kurs besucht, erhält häufig einen Zuschuss seiner Krankenkasse; die Erstattung von 80 Prozent der Kursgebühr ist üblich. Erkundigen Sie sich, bevor Sie sich in den Kurs Ihrer Wahl einschreiben, bei Ihrer Krankenkasse, ob sie den Kursanbieter anerkennt.

Behandlungen beim Heilpraktiker werden von den gesetzlichen Krankenkassen in der Regel nicht erstattet. Mittlerweile bieten aber praktisch alle Kassen eine Zusatzversicherung speziell für Heilpraktikerleistungen an. Bei privaten Versicherungen ist die Handhabung sehr unterschiedlich und hängt vom abgeschlossenen Versicherungstarif ab.

Heilpraktiker – Wem können Sie vertrauen?

Wer Heilpraktiker werden will, muss keine staatlich festgeschriebene medizinische Ausbildung absolvieren. Inhalte und Umfang der Ausbildung an den privaten Heilpraktikerschulen variieren stark, ebenso wie die Heilpraktikerprüfung an den staatlichen Gesundheitsämtern. Diese Prüfung ist die einzige formale Voraussetzung für das Führen der Berufsbezeichnung Heilpraktiker. Diese Berufsbezeichnung sagt also nur wenig über die praktische und theoretische medizinische Erfahrung und Kompetenz aus. Um herauszufinden, ob Sie mit einem seriösen Heilpraktiker zu tun haben, können die folgenden Fragen hilfreich sein. Werten Sie jedes Ja als Pluspunkt.

■ Fragt er gezielt nach vorhandenen Untersuchungsergebnissen und Diagnosen sowie nach Vorbehandlungen, statt sich ausschließlich auf alternativmedizinische Techni-

ken, wie die chinesische Pulsdiagnose zu verlassen?

■ Wenn er den Verdacht auf
eine Erkrankung im westlich-
medizinischen Sinn hat, legt
er Ihnen nahe, einen Arzt oder
Psychotherapeuten aufzusu-
chen, zumindest zur weiteren
diagnostischen Abklärung
oder auch zur Behandlung?

■ Wenn Sie zurzeit eine Behandlung durchführen, die Ihnen Ihr Arzt verordnet hat,
setzt der Heilpraktiker dann alternativmedizinische Verfahren nicht als Ersatz, sondern
allenfalls als Ergänzung zur
bestehenden Behandlung ein?

■ Klärt er Sie vor der Behandlung über mögliche Nebenwirkungen und Risiken auf?

■ Kennt und beachtet er
mögliche Wechselwirkungen
zwischen seiner Behandlung
und etwa den Medikamenten,
die Sie bereits einnehmen?

■ Unterstützt er anerkannte
vorbeugende Maßnahmen
wie Impfungen, ärztliche Vor-
sorgeuntersuchungen, gesunde Ernährung, Bewegung?

■ Macht seine Praxis einen
hygienischen Eindruck und
verwendet er – etwa für die
Akupunktur oder das blutige
Schröpfen – steril verpackte
Hilfsmittel?

■ Verfügt die Praxis über einen eigenen Wartebereich?
Wird die Diskretion gegenüber
anderen Patienten gewahrt?

■ Respektiert er Ihre Intim-
sphäre?

■ Verstehen Sie alles? Geht er
auf Ihre Fragen ein?

■ Ist er bereit, seine Diagnose
oder seinen therapeutischen
Ansatz zu überdenken, wenn
keine Besserung eintritt?

■ Spricht er mit Ihnen vor Beginn der Behandlung über die
voraussichtlichen Kosten und
über die Finanzierungsmög-
lichkeiten – etwa durch Ihre
Krankenversicherung?

■ Händigt er Ihnen eine von
ihm unterzeichnete Erklärung
aus, dass alles, was er von
Ihnen im Rahmen seiner Tätigkeit erfährt, der Schweigepflicht unterliegt?

Prinzipiell können Sie diese
Fragen natürlich auch für Ihre
Beurteilung von Ärzten und
anderen Gesundheitsprofis
anwenden.
Die Schweigepflicht (letzter
Punkt) ist bei Ärzten und Psychotherapeuten jedoch ge-
setzlich viel weitergehend ge-
regelt und bedarf daher bei
diesen keiner zusätzlichen
schriftlichen Erklärung.

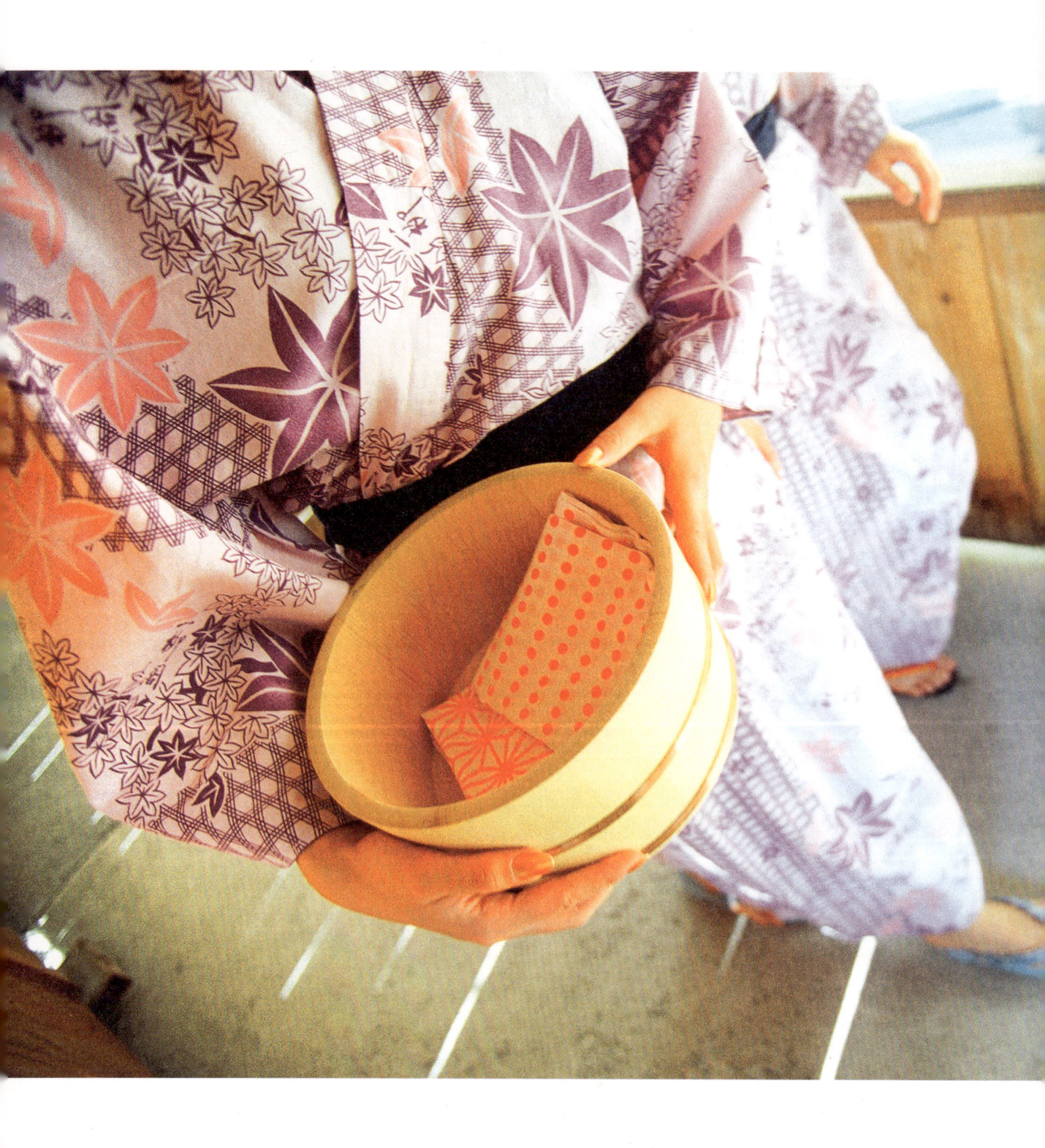

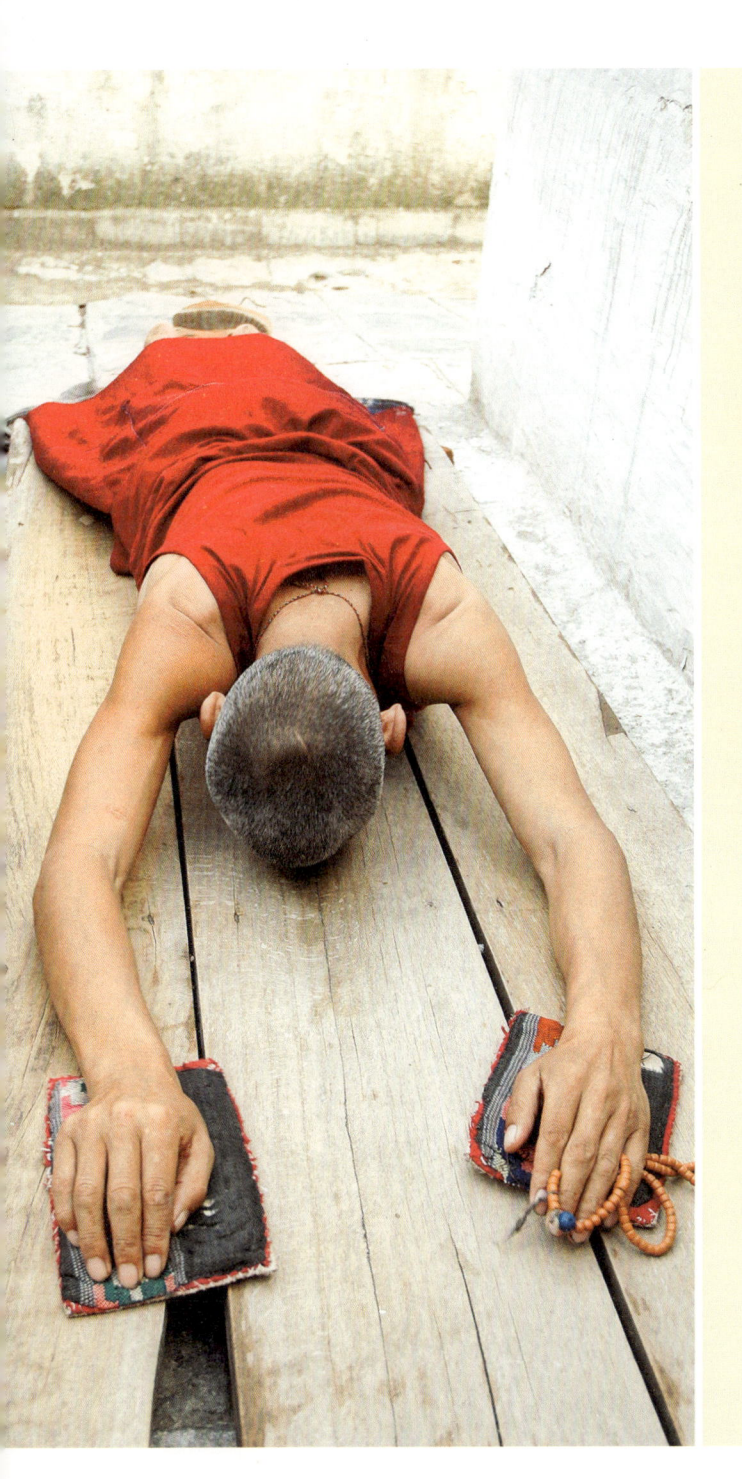

Kleine Länderkunde

In diesem Kapitel finden Sie eine kurze Übersicht über die kulturellen Wurzeln der beschriebenen Heilmethoden, geordnet nach den Herkunftsländern: China, Japan, Indien und Tibet. Von diesen Ländern gingen wichtige Impulse für die gesamte Kulturgeschichte Asiens aus und praktisch alle Impulse für asiatische Methoden, die im Westen populär sind. Asiatische Heilkunde weist zwar auch andernorts sehr interessante und erwähnenswerte eigene Aspekte auf; die hätten aber den Rahmen dieses Buches gesprengt. Wir versuchen, Ihnen wichtige Gesichtspunkte der Medizintraditionen zu vermitteln, was in aller Kürze nur holzschnittartig gelingen kann.

China

Im Jahr 1972 stießen chinesische Bauarbeiter im zentralchinesischen Ort Mawangdui auf etwas, was die Aufmerksamkeit der Welt erregte. In den darauf folgenden Jahren hoben Archäologen dort drei Gräber aus, deren Inhalt einen atemberaubenden Einblick in die Denk- und Lebensart Chinas im 2. Jahrhundert v. Chr. erlaubt. Neben der sehr gut erhaltenen Mumie der Markgräfin von Dai, den sterblichen Überresten weiterer Familienangehöriger und einer Vielzahl von Alltags- und Kultgegenständen förderten sie umfangreiche, auf Seidentüchern und Bambusstreifen verewigte Schriften zutage. Zusammen mit Klassikern der chinesischen Geistesgeschichte, wie dem Orakel- und Weisheitsbuch Yi Jing (I Ging), hatte eine Vielzahl medizinischer Texte 2 140 Jahre lang in einem der Gräber geruht. Die geschilderten Behandlungsmethoden umfassten eine erstaunlich differenzierte Arzneimitteltherapie, Massagen, das Kauterisieren (Seite 82) mit brennenden Kräuterkegeln – vermutlich ein Vorläufer der Moxibustion –, Bäder (Seite 76), Hämorrhoidenchirurgie und Bewegungsübungen, die als Vorläufer des Qigong (Seite 211) angesehen werden. Die Akupunktur blieb vorerst unerwähnt. Sie tauchte in einem Geschichtswerk, rund 78 Jahre später, auf.

Kauterisieren: Brennen der Haut.

Daoyin-Übungen – sehr wahrscheinlich Ursprungsformen des heutigen Qigong, die in einem über 2000 Jahre alten Grab in Mwangdui auf Seidentüchern abgebildet gefunden wurden. Sie dienten diesem Stein-Relief als Vorlage.

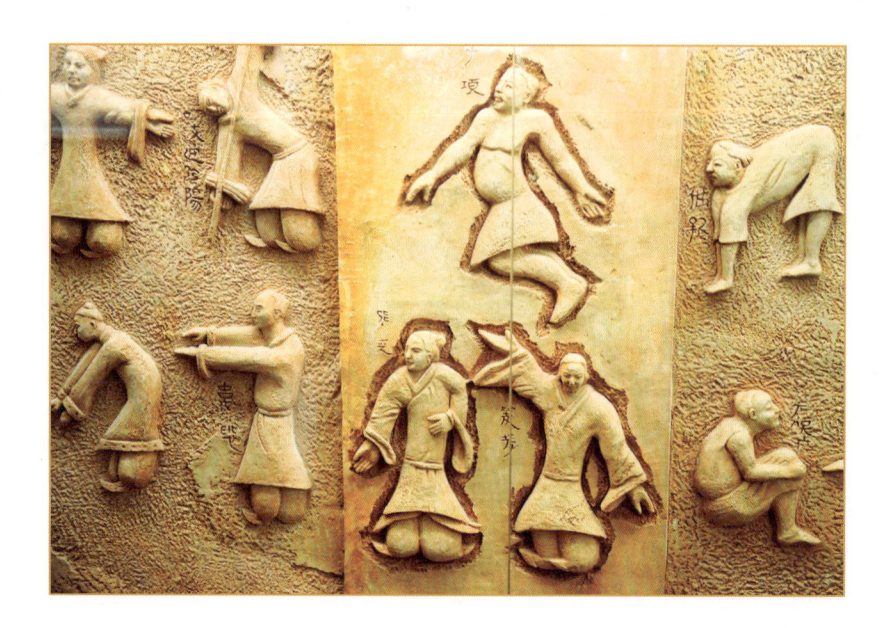

Suche nach einer höheren Ordnung

Die Schriften aus den Mawangdui-Gräbern zeugen von einer Zeit des Umbruchs in China. Bisher vom Glauben an Ahnengeister und Dämonen geprägt, wurde das Weltbild nach und nach durch naturkundliche Sichtweisen erweitert. Man bemühte sich, hinter allen Dingen eine höhere Ordnung zu erkennen, die es erlaubte, den Zustand eines Systems, wie des menschlichen Organismus, genau zu beschreiben und das Zusammenspiel verschiedener Einflüsse zu verstehen. Einflüsse, die letztlich Krankheit und Gesundheit, Entstehen und Vergehen bewirken. Zwei Ansätze, alle Dinge zu kategorisieren, haben sich durchgesetzt und blieben in der chinesischen Medizin über 2 000 Jahre lang praktisch unverändert: Der Dualismus von Dingen oder Erscheinungen, die zusammen eine Einheit bilden von Yin und Yang sowie die Fünf-Phasen-Lehre.

Dualismus: Zweiteilung in einander entgegengesetzte Eigenschaften.

Yin und Yang

Wie in vielen anderen Kulturen wurde in der chinesischen Philosophie ein dualistisches System entwickelt, die Welt und ihre Erscheinungen zu beschreiben. Alles hat nach dieser Sicht ein Gegenteil und die beiden Prinzipien bilden eine Einheit. Im Daoismus (Seite 32, Kasten) sind alle Erscheinungen des Kosmos durch das Zusammenspiel der entgegengesetzten Prinzipien Yin und Yang bestimmt. Das Schriftzeichen Yin ist von der schattigen, Yang von der sonnigen Seite eines Bergs abgeleitet. Yin verkörpert das weibliche, Yang das männliche Prinzip.

Die Einheit der beiden bildet das Dao, das heißt den „Weg", die allumfassende Ordnung des Kosmos. Da allumfassend, ist sie auch das bestimmende Prinzip im Zusammenleben der Menschen und im menschlichen Organismus. So werden in der chinesischen Medizin alle Organe, gesunde und krankhafte Körperprozesse in Yin oder Yang eingeteilt. Die therapeutischen Maßnahmen, mit denen man darauf reagieren kann, werden nach ihren Yin- oder Yang-Eigenschaften ausgewählt.

Prof. Ted J. Kaptchuk betont, Yin und Yang seien weder als Kräfte, noch als etwas Materielles, noch als mythisches Konzept jenseits des verstandesmäßig Fassbaren aufzufassen. Es seien nützliche Bezeichnungen, die helfen sollen, die Beziehung der Dinge zueinander zu beschreiben. Ein einzelnes Ding kann in dieser Sicht nicht existieren. Den sonnigen Teil des Berges gibt es nicht ohne den schattigen, männliche Lebewesen nicht ohne weibliche und umgekehrt. Es gibt nichts Absolu-

Drei Säulen chinesischen Denkens

In der chinesischen Antike waren Konfuzianismus und Daoismus die beiden bestimmenden Weltanschauungen. Erst während der Wei-Dynastie (388–535) konnte sich der Buddhismus (Seite 182) als maßgebliche Religion in China durchsetzen. Danach dominierte zu unterschiedlichen Zeiten und in verschiedenen Teilen des Reichs jeweils eine der drei Lehren. Zudem gab es lange Zeiten, in denen die verschiedenen Weltanschauungen in China ein friedliches Miteinander genossen und sich erheblich gegenseitig beeinflussten.

Die Lehren des Konfuzius (551–479 v. Chr.), in einer anderen Schreibweise Kung-fu-Tse, sahen es als absolute Notwendigkeit, sich durch eine angemessene Lebensweise dem höchsten Prinzip des Himmels, dem Dao (auch Tao), das heißt dem „Weg", unterzuordnen. Dazu gehörte ein unbedingter Respekt gegenüber den Ahnen, den Älteren und gegenüber der Staatsführung. Tugendhaftes Verhalten, Disziplin, Ordnung und Bildung wurden betont.

Der Daoismus, auch Taoismus, nahm seinen Ursprung wahrscheinlich während der Epoche der kriegführenden Staaten, im Zeitraum 403–221 v. Chr. Nach daoistischer Überlieferung wurde diese Weltanschauung von Laozi (Lao-tse) begründet. Auch ihr bedeutendstes Weisheitsbuch, das Daodejing (Tao Te King) schreiben die Daoisten Laozi zu. Es gibt keine Hinweise darauf, dass Laozi jemals als Person existiert hat. Anders als der Konfuzianismus, der die äußere Ordnung, Hierarchie und kluge Staatsführung betonte, wendet sich der Daoismus eher von der Welt ab und strebt eine mystische Einheit mit der Natur jenseits des verstandesmäßig Fassbaren und des willensgesteuert Machbaren an. Ein Schlüsselbegriff des Daoismus ist wu-wei, das Prinzip vom „Nichthandeln", also der Natur nicht zuwiderzuhandeln, innezuhalten und damit im Einklang mit dem Dao zu sein.

tes. „Yin und Yang beinhalten notwendigerweise in sich selbst die Möglichkeit des Gegensatzes und der Veränderung", erklärt Kaptchuk.

Die Lehre von den fünf Phasen

Die fünf Phasen, auch als fünf Wandlungsphasen bezeichnet, sind Holz, Feuer, Erde, Metall und Wasser. Vieles spricht dafür, dass sie im daoistischen Weltbild ähnlich wie Yin und Yang ausschließlich als Symbole verwendet wurden, um in einem hochkomplexen System die Beziehung von Dingen und Erscheinungen zu beschreiben. Diese existieren nicht unbeweglich nebeneinander, sondern wirken aufeinander und verändern sich mit der Zeit gegenseitig. Auf diese Beweglichkeit und Wandelbarkeit des Systems bezieht sich der Begriff der fünf Wandlungsphasen. Die fünf Phasen werden oft als fünf Elemente wiedergegeben. Das beruht wahrscheinlich auf einem Missverständnis durch die scheinbare Ähnlichkeit zu den vier Elementen der griechischen Antike.

Im Laufe der Zeit wurde ein komplexes System entwickelt, das beschreibt, nach welchem Muster eine bestimmte Phase auf eine andere wirkt. Eine Phase kann demnach eine andere entweder überwinden, erzeugen oder kontrollieren. So kann Holz z. B. Erde überwinden, Feuer erzeugen und Wasser kontrollieren. Metall wiederum kann Holz schneiden und damit überwinden. Mineral/Metall kann Wasser hervorbringen und Erde kontrollieren. So sind alle Phasen miteinander verschränkt.

Im Bereich der Medizin wurden die fünf Phasen bestimmten Organen und Funktionskreisen zugeordnet, bestimmten Emotionen und Farben. Allerdings entwickelten sich im Laufe der Zeit verschiedene Varianten der Zuordnung. So wurde z. B. das Herz als wichtigstes Organ der Erde zugeordnet, solange die kaiserliche Macht mit der Phase Erde in Verbindung gebracht wurde. Das war während der Han-Dynastie zunächst der Fall. Die späte Han-Dynastie identifizierte sich aber mit dem Feuer und so wurde das Herz der Phase Feuer zugeordnet.

Der menschliche Körper als Staatsapparat

Das komplexe Zusammenspiel innerhalb des Organismus wird in der chinesischen Medizin mit dem Zusammenwirken verschiedener Speicher und Verwaltungseinheiten, auch „Palästen", in einem Staatsapparat verglichen. So wie die Teile des chinesischen Kaiserreichs durch Wasser- und Landstraßen verbunden waren, stellte man sich vor, dass die Organe durch Leitbahnen verbunden seien. Man ging davon aus,

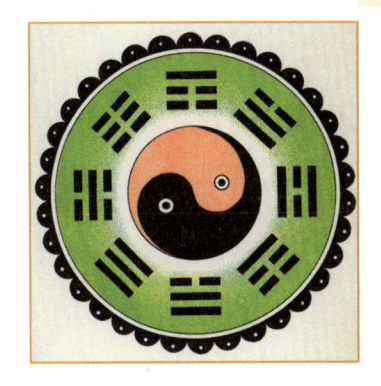

Yang wurde in dem Orakelbuch Yi Jing (I Ging) als durchgezogene Linie dargestellt, Yin als unterbrochene Linie. Die unterschiedlichen Dreifachkombinationen von Yin und Yang ergeben acht Trigramme. Diese wurden unter anderem mit acht Naturphänomenen verglichen: Himmel, See, Feuer, Donner, Wind, Wasser, Berg, Erde.

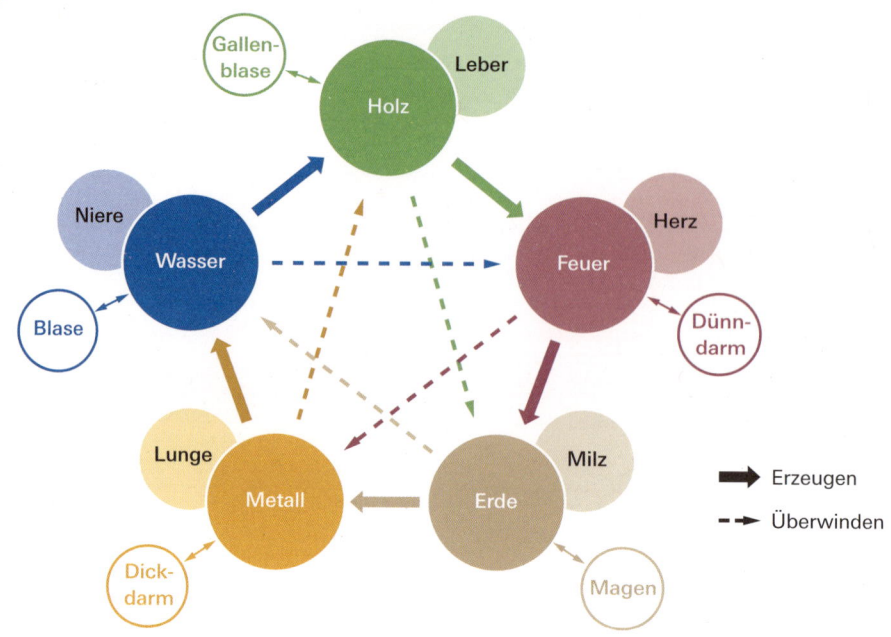

Fünf Wandlungsphasen mit
den entsprechenden Wirkungs-
beziehungen und einer Variante
der Organ- und Farbzuweisung.

dass es ähnlich den Adern, durch die das Blut fließt, Leitbahnen gibt, durch die Qi fließt.

Qi ist ein sehr schwer zu übersetzender Begriff, dessen Bedeutung sich im Laufe von 2000 Jahren chinesischer Medizingeschichte immer wieder wandelte. Das Schriftzeichen Qi bedeutet etwas wie „Dampf aus den Lebensmitteln" oder „nährender Lebensatem". In den Ursprüngen der chinesischen Medizin ging man davon aus, dass das Qi der Nahrung nach dem Verspeisen in den Körper übertritt und ihn damit nährt. Qi war etwas, was den gesamten Kosmos durchzog. Jede Erscheinung und jedes Ding hatte ihr bzw. sein ureigenes Qi. Ebenso ging man davon aus, dass jedes Organ des Körpers ein bestimmtes, lebensnotwendiges Qi in sich birgt. Krankheit konnte entstehen, wenn das Qi eines Organs fehlte und sich das Qi eines Nachbarorgans dann darin breitmachen konnte. Auch wenn schädliches Qi, auch Xie Qi genannt, von außen eindrang, galt dies als mögliche Krankheitsursache.

Ordnend eingreifen heißt therapeutisch eingreifen

In der chinesischen Heilkunde der Antike standen vermutlich die Blutbahnen, die oberflächlich verliefen und unter der Haut sichtbar waren, im Zentrum von Diagnose und Therapie. Eine übermäßige „Fülle" an Blut wurde mit Aderlass behandelt, eine „Leere" mit Hitzezufuhr, etwa durch Kauterisieren. Zur Regulation des Qi, das in den tief im Körper verorteten Leitbahnen verlief, diente die Akupunktur (Seite 137). Jedem „Speicher", das heißt Lunge, Herz, Milz, Leber, Niere, und jedem „Palast", das heißt Dünndarm, Dickdarm, Magen, Gallenblase, Harnblase, Dreifacher Wärmer, wurde ein Funktionskreis aus den gleich lautenden Hauptleitbahnen zugeordnet, durch den das Qi zirkulierte.

Vier Methoden des Anschauens

Die traditionell chinesische Diagnostik ist von den vier Methoden des Anschauens geprägt: Dabei versucht der Arzt zunächst, die Krankheit auf den ersten Blick zu erfassen. Er betrachtet die Hautfarbe des Patienten, dessen Zunge und Zähne sowie die Gesamterscheinung. Wenn der Augenschein nicht zu einer eindeutigen Diagnose führt, wird das Riechen und Hören zu Hilfe genommen. Dabei wird Körper- und Mundgeruch des Patienten erschnuppert und durch aufmerksames Hören beurteilt, ob dessen Stimme z. B. weinerlich, schreiend oder heiser klingt. Wenn auch das nicht zielführend ist, folgt eine Befragung des Patienten, z. B. zu Essgewohnheiten, Schlaf und Verdauung. Erst wenn der Arzt

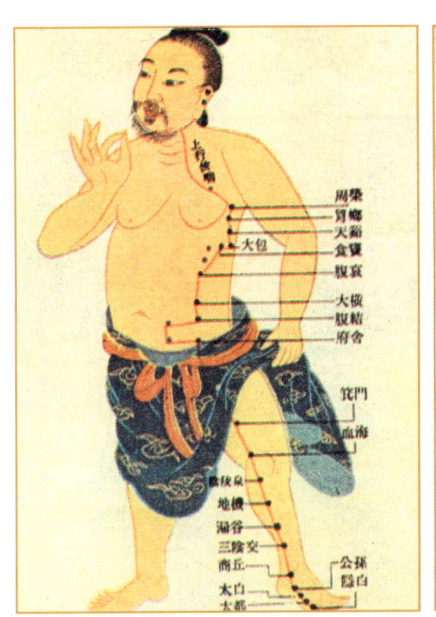
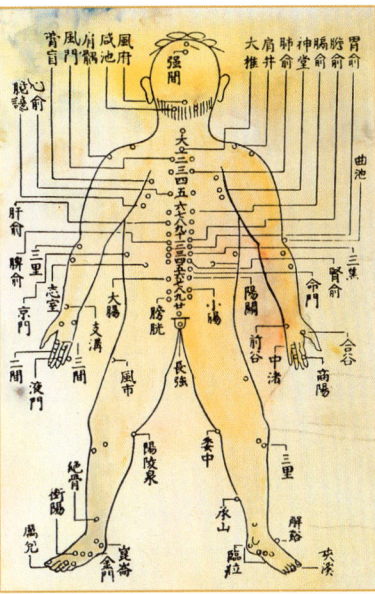

Alte Akupunkturtafeln aus China.

dann immer noch nicht weiß, was dem Patienten fehlt, setzt er die Pulsdiagnose ein. Auf Chinesisch heißt das kanmai, „die Gefäße anschauen". Der Begriff stammt aus einer Zeit, in der das Besehen der Blutgefäße durch die Haut im Mittelpunkt der Diagnostik stand. Bereits das Nan Jing aus dem 1. Jahrhundert n. Chr. beschreibt mehrere Techniken der Pulsdiagnose, die sich aus westlicher Sicht in ihrer Herangehensweise widersprechen, von denen sich aber jede in ihrer eigenen Logik auf das System der fünf Wandlungsphasen bezieht. Aus der Pulsdiagnose schlossen die chinesischen Heilkundigen auf den Zustand der Organe, Fülle und Leere von deren Qi.

Nur graue Theorie?

Es ist unklar, inwiefern der theoretische Überbau der chinesischen Medizin mit Yin und Yang, den fünf Phasen und einem komplizierten Berechnungssystem, das Emotionen, Wettereinflüsse und Ernährung einbezog, jemals außerhalb akademischer Kreise eine Rolle spielte. Vor allem die Arzneikunde hat sich weitgehend unabhängig von solchen Theorien entwickelt, überwiegend auf Basis der ärztlichen Erfahrung, die in einer stetig anwachsenden Rezeptliteratur festgehalten wurde.

Aufsplitterung in verschiedene Schulrichtungen

Von der Antike bis ins 17. Jahrhundert lassen sich in der medizinischen Literatur Chinas keine großen Umwälzungen ausmachen, sondern nur immer wieder der Versuch, das wachsende Erfahrungswissen mit den alten Theorien in Einklang zu bringen. Seit dem 12. Jahrhundert ist eine zunehmende Aufsplitterung der verschiedenen theoretischen und praktischen Grundansätze zu verzeichnen, die aber weiterhin friedlich nebeneinanderher gedacht und ausgeführt wurden. Mit dem Beginn des 19. Jahrhunderts führten christliche Missionare die westliche Medizin flächendeckend in China ein. In ihren Reiseberichten beschrieben sie die einheimische Medizin dieser Zeit als bunte Mischung unterschiedlicher Theorien und Behandlungsmethoden. Neben Varianten der traditionellen Systematik von fünf Phasen, Yin und Yang, Qi und Leitbahnsystemen gab es religiös geprägte Praktiken und rein erfahrungsbasierte Ansätze. Seit dem 19. Jahrhundert wurde die einheimische Medizin immer weiter von der westlichen verdrängt.

Entkernung der alten Lehren

Bereits im Rahmen der nationalistischen Bewegung des vierten Mai (1915 bis 1925) sowie verstärkt im Rahmen der Kulturrevolution (1966 bis 1976) und der maoistischen Ära wurde Wissenschaft zunehmend als Ersatz für die alte konfuzianische Wertordnung und Ethik proklamiert. Im Zuge der Kulturrevolution wurden insbesondere alle religiös, kultisch oder feudalistisch anmutenden Teile der traditionellen Lehren rigoros eliminiert. Die Doktrin der chinesischen Staatsführung ist seitdem von dem Ziel bestimmt, die Versatzstücke, die von der traditionellen Heilkunde noch übrig geblieben sind, der naturwissenschaftlich geprägten Medizin unterzuordnen. Gleichzeitig soll die „Traditionelle Chinesische Medizin" (TCM) noch so viel exotischen Reiz behalten, dass sie ein ideal zu vermarktendes Exportprodukt bleibt. Prof. Paul U. Unschuld, Medizinhistoriker und Sinologe, vergleicht die traditionelle chinesische Medizin des heutigen China mit einem Baum, der seine Wurzeln verloren und damit seine Fähigkeit eingebüßt hat, sich kraft ureigener Konzepte weiterzuentwickeln. Von der chinesischen Bevölkerung wird die TCM heute überwiegend als leicht zugängliche Ergänzung zur westlichen Medizin betrachtet.

Versatzstücke oder inspirierendes Gedankengebäude?

Das, was heute in Deutschland als TCM bezeichnet wird, ist sehr weit von dem entfernt, was in China als TCM praktiziert wird und noch viel weiter von den historischen Wurzeln. So wird TCM meistens mit Akupunktur gleichgesetzt. Die Akupunktur war aber seit mindestens 2 000 Jahren bis in die Gegenwart hinein nur ein Teil der chinesischen Medizin. Viel häufiger kam die Arzneitherapie zum Zug.

Was hierzulande als TCM praktiziert wird, bewerten sowohl Mediziner als auch die breite Bevölkerung sehr unterschiedlich. Was letztlich zählt, ist der Nutzen, den Sie als Patient aus der Behandlung mit TCM ziehen. Trotz der kulturellen Entwurzelung der TCM gibt es im Westen eine Vielzahl von Heilkundigen, die durch die Beschäftigung mit chinesischer Denktradition, medizinischer Theorie und Praxis Inspiration und Ergänzung erfahren. Kaptchuk nimmt die alten chinesischen Lehren als ein „kompliziertes, überaus sensibles Instrument" wahr, dessen Meisterung eine lebenslange Übung erfordere. Er erklärt: „Der wirklich fähige chinesische Arzt ist, wie der chinesische Maler, Poet, Kalligraph oder Schwertmeister, ein Meister des unfehlbaren Streiches der Wahrnehmung."

Souliés Märchen – Wie viel Einfluss haben sie noch?

Er war nah dran, als Pionier in die Geschichte der chinesischen Medizin einzugehen. Nun geht er zwar in die Geschichte ein, aber als professioneller Hochstapler. Der Franzose Georges Soulié (1878–1955) dichtete seinem Namen noch den Adelstitel „de Morant" hinzu und erwies sich in der Darstellung der chinesischen Medizin als sehr kreativ. Morant war zu Beginn des 20. Jahrhunderts in China als Diplomat tätig und fing bald an, sich als Akupunkturexperte auszugeben, ohne über nennenswertes Fachwissen zu verfügen. Soulié verglich die Leitbahnen kurzerhand mit den Meridianen aus der Geografie. Mit dem Konzept der Qi-Leitbahnen, die in der Tiefe verlaufen, hat das aber nichts zu tun. Weitere Mythen, wie etwa „Akupunktur ist die wichtigste Behandlungsform der traditionellen chinesischen Medizin" oder „Qi = Energie" gehen ebenfalls auf das Sündenregister des Monsieur distingué.

Während der Nachkriegszeit beriefen sich deutsche Akupunkteure zumeist auf Souliés Lehren. Vor Kurzem wurde sogar der Vorwurf laut, die gesamte Akupunktur, wie sie in Deutschland gelehrt und praktiziert werde, sei noch immer von Souliés Märchen durchsetzt. Das lässt Dr. Wolfram Stör, Vorsitzender der Deutschen Ärztegesellschaft für Akupunktur, nicht gelten und weist darauf hin, dass sich die Akupunktur, die heute in Deutschland praktiziert wird, überwiegend auf Lehrinhalte aus dem China der 1970er und 1990er Jahre bezieht.

Japan

Ein uralter japanischer Mythos erzählt von einem weißen Kaninchen, dem die Krokodile sein Fell weggefressen hatten. Die Gottheit Opo-namudi-no-kami gab dem entstellten Tier daraufhin folgende Therapieanweisung: „Geh schnell zur Flussmündung und wasche deinen Körper darin. Dann verstreue den Blütenstaub des Kama-Grases, das dort wächst, und wälze dich darin. Wenn du das so machst, wird dein Fell heilen und sein wie vorher." Die Geschichte ist im Kojiki, einer Chronik aus dem Jahr 712, festgehalten. Prof. Ineke van Put, Japanologin an der Universität Leuven, Belgien, erkennt in diesem Mythos die drei Behandlungsprinzipien, die die Heilkunde Japans vor Einzug der chinesischen Medizin geprägt hatten, nämlich Exorzismus, Reinigung und Kräutermedizin. Die shintoistische Gottheit Opo-namudi-no-kami ist das Urbild des Schamanen und steht für Exorzismus und Austreibung von Krankheit. Vermutlich stammt zumindest ein Teil der Geisteraustreibungs-Praktiken der japanischen Frühgeschichte aus dem sibirischen Schamanismus. Eine Eigenart der alten Medizin Japans ist zudem die Betonung der Reinigung. Schmutz war gleichbedeutend mit Übel und Krankheit und demzufolge stehen Waschungen und Bäder (Seite 76)im Zentrum vieler Heilungs- und Schutzrituale. Das in der Geschichte erwähnte Kama-Gras wiederum bezeichnet eine Art Schilf und kann als Hinweis auf die Pflanzenheilkunde (Seite 94) gedeutet werden.

Wenig Theorie, viel Pragmatismus

Ab dem 5. Jahrhundert wurde die chinesische Heilkunde nach Japan gebracht, zunächst überwiegend über Korea. Buddhistische Mönchsärzte spielten ab dem 6. Jahrhundert eine entscheidende Rolle als Überbringer. Um zu verstehen, auf welche Weise die chinesische Heilkunde in Japan Fuß fasste, muss man sich vor Augen halten, dass es vor dem 5. Jahrhundert in Japan noch keine Schrift gab. Danach übernahmen die Japaner zunächst die chinesische Schrift. Da diese aber für die japanische Grammatik ungeeignet war, wurden später noch zwei eigene Schriftsysteme entwickelt.

Erst zum Ende des 7. Jahrhunderts begannen Teile der Oberschicht, lesen und schreiben zu lernen. Doch auch danach konnten die meisten Ärzte die chinesischen Klassiker nicht im Original lesen. Daher

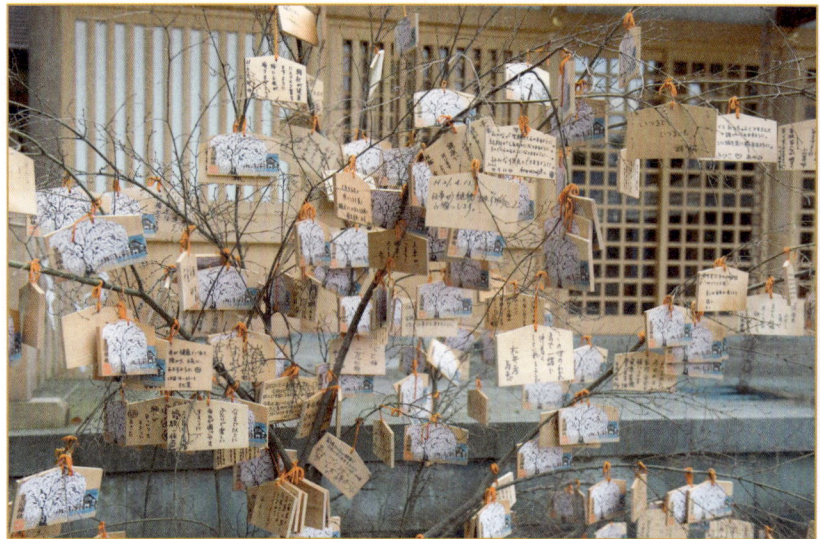
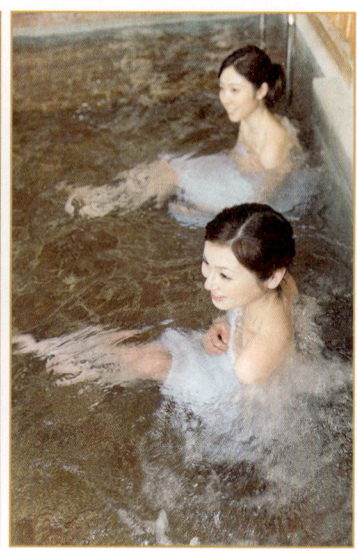

Links: Es begann mit Gottheiten und Naturgewalten. Wie alle Medizinkulturen der Welt blickt auch die japanische auf eine Frühgeschichte des Geisterglaubens und der Naturreligion zurück. Manches davon ist bis heute im Shintoismus lebendig geblieben. Auf dem Foto ist im Hintergrund ein Shintoschrein zu sehen. An dem Bäumchen haben Besucher des Schreins gemäß einem shintoistischen Brauch Ema aufgehängt. Das sind Votivtäfelchen mit Wünschen, etwa nach Heilung von Krankheit.
Rechts: Heilbäder sind in Japan auch heute noch beliebt.

konzentrierten sich die Heilkundigen nicht auf die Theorien, sondern übernahmen deren praktische Anwendungen.

Eine erste Gesamtübersicht über das medizinische Wissen der Zeit war das Ishinho von Tamba Yasuhori. Es wurde im Jahr 984 fertiggestellt und enthielt Kapitel zur Arzneikunde, Hygiene, Akupunktur und Moxa, Alchemie, Magie und sexualpraktische Empfehlungen. Das Werk beruht auf chinesischen Texten, kommentiert diese aber teilweise im Hinblick auf die japanischen Verhältnisse. Ein weiteres herausragendes Werk wurde in der zweiten Hälfte des 14. Jahrhunderts von dem Zen-Mönch Majima Seigan verfasst. Diese medizinische Enzyklopädie heißt Fukudendho – „Rezepturen, zusammengestellt um des (Buddhas) Segen willen". Auch dieses Werk basierte auf chinesischen Schriften, allerdings ist es nach einem neuartigen System eingeteilt. Es ordnet die Krankheiten nach Ursachen, Symptomen, Diagnose, Prognose und Therapie, also im Prinzip ähnlich wie moderne Medizinlehrbücher.

Kurzer Einfluss „südländischer Barbaren"

Von der Mitte des 16. Jahrhunderts an kamen christliche Missionare aus Portugal und Spanien nach Japan. Sie begannen, den Katholizismus und Ansätze abendländischer Heilkunde zu verbreiten. Da die einfache Bevölkerung damals kaum Zugang zur ärztlichen Versorgung hatte, schätzte sie den karitativen Einsatz der „südländischen Barbaren" sehr. Während des Tokugawa-Shogunats (1603–1868), auch Edo-Zeit genannt, schottete Japan sich aber hermetisch von der Außenwelt ab. Christliche Mönche wurden aus dem Land gejagt oder getötet.

In dieser Zeit entwickelten japanische Gelehrte zunehmend eigenständige Interpretationsformen der chinesischen Medizin. Während der Edo-Zeit genossen Ärzte in Japan meist kein besonderes Ansehen und die Bezahlung war schlecht. Nur wer das Glück hatte, eine Anstellung am Hof eines Fürsten oder beim Shogun zu erlangen, war seiner finanziellen Sorgen behoben. Daher buhlten die Ärzte mit großem Aufwand um den Einlass in distinguierte Kreise und um die Gunst der Oberschicht. Das führte zum einen dazu, dass sie eine angenehme Arzt-Patienten-Beziehung kultivierten, sich belesen und weltgewandt zeigten und zum anderen nach Behandlungsmethoden suchten, die durch schnellen Erfolg überzeugten. Das Resultat war eine sehr erfolgsorientierte, pragmatische Medizin, bei der der Patient im Mittelpunkt stand.

Die unüberschaubare Vielfalt chinesischer Arzneidrogen, von denen viele teuer importiert werden mussten, reduzierte man auf die etwa 300 brauchbarsten und kombinierte sie in etwa 300 Rezepturen.

Rothaarmedizin löst Südbarbaren-Medizin ab

In der Edo-Zeit drangen nur sehr wenige Informationen über die japanische Kultur ins Ausland. Ausschließlich Chinesen und Holländern war es in begrenztem Rahmen gestattet, mit Japan Handel zu treiben. Die erste Veröffentlichung in der westlichen Fachliteratur zur Akupunktur aus dieser Zeit stammt daher aus Holland. Der Arzt Willem ten Rhijne (1647–1700), der zwei Jahre lang auf dem Handelsstützpunkt der Niederländer, der japanischen Insel Deshima, praktiziert hatte, verfasste 1683 seine Doktorarbeit zum Thema Akupunktur und Moxa (Seite 137). Über holländische Ärzte gelangten weiterhin Elemente der Anatomie und Chirurgie nach Japan. Die „Rothaarmedizin" führte in kleinerem Maßstab weiter, was mit der „Südbarbarenmedizin" begonnen hatte.

Erste Sektion belegt die Detailtreue westlicher Anatomie

Yamawaki Toyo (1705–1762), ein scharfer Kritiker der chinesischen Medizintheorien, führte im Jahr 1771 in Edo, dem heutigen Tokyo, die erste Sektion Japans durch. Er und weitere japanische Ärzte hatten westliche Anatomiebücher dabei und waren von deren detailgetreuen

Shogun: Anführer der japanischen Kriegerkaste, der Samurai. Während der Edo-Zeit war der oberste Shogun, Tokugawa Ieyasu (1543–1616), zugleich Herrscher des Reichs.

Arzneidroge: Meist pflanzliche, seltener tierische oder mineralische Arzneibestandteile.

Sektion: Aufschneiden einer Leiche zur Erforschung der Anatomie.

Übereinstimmung mit der Realität begeistert. Sie beschlossen, ein japanisches Anatomiebuch herauszugeben. Das Buch erschien im Jahr 1774 unter dem Titel Kaitai Shinsho, „Neues Buch der Anatomie".

Yoshimasu Todo (1702–1773) kritisierte zudem aufs Schärfste die aus seiner Sicht spekulativen und für die medizinische Praxis völlig unbrauchbaren chinesischen Medizintheorien. Todo war unter anderem ein Freund der Tastuntersuchung des Bauchs, fukushin, einer Diagnosetechnik, die zwar ursprünglich aus China stammte, dort aber mittlerweile in Vergessenheit geraten war. Fukushin diente als Ergänzung der „vier Methoden des Anschauens" (Seite 35) und kam der japanischen Tradition entgegen, die Quelle der Lebenskraft im Bauch zu verorten.

Weltweit erste Vollnarkose

Angestoßen durch die westliche Forschung, entdeckten und kultivierten japanische Mediziner dieser Zeit das Experiment als Weg zur wissenschaftlichen Erkenntnis. Diesen Ansatz verwendeten sie auch, um das Wirkpotenzial der Arzneipflanzen zu ergründen. Ein durchschlagender Erfolg gelang Hanaoka Seishu im Oktober 1804. Er hatte ein Betäubungsmittel aus Pflanzendrogen entwickelt, mit dem er eine Vollnarkose durchführen konnte. Das erlaubte ihm, die weltweit erste Brustkrebsoperation durchzuführen. Im Westen waren solche Operationen erst nach der Erfindung der Äthernarkose – im Jahr 1846 durch den Bostoner Chirurgen John Collins – möglich. Hanaokas Narkosemittel war eine teeähnliche Zubereitung aus fünf verschiedenen Pflanzen, nämlich Datura alba, Aconitum japonicum, Angelica dahurica, Angelica decursiva und Ligusticum wallichii. Die Verwendung des Indischen Stechapfels, Datura alba, und des Eisenhuts, Aconitum, zur Schmerzstillung und beim Richten komplizierter Knochenbrüche hatte in China bereits eine lange Tradition. Auch in der ayurvedischen Medizin waren diese Pflanzen schon lange im Gebrauch. Bemerkenswert ist, dass Hanaoka neben überwiegend einschläfernd und schmerzstillend wirkenden Drogen auch Engelwurzarten (Angelica) verwendete, denen krampflösende Eigenschaften zugeschrieben werden.

Datura alba, der indische Stechapfel, kommt in vielen Arzneibüchern Asiens vor, unter anderem wegen seiner schmerzstillenden Wirkung.

Dem Westen voraus: Holländische Bücher und eigene Sektionen führten im Japan der Edo-Zeit zu immer differenzierteren Kenntnissen des menschlichen Körpers. Dass daraus eine Phase des eigenständigen Forschens resultierte, zeigen z. B. die Arbeiten des Physiologen Fuseya Soteki (1747–1811). Ende des 18. Jahrhunderts entdeckte er durch Versuche an menschlichen Leichen und an Tierorganen, dass Urin nicht im Darm, sondern in den Nieren produziert wird. Der amerikanische Chirurg William Beaumont stellte dasselbe erst 1842 fest.

Westliche Medizin wird Standard

Im Zuge der Meiji-Periode (1868–1912) öffnete sich Japan wieder dem Ausland. Die Regierung verfolgte einen Kurs der raschen Modernisierung und förderte die Einführung der westlichen Medizin. Insbesondere Anatomie und Chirurgie wurden von den japanischen Medizinern begierig aufgenommen, zunächst als Ergänzung der chinesisch-japanischen Medizin. Letztere wurde nun, um sie von der westlichen Medizin zu unterscheiden, kanpo, geschrieben auch kampo, genannt. Wörtlich übersetzt heißt das „Rezepte der Han-Chinesen".

Gegen Ende des 19. Jahrhunderts wurde immer offensichtlicher, dass die medizinischen Probleme dieser Zeit, wie Seuchen, akute operationsbedürftige Erkrankungen oder Verletzungen, mit der westlichen Medizin besser in den Griff zu bekommen waren als mit kanpo. 1876 erließ die japanische Regierung ein Gesetz, nach dem nur als Arzt praktizieren durfte, wer vorher westliche Medizin studiert hatte. Das Wissen, um an den Universitäten Medizin nach westlichen Maßstäben zu lehren, bezog Japan überwiegend aus Deutschland, zu dem man vor allem aus politischen Gründen einen engen Kontakt pflegte. Von da an wurde die Kanpo-Medizin immer weiter an den Rand gedrängt oder von nationalistischen Kräften instrumentalisiert, in ähnlicher Weise wie die Naturheilkunde in Deutschland während der Zeit des Nationalsozialismus, als versucht wurde, eine „Neue Deutsche Heilkunde" durchzusetzen.

Übrigens beherrschten bis in die 1980er Jahre viele japanische Ärzte die deutsche medizinische Fachsprache. Erst danach nahm Englisch den Vorrang ein.

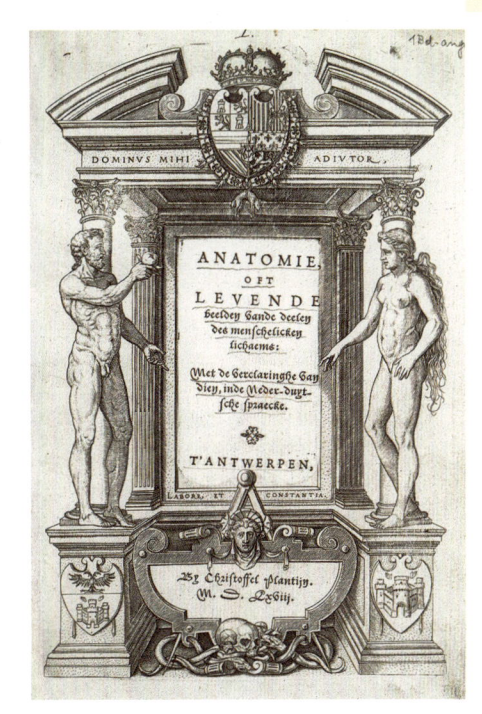

Holländische Vorlage des Kaitai Shinsho, der ersten japanischen Übersetzung von „Neues Buch der Anatomie". Das Original beruht auf Zeichnungen von Andreas Vesalius (1514–1564), dem europäischen Begründer der Anatomie. Die Anatomiewerke, die die Holländer nach Japan brachten, waren übrigens Übersetzungen deutscher Anatomiebücher.

Anleihen aus der deutschen Naturheilbewegung

Nach dem Zweiten Weltkrieg erfuhr Kanpo eine Wiederbelebung und wurde als Alternative insbesondere bei chronischen Erkrankungen propagiert. Die Protagonisten dieser Wiederbelebung orientierten sich teilweise am Vorbild der deutschen Naturheilbewegung und Homöopathie. Begriffe wie „natürlich" standen im Mittelpunkt so wie die Behauptung, kanpo sei „ganzheitlich" und orientiere sich nicht nur an den Symptomen der Krankheit. Der Japanologe und Mediziner Prof. Christian Oberländer sieht darin eine erhebliche Umformung der Kanpo, die während der Edo-Zeit sehr wohl die Krankheitszeichen in den Vordergrund stellte. So kam es zu einer fraglichen Entwicklung des „traditionellen" Kanpo . Denn der Mangel an Erklärungen für das Krankheitsgeschehen, der im 19. Jahrhundert noch eine Schwäche der Kanpo-Medizin gewesen war, wurde nun als ein gesunder Kontrast zu der „übertrieben theoretischen" westlichen Medizin präsentiert.

Kanpo wird immer beliebter

Was den einen heute als Bruch mit den historischen Wurzeln erscheint, nehmen andere als Chance für ein friedliches Miteinander von traditioneller und moderner Heilkunde wahr. Forschende aus Tokyo und Berlin kamen gemeinsam zu dem Schluss, dass der äußerst pragmatische Ansatz und die damit verbundene Einfachheit und Klarheit der alten japanischen Heilkunde es leichter gemacht haben, sie nach und nach in die moderne Medizin zu integrieren.

In Japan erfreut sich die Kanpo-Medizin seit den 1970er-Jahren staatlicher Förderung. Insgesamt 148 Kräuterarzneien können von Ärzten auf Kosten der Krankenkasse verordnet werden. Möglicherweise trägt die Einschätzung, dass die Kräutermedizin oft weniger kostenintensiv ist als die westliche, zu dieser großzügigen Haltung bei. Wie in anderen asiatischen Ländern werden traditionelle Kräuterarzneien auch in Japan heute meist in Form industriell hergestellter Fertigpräparate angeboten. Aufgrund der hochtechnisierten Infrastruktur Japans entsprechen japanische Kanpo-Arzneien den internationalen Qualitätsnormen. Doch noch immer müssen die meisten Pflanzen und Pflanzenteile aus China eingeführt werden. Wegen der oft hohen Schadstoffbelastung werden aber große Anteile der Importe gleich wieder vernichtet.

Im Vergleich zur TCM werden in der Kanpo-Medizin eher niedrigere Arznei-Dosierungen eingesetzt. Und die Nadeln bei der japanischen Akupunktur sind in der Regel sehr dünn. Insofern entspricht die japanische Variante eher dem Bild der „sanften" Naturheilkunde.

Akupunktur und Moxa wird in Japan wie die Massage meist nicht von Ärzten, sondern von eigens darin ausgebildeten Fachkräften angewendet, so sind Akupunktur und Massage in Japan schon lange eine Domäne von Blinden und Sehbehinderten.

Indien

„Die Leute sehen das gar nicht als Medizin. Das finde ich schade. Die Leute wollen Massagen, wollen gerne Wellness. (...) In allen Frauenzeitschriften sehen Sie immer wieder was über Ayurveda, aber immer nur Wellness-mäßig." Diese Klage stammt von einem der 15 ayurvedisch praktizierenden Ärzte, die im Rahmen einer Studie interviewt wurden. Insgesamt gibt es in Deutschland etwa 50 Ärztinnen und Ärzte, die zumindest teilweise mit ayurvedischen Methoden behandeln. Das ist nicht viel, wenn man es mit der Verbreitung der Akupunktur oder Homöopathie vergleicht. Der Wellnessbereich brummt dagegen, der Stirnguss mit warmem Öl und die vierhändige Ölmassage gelten als Inbegriff des Ayurveda. Wenn das, was wir kennen, nur Wellness ist, was ist ayurvedische Medizin dann?

Ayurveda hat viele Gesichter

In der Mitte des 1. Jahrhunderts v. Chr. herrscht in Indien eine überwältigende Vielfalt von Glaubenssystemen und Weltanschauungen. Agnostiker, Materialisten und Fatalisten machen den frommen Brahmanen zu schaffen. Im Brahmanismus, der sich auf die Veden bezieht und mehr als tausend Jahre später in den Hinduismus mündet, unterscheidet man sechs orthodoxe Systeme, die sechs Darshanas, „Anschauungsweisen". Als ob das nicht genug der Vielfalt wäre, kommen die Strömungen des Buddhismus und Jainismus (auch Dschainismus) dazu, die die Autorität des Brahmanentums und das Kastenwesen infrage stellen.

Jainismus: Mit dem Buddhismus verwandte, indische Religion.

Stirnguss mit warmem Öl und vierhändige Massage, das sind wohl die im Westen gängigsten Klischees von Ayurveda. Doch Ayurveda hat viele Gesichter.

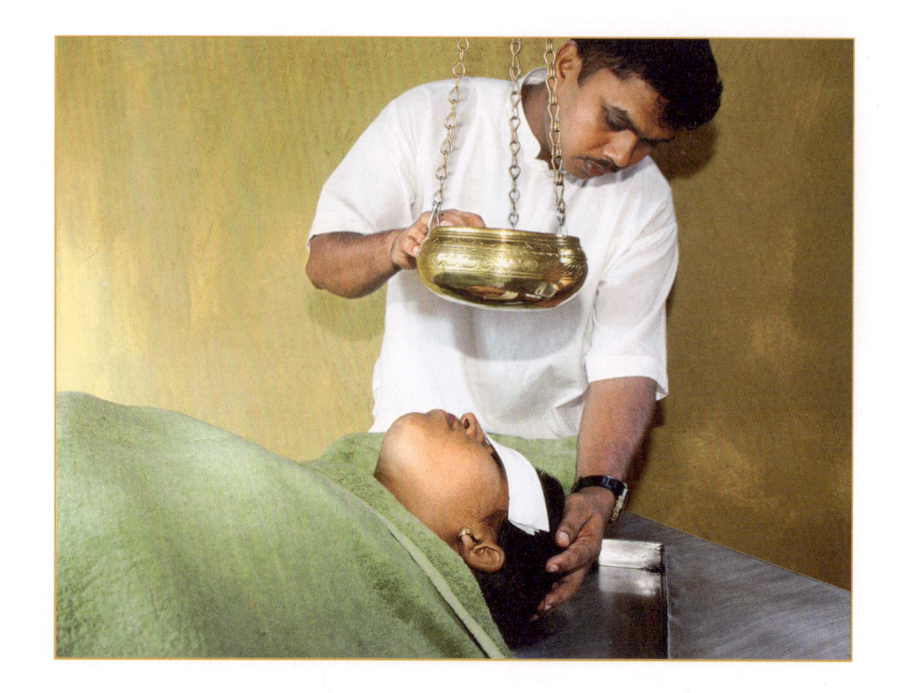

Vermutlich war es genau die Vielfalt dieser Zeit, die das Ayurveda prägte. In den ayurvedischen Klassikern gibt es deutliche Parallelen zu buddhistischen und jainistischen Texten. So zählen zu den wenigen Besitztümern, die den Mönchen und Nonnen laut buddhistischen Ordensregeln vinaya erlaubt sind, fünf Basisarzneien, nämlich geklärte Butter, frische Butter, Öl, Honig und Melasse. Alles Substanzen, die in den ayurvedischen Klassikern und im heutigen Ayurveda in Indien als Grundbestandteil für Arzneien verwendet werden. Dass der Ausgleich zwischen Extremen ein grundlegendes Prinzip im Ayurveda ist, weist ebenfalls auf buddhistischen Einfluss hin: Der Buddhismus wird als der „mittlere Weg" bezeichnet, als Aufforderung, Extreme zu meiden.

Der Mythos von den Veden

Das Sanskritwort ayurveda heißt wörtlich „das Wissen (veda) von der Langlebigkeit (ayus)". In dem ayurvedischen Klassiker Caraka Samhita, das heißt Carakas Kompendium, steht: „Es heißt ayurveda, weil es uns sagt, welche Substanzen, Qualitäten und Handlungen lebensverlängernd sind und welche nicht." Carakas Kompendium ist der Text, mit dem die klassische indische Medizinliteratur beginnt. Davor werden medizinische Themen nur am Rande in überwiegend religiösen Texten erwähnt. Die Behauptung, die ayurvedische Medizin basiere maßgeblich auf den alten Veden und der Begriff Ayurveda beziehe sich darauf, hat wohl eher nationalistische Gründe. Historiker können einen solchen Zusammenhang nicht bestätigen.

Wie alt ist Carakas Kompendium? Die früheste schriftliche Erwähnung eines berühmten Arztes namens Caraka stammt aus dem Jahr 472, aus der chinesischen Übersetzung eines noch älteren, aber heute nicht mehr im Original vorliegenden, buddhistischen Sanskrittextes, dem Sutra Samyuktaratnapitaka. Historiker halten es für möglich, dass die Ursprünge des Kompendiums auf das 2. bis 3. Jahrhundert v. Chr. zurückgehen. Andere stellen infrage, ob der erwähnte Caraka wirklich der war, der in den Texten als Herausgeber aufgeführt ist.

Chirurgischer Klassiker mit fraglicher Bedeutung

Ein weiterer von heutigen ayurvedischen Heilkundigen in Indien hoch geschätzter Klassiker ist Susrutas Kompendium. Ein großer Teil davon ist der Beschreibung von Operationstechniken und chirurgischen Instrumenten gewidmet. Ob das chirurgische Wissen jemals bei einer Vielzahl von Patienten umgesetzt wurde, ist sehr zweifelhaft. Der Kern des Werks wurde vermutlich mehrere Jahrhunderte vor Christus verfasst und mindestens bis ins 6. Jahrhundert hinein stark verändert.

Ob es jemals Personen namens Caraka oder Susruta gab, ist unklar. Die entsprechend benannten Klassiker werden von heutigen Ärzten in Indien als Grundlagenwerke angesehen. Dabei gibt es durchaus regionale Unterschiede, welches dieser beiden Werke bevorzugt wird und in manchen Regionen, vor allem im Süden Indiens, spielt ein weiterer Klassiker die Hauptrolle: Vagbhatas „Herz der acht Glieder" der Medizin, ein Werk aus dem 7. Jahrhundert n. Chr. Das „Herz" hat die medizinischen Traditionen ganz Asiens tief greifend beeinflusst und wird noch heute an manchen Ausbildungsinstituten Indiens auswendig gelernt.

Sutra: Dieses Sanskritwort, in der Pali-Sprache sutta, bedeutet „Faden, Kette" und wird im buddhistischen Kontext zunächst nur für die Lehrreden Buddhas verwendet, später auch für andere religiöse Texte.

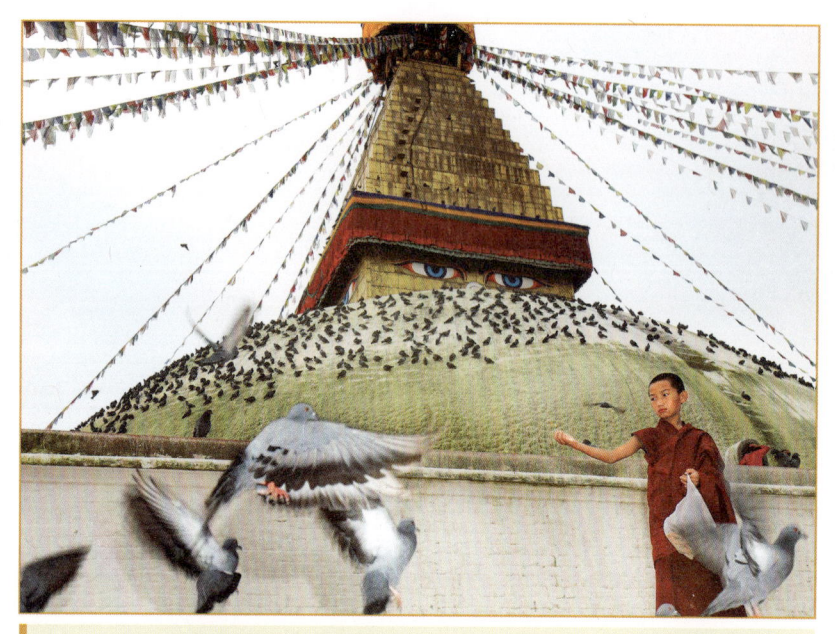

Stupa: Buddhistisches Heiligtum. Oft sind darin Reliquien verstorbener buddhistischer Meister eingemauert. Der Stupa ist eine nach oben spitz zulaufende, dreidimensionale Form des Mandalas (S. 130).

Gesucht: Ein berüchtigter Räuber – Gefunden: Ein uraltes Manuskript

Wir schreiben das Jahr 1890. Der britische Leutnant Hamilton Bower jagt auf seinem Pferd quer über das tibetische Hochplateau. Seine geheime Mission ist es, nach einem berüchtigten afghanischen Räuber zu fahnden, der im Jahr zuvor einen schottischen Soldaten überfallen und ermordet hatte. Die lange Jagd nach dem Verbrecher führt Bower schließlich um die gefürchtete Taklamakan-Wüste im Tarimbecken herum. In Kuqa – heute ein Landkreis der chinesischen Provinz Xinjiang – begegnet er Schatzgräbern und kauft ihnen ein altes Manuskript ab, das sie in einem verfallenen Stupa gefunden haben. Man nimmt an, dass das Manuskript dem buddhistischen Mönch Yasomitra gehört hatte, der in einem Kloster in Kuqa, einem Ort an der Seidenstraße, lebte. Nach Yasomitras Tod wurden die Texte in einen ihm geweihten Stupa eingemauert. Dort lagen sie über tausend Jahre lang unangerührt. Die unvollständig erhaltenen Texte aus der Stupa-Ruine geben einen Querschnitt dessen, womit sich ein indischer Heiler aus dem 5. Jahrhundert so beschäftigte: Die medizinische Verwendung von Knoblauch, Elixiere für ewiges Leben, die Behandlung von Augenkrankheiten, Kräuterarzneien, Butter-Dekokte, Öle, Aphrodisiaka, sexuelle Stimulanzien, Kindererziehung, Zaubersprüche gegen den Biss der Kobra und eine Anleitung zum Wahrsagen mit der Hilfe von Würfeln. Die medizinischen Passagen zeigen große Ähnlichkeit zu Carakas Kompendium und anderen, älteren Sanskrittexten.

Caraka und Susruta als medizinische Autoritäten werden erwähnt. Das Bower-Manuskript ist eines der ältesten heute noch im Original vorhandenen indischen Handbücher. Bower hatte es an die Bodleian Library, die Hauptbibliothek der Universität Oxford, verkauft. Dort kann es heute noch besichtigt werden.

Was aus Bowers Räuberjagd wurde? Einer seiner Agenten griff den Gesuchten im usbekischen Samarkand auf. Die russischen Behörden meldeten, er habe sich kurz darauf in seiner Gefängniszelle erhängt.

Lehre der Doshas

Bereits die frühen ayurvedischen Texte beschreiben ein Grundprinzip des Ayurveda, das bis heute als Basis von Diagnostik und Therapie gilt; das ist die Lehre von den drei Doshas, nämlich vata (Wind), pitta (Galle) und kapha (Schleim). Jeder der drei Doshas ist zwei Elementen von insgesamt fünf – Erde, Wasser, Feuer, Luft und Raum/Äther – zugeordnet und wird nach einem komplexen System mit weiteren körperlichen und psychischen Eigenschaften in Verbindung gebracht. Der Begriff Doshas wird häufig als „Säfte" übersetzt, allerdings ist das Wort Dosha mindestens so schillernd wie das Wort Qi (siehe Seite 34).

Die alten Sanskrittexte bezeichnen als Dosha eine Substanz, die innerhalb des Körpers fließt oder zirkuliert, und Dosha-Überfluss oder -Mangel kann Krankheit mit sich bringen. Vata wird überwiegend im Dickdarm verortet, pitta vor allem im Bauchnabel und kapha überwiegend im Brustkorb. Alle Doshas haben noch weitere Orte, in denen sie sich bevorzugt aufhalten sollen. Wenn ein Dosha sich übermäßig verstärkt und mitunter in eine Körperregion eindringt, in der er nichts zu suchen hat oder sich dort ansammelt, entsteht nach klassisch ayurvedischem Verständnis Krankheit. Auch äußere Einflüsse, wie Wetterfaktoren während bestimmter Jahreszeiten, ungeeignete Nahrungsmittel, unangemessenes Verhalten, Gefühlsaufruhr oder unheilsame Handlungen aus früheren Leben gelten als mögliche Krankheitsursachen. In fast allen modernen Darstellungen des Ayurveda dominiert das Konzept von einem Dosha-„Gleichgewicht". Auch wenn Gleichgewicht und Ausgleich in der ayurvedischen Behandlung eine wichtige Rolle spielen, führen die ayurvedischen Klassiker die Krankheitsentstehung nicht an erster Stelle auf ein Ungleichgewicht zurück, sondern darauf, dass etwas sich am falschen Ort befindet und dadurch Schaden anrichtet. Klassikern zufolge kommen zudem manche Menschen mit einem Überschuss eines der drei Doshas zur Welt. Diese Grundkonstitution gehe dann mit einer Anfälligkeit für krankmachende Einflüsse einher und solle durch Behandlungen mit einem gegenläufigen Dosha ausgeglichen werden. Die Lehre von den drei Doshas scheint übrigens bei westlichen Ayurveda-Praktizierenden eine viel größere Rolle zu spielen als bei indischen.

Ost und West – wer hat vom wem gelernt?

Die Verwendung des Begriffs Dosha hat sich im Lauf der Jahrhunderte verändert und wird in ayurvedischen Texten unterschiedlich gebraucht. Zudem rankte sich in modernen Zeiten eine Vielzahl von Mythen um den Begriff. Die einen vermuten biochemisch Messbares dahinter, konnten es allerdings bislang nicht finden. Die anderen halten den Begriff für abstrakt oder spirituell. Fachleute betonen, die alten Sanskrittexte stellten die Doshas nie in einer solchen Form dar, sondern beschrieben sie immer ganz klar als materielle Substanzen mit entsprechenden Eigenschaften, wie Beschaffenheit, Farbe, Geschmack und Ort innerhalb des Körpers. Eine ähnliche Diskussion wie über die Doshas in den Sanskrittexten gab es auch in den medizinischen Schriften der Vormoderne in Europa hinsichtlich der Interpretation der antiken Humoralpathologie, die schließlich durch die Solidarpathologie abgelöst wurde, das heißt durch ein Krankheitsverständnis, das auf sichtbaren oder physikalisch messbaren Vorgängen und chemisch bestimmbaren Substanzen begründet ist.

Humoralpathologie: Lehre von der Krankheitsentstehung durch Störungen im Bereich der Säfte.

Diagnostik im Wandel der Zeit

Einerseits kann man davon ausgehen, dass die ayurvedischen Sanskrittexte über viele Jahrhunderte hinweg einen Grundstock ärztlichen Wissens bildeten. Andererseits darf man nicht vergessen, dass in Indien die Hochachtung vor den alten Schriften immer mit einer lebendigen und letztlich für die medizinische Praxis entscheidenden Tradition der mündlichen Überlieferung einherging. Viele Veränderungen der praktischen Medizin bilden sich somit in den Handbüchern nicht ab. Vom frühen 16. Jahrhundert an wird die achtfache Diagnostik erwähnt. Dazu zählt die Pulsdiagnose, die Untersuchung von Urin, Kot, Zunge, Stimme, Augen, Haut und allgemeiner Erscheinung des Patienten.

Schauen, fragen und Puls fühlen

Heute unterscheidet man drei Felder der ayurvedischen Diagnostik, die Betrachtung der äußeren Erscheinung, die Anamnese und die Pulsdiagnostik. Die Ähnlichkeit zu den „vier Methoden des Anschauens" (Seite 35) in der chinesischen Medizin ist augenfällig. Wenn Sie sich bei einem ayurvedischen Arzt in Behandlung begeben, dann ist es vor allem in Indien sehr wahrscheinlich, dass er seine ayurvedische Diagnose auf diese drei Methoden stützt. Die meisten westlichen und mittlerweile auch viele indische Ayurvedaärzte nehmen aber zusätzlich eine westlich-schulmedizinische Diagnostik vor. Das heißt, sie hören z. B. Ihr Herz und Ihre Lungen ab, betasten Ihren Bauch oder fertigen ein EKG an.

Beim Betrachten Ihrer äußeren Erscheinung gilt das besondere Augenmerk des Arztes der Struktur und Färbung Ihrer Haut. Auch Zunge und Augen gelten als wichtige Objekte der diagnostischen Betrachtung und es ist nicht ungewöhnlich, wenn ein ayurvedischer Arzt neben Körpergröße und -gewicht auch Ihre Nasenlänge, die Beschaffenheit Ihrer Augenbrauen und Ihrer Haare begutachtet. Ihre körperliche Gesamterscheinung wird vom Arzt wahrgenommen, Ihr Körperbau und Ihre Körperhaltung. Im Westen und teilweise auch in Indien nehmen sich ayurvedische Ärzte Zeit für eine eingehende Anamnese, das heißt der Arzt fragt Sie genau nach Art und Dauer Ihrer Beschwerden, nach Ihren Lebensgewohnheiten und eventuellen Begleiterkrankungen. Ein ayurvedischer Arzt wird sich möglicherweise für Ihre Ängste interessieren, für Ihre Träume, Ihr Lieblingstier und für Ihre emotionalen Muster, etwa ob Sie zu Eifersucht oder Wutausbrüchen neigen.

Um die Pulsdiagnostik ranken sich viele Mythen. Die Vorstellung, ayurvedische Ärzte könnten allein anhand des Pulses alles über den Patienten, dessen Vorgeschichte und Krankheit in Erfahrung bringen, ohne ein Wort mit ihm zu wechseln, wird aber auch von vielen Ayurvedapraktizierenden bezweifelt. Seien Sie also nicht überrascht oder gar enttäuscht, wenn Sie keine Pulsdiagnose erhalten. Die Mehrzahl der ayurvedischen Ärzte praktiziert sie zwar, aber lange nicht alle messen ihr die wichtigste Bedeutung bei der Erkennung von Krankheiten zu, sondern sehen sie nur als einen Teil des diagnostischen Puzzles. Im Ayurveda gibt der Puls unter anderem Aufschluss über den Zustand der Doshas. Auch Auswirkungen von Fieber, Emotionen wie Angst oder Sorge oder des Zustandes des „Verdauungsfeuers" auf den Puls werden beschrieben.

Indische Medizin ist viel mehr als Ayurveda

Auch wenn Ayurveda die traditionelle Heilkunde ist, die im heutigen Indien die größte Bedeutung hat, wäre es zu kurz gegriffen, „traditionelle indische Medizin" mit Ayurveda gleichzusetzen. Andere Strömungen haben sich teilweise eigenständig entwickelt, teilweise werden sie immer stärker mit der ayurvedischen Methode kombiniert – wie astrologische, alchemistische und magische Vorstellungen. Die wichtigsten Strömungen sollen hier nur kurz angerissen werden:

■ Vorstellungen aus der Astrologie sind in der indischen Bevölkerung und unter ayurvedischen Ärzten weit verbreitet. So soll z. B. eine bestimmte Planetenkonstellation Rückschlüsse auf die Krankheitsursache sowie auf Art und Zeitpunkt der Therapie erlauben.

■ Bis heute gibt es in Indien Praktizierende des Schamanismus und im Ayurveda gibt es schamanistische Elemente, wie die starke Betonung der Reinigung und Ausleitung krankheitsverursachender Einflüsse (z. B. beim Pancakarma, Seite 80). Schamanistische Praktiken werden nicht als Ersatz für die westliche Medizin angesehen. Wenn Schamanen ein Geschwür oder einen hohen Blutdruck erkennen, empfehlen sie dem Patienten oft, sich in einer städtischen Klinik behandeln zu lassen.

■ Vor allem im tamilischen Südindien spielt die Siddha-Medizin noch eine wichtige Rolle. Der Begriff stammt von dem Sanskritwort siddhi ab, das – etwa im Buddhismus – die spirituelle Verwirklichung einer praktizierenden Person bezeichnet. Die höchste siddhi ist nach buddhistischer Lesart das Erwachen. Eine Person, die außergewöhnliche Fähigkeiten entwickelt hat, nennt man Siddha. Im Zusammenhang mit der Kranken-behandlung sind mit siddhis magische Fähigkeiten der Geistheilung (Seite 228) gemeint. Die Siddha-Medizin kombiniert Elemente aus Ayur-veda und indischer Religion, aus Yoga (Seite 196) und Tantrismus.

■ Mit der Islamisierung Indiens vom 11. Jahrhundert an kam die Unani-Medizin ins Land. Sie wurzelt in der damaligen Medizin Persiens und der arabischen Welt, stand im regen Austausch mit der abendländischen Heilkunde und in den folgenden Jahrhunderten auch mit dem Ayurveda. Der in Indien gebräuchliche Begriff Unani geht auf das arabische Wort yunani zurück, was „ionisch" heißt, und die griechischen Anteile dieser Heilkunde betont. Das erste indische Unani-Arzneibuch war die Über-setzung eines Werks des persischen Gelehrten Abu Raihan Muhammad ibn Ahmad al Biruni (943–1048). Auch im heutigen Indien ist die Unani-Medizin noch lebendig, vor allem in den islamischen Teilen der Bevölke-rung.

Therapie-Mix immer anders

Ayurveda hat viele Gesichter und die äußerst vielfältige und be-wegte Geschichte dieser Heilkunde kann hier nur angedeutet werden. Was erwartet Sie nun, wenn Sie sich für eine Ayurveda-Behandlung in eine deutsche Arztpraxis begeben? Genau kann Ihnen das niemand vor-hersagen. Es hängt unter anderem davon ab, wie groß der ayurvedische Anteil am gesamten Behandlungsangebot ist. Viele Ärzte kombinieren Ayurveda mit anderen CAM-Methoden. Westliche Medizin wird zumin-dest in der Diagnostik und von vielen auch in der Therapie eingesetzt. Das ist übrigens auch in Indien der Fall, wo die ayurvedische Medizin viel weniger als Gegenpol und viel mehr als Ergänzung der modernen west-lichen Medizin wahrgenommen wird.

Lebens- und Ernährungsberatung überwiegen

Da die klassischen ausleitenden Verfahren wie Pancakarma in ei-ner Arztpraxis nur mit extrem großem Aufwand durchführbar sind und ayurvedische Medikamente schwer zu beziehen, konzentriert sich der große Teil ayurvedisch tätiger Ärzte hierzulande auf das beratende Ge-spräch, das Empfehlungen zur Lebensführung und eine Ernährungsbe-ratung nach ayurvedischen Gesichtspunkten umfasst. Wie viel Zeit sich der Arzt für dieses Gespräch nimmt, hängt davon ab, ob er Ayurveda im

Rahmen einer Kassenarztpraxis anbietet oder privat in Rechnung stellt. In der kassenärztlichen Situation geht so ein Gespräch selten länger als eine Viertelstunde. Wird privat abgerechnet, dann dauert das Erstgespräch mindestens eine Stunde und ist gefolgt von weiteren, mindestens halbstündigen Sitzungen, so das Ergebnis der eingangs erwähnten Studie. Ist Ayurveda in Deutschland also überwiegend privat finanzierte „sprechende Medizin" und Ernährungsmedizin? Bisher wurde nicht systematisch untersucht, wie es um die ernährungsmedizinische, psychosomatische oder psychotherapeutische Kompetenz dieser Ärzte steht.

Geschäftstüchtige Sektierer?

Die hierzulande am stärksten beworbene und mit Abstand am weitesten verbreitete Form des Ayurveda ist die Marke Maharishi Ayur-Veda. Auch hinter der „Deutschen Gesellschaft für Ayurveda" und der Internetadresse www.ayurveda.de verbirgt sich der Maharishi-Konzern. Neben speziellen, über die Organisation vertriebenen Fertigarzneimitteln kommen unter anderem ausleitende Verfahren und Massagen zur Anwendung. Eine Besonderheit des Maharishi Ayur-Veda ist, dass es den ayurvedischen Verfahren die Transzendentale Meditation (Seite 204) hinzufügt und das Ganze als Wiederbelebung des Ayurveda in seiner „vollständigen Form" anpreist. Letzteres wird von vielen Ayurveda-Experten als historisch nicht haltbare Darstellung kritisiert. Manche Sektenspezialisten vermuten sogar, dass Maharishi Ayur-Veda nur erfunden wurde, um die Transzendentale Meditation und damit den „Weltplan für vollkommene Gesundheit" durch die Hintertür einzuführen. Was das betrifft, empfehlen wir Ihnen die Lektüre des Kastens „Man muss seinen Verstand nicht an der Tür abgeben" (Seite 194) und www.bdp-verband.de/bdp/archiv/psycho kulte.pdf.

Ayurveda ist keine ärztliche Zusatzbezeichnung

Anders als etwa Akupunktur oder Homöopathie ist Ayurveda nach deutschem Berufsrecht für Ärzte keine offizielle Zusatzbezeichnung, das bedeutet, es ist einem Arzt hierzulande nicht möglich, nach einer geregelten Fortbildung „Ayurveda" – neben seiner Facharztbezeichnung, wie etwa „Internist" oder „Orthopäde" – auf sein Praxisschild, seinen Praxisstempel und Briefkopf zu schreiben. Die Kosten für ayurvedische Behandlungen werden nicht von den gesetzlichen Krankenkassen erstattet. Ayurvedisch tätige Kassenärzte können in einem begrenzten Rahmen Gespräche und Ernährungsberatung abrechnen. In manchen von den Kostenträgern akzeptierten Kur- und Rehabilitationskliniken gibt es ayurvedische Behandlungselemente.

Wer „mehr" will, für den stehen in Deutschland wenige ayurvedische Kliniken und viele Kurhotels zur Verfügung. Hier ist die Ausrichtung sehr unterschiedlich. Vor allem die eher auf Entspannung und Wellness ausgerichteten Häuser lassen drastische ausleitende Verfahren weg oder bieten sie in einer deutlich abgemilderten Form an. Ernährung und Arzneimittelbehandlung spielen eine unterschiedlich große Rolle.

Buchen und Kofferpacken? – Was Sie vorher noch klären sollten

Sie planen eine Ayurveda-Kur in Indien oder Sri Lanka? Um unangenehme Überraschungen zu vermeiden, sollten Sie ein paar Dinge bereits im Vorfeld klären:

■ Was erwarten Sie von dem Kuraufenthalt in Indien? Entspannung, Erholung, Gewichtsreduktion? Dann sollten Sie ein Angebot auswählen, das genau darauf den Schwerpunkt legt. Wollen Sie dagegen eine medizinische Behandlung, entweder zur Vorbeugung oder als unterstützende Therapie, dann wird Ihnen in einem gewöhnlichen Hotel, auch wenn es mit Ayurveda wirbt, vermutlich nicht die nötige medizinische Kompetenz zur Verfügung stehen. Achten Sie dann darauf, dass in der Kureinrichtung auch in westlicher Medizin ausgebildete Ärzte arbeiten, mit denen Sie sich verständigen können.

Verfügen Sie selbst über keine guten Englischkenntnisse, dann sollte ein Dolmetscher zur Verfügung stehen.

■ Eine erste Einschätzung, ob Sie es wirklich mit einem ausgebildeten indischen Arzt zu tun haben, gibt der Titel: Als B.A.M.S., Bachelor of Ayurvedic Medicine and Surgery, darf sich nur bezeichnen, wer ein Ayurveda-Studium an einem staatlich zugelassenen Institut absolviert hat. Nur B.A.M.S. können eine ärztliche Zulassung – registration – erlangen. Über ein weiteres mehrjähriges Studium kann zusätzlich der Titel Medical Doctor (Ayur.), M.D. (Ayur.), auch Ayurveda Vachaspati, erworben werden.

■ Leiden Sie unter einer Erkrankung, wegen der Sie sich einer ayurvedischen Behandlung unterziehen wollen? Dann klären Sie mit Ihrem Arzt, ob das ratsam ist und ob es Dinge gibt, auf die Sie achten sollten. Auch wenn Sie regelmäßig Medikamente einnehmen, sollten Sie vor der Ayurvedabehandlung mit Ihrem Arzt sprechen.

■ Bei seriösen Reiseveranstaltern steht Ihnen bereits vor Abreise eine Person zur Verfügung, die das Zielressort kennt, Ihnen genau erklären kann, was Sie dort erwartet, und die Sie im Hinblick auf Ihre individuelle ayurvedische Behandlung ausführlich berät.

■ Ist auch das Essen ayurvedisch? Erhalten Sie zu Beginn des Aufenthalts einen Diätplan, individuell nach ayurvedischen Gesichtspunkten? Gibt es ein Büfett, an dem Sie sich ihr Essen selbst nach Plan zusammenstellen können? Bei seriösen Angeboten ist das alles mit Ja zu beantworten.

Tibet

In den vergangenen Jahren hat die tibetische Medizin wachsendes Interesse im Westen geweckt. Im Gegensatz zu Ayurveda und chinesischer Medizin weiß man bisher nur recht wenig über die Besonderheiten und die Geschichte der tibetischen Medizin.

Kultureller Schmelztiegel

Ein Teil der Besonderheiten tibetischer Heilkunde erklärt sich durch die geografische Lage Tibets in der Himalayaregion, dem „Dach der Welt". Das Hochgebirge bildete eine nur unter großen Mühen zu überwindende Barriere zwischen den Hochkulturen der angrenzenden Länder. Aufgrund seiner geografischen Situation war Tibet von Handelsstraßen durchzogen und die legendäre Seidenstraße war seit der Antike ein Ort des kulturellen Austauschs – wobei der abendländische Einfluss auf Tibet mit der Entdeckung des Seewegs, Ende des 15. Jahrhunderts nach Indien und nach Ostasien im Laufe des 16. Jahrhunderts, vermutlich stark nachließ. Man könnte Tibet daher als Schmelztiegel der angrenzenden Kulturen bezeichnen.

Die tibetische Medizin hat ihre Hauptwurzeln im Ayurveda, manches stammt aus der chinesischen Medizin, dazu kommen starke Einflüsse aus dem Buddhismus, dem tantrischen Yoga, der Bön-Religion, der persisch-arabischen und antiken griechischen Medizin, aus schamanistischen Traditionen sowie aus indischer und chinesischer Astrologie und Alchemie. Man kann davon ausgehen, dass Tibet über den Handel mit den Nachbarländern nicht nur medizinisches Wissen ein-, sondern auch ausgeführt hat. Bei einem beträchtlichen Teil der überlieferten Konzepte und Methoden bleibt unklar, ob sie „Importware" oder „Eigenproduktion" sind. Ein Großteil des medizinischen Wissens wurde zusammen mit dem Buddhismus aus Indien und China eingeführt. Das erklärt die heute noch stark buddhistische Prägung der medizinischen Theorie und Praxis. Der Buddhismus war es letztlich auch, mit dem die tibetische Medizin ab dem 13. Jahrhundert in die Mongolei vordrang und später in Teile Chinas und Sibiriens. Bis in die Neuzeit war es in Tibet nur buddhistischen Mönchen erlaubt, Medizin zu studieren. Die Mönchsärzte gewährleisteten jedoch nur einen Teil der medizinischen Versorgung. Vor allem auf dem Land wurde die medizinische Versorgung überwiegend von tibetischen Laienärzten geleistet, die in ihren praktischen Fertigkeiten den Mönchsärzten in nichts nachstanden. Das Wissen der Laienärzte wurde innerhalb von Arztfamilien über viele Generationen weitergetragen. Die Tibeter suchten außerdem medizinischen Rat bei Praktizierenden der Astrologie, des Schamanismus und der Bön-Religion. Die lange Abgeschiedenheit der tibetischen Kultur trägt zu dem markanten Profil dieser über tausend Jahre alten Heilkunde bei.

Bön-Religion: Religiöse Minderheit in Tibet, die eine unbestimmte Zeit vor unserer Zeitrechnung entstand und sich vermutlich von Persien aus vor allem im Westen Tibets verbreitete. Der Bön-Glaube beschäftigt sich intensiv mit dem Tod und dem Übertritt der Verstorbenen ins Jenseits, mit Bestattungs-, Schutz- und Opferritualen. Bei vielen der rituellen Besonderheiten im tibetischen Buddhismus wird eine Verbindung zur Bön-Tradition vermutet.

Viele Parallelen zu Ayurveda und tantrischem Yoga

Den zweifellos wichtigsten Text der tibetischen Medizin, der auch in den heutigen medizinischen Lehrinstituten in Lhasa und Dharamsala noch auswendig gelernt wird, bilden die vier Tantras, tibetisch rGyud bzhi, gesprochen „Gyüschi". Dieses Medizinhandbuch zeigt starke Einflüsse, überwiegend aus Indien, teilweise aus China. Es gibt weite Übereinstimmungen mit den ayurvedischen Klassikern und manche Textpassagen sind sogar identisch mit dem Wortlaut in Vagbhatas „Herz der acht Glieder" (Seite 47).

In diesem Zusammenhang sei daran erinnert, dass Vagbhata zumindest zum Teil auf buddhistische Quellen zurückgegriffen hat. Also ist auch in dieser Frage keineswegs geklärt, woher das Wissen ursprünglich stammt und welche Wege es zwischen den Kulturen Asiens genommen hat. Das Körperbild der vier Tantras zeigt Parallelen zum tantrischen Yoga (Seite 199), aber auch tibetische Besonderheiten. Weitere landestypische Elemente findet man bei den eingesetzten Pflanzen und der Verwendung einzelner Therapieformen.

Aus der Sicht vieler Tibeter sind die vier Tantras Offenbarungen von Buddha. In manchen Lehrtraditionen geht man davon aus, dass die Texte direkt vom historischen Buddha Shakyamuni (Seite 185) stammen und über Generationen hinweg überliefert wurden. Das ist aus heutiger kulturwissenschaftlich-historischer Sicht nicht haltbar. Eine andere gängige Variante ist, dass die Lehren im 8. Jahrhundert von Yuthok Yonten Gonpo dem Älteren zu Papier gebracht wurden. Da Yuthok als eine mitfühlende Manifestation des Buddha, „Meister der Heilmittel", angesehen wird, bringen die tibetischen Gelehrten das mühelos mit der Vorstellung in Einklang, man habe es dabei doch mit dem Wort des vollkommen Erwachten zu tun. Im 12. Jahrhundert und 13 Yuthok-Generationen später wurde das Werk dieser Darstellung zufolge von Yuthok Yonten Gonpo dem Jüngeren überarbeitet. Die biografischen Angaben Yuthoks des Jüngeren und Yuthoks des Älteren sind einander auffällig ähnlich. Möglicherweise hat nur einer von beiden existiert. Die Forschung konnte bis heute nicht sicher klären, wer der Urheber der vier Tantras wirklich war. Möglicherweise war es Yuthok der Jüngere.

Die Tatsache, dass ganze Kapitel der vier Tantras heute nicht mehr verwendet werden, zeigt, dass sich die tibetische Medizin, trotz ihrer Treue zu den alten Texten und ihrer Hochachtung vor der Tradition, im Laufe der Zeit verändert hat.

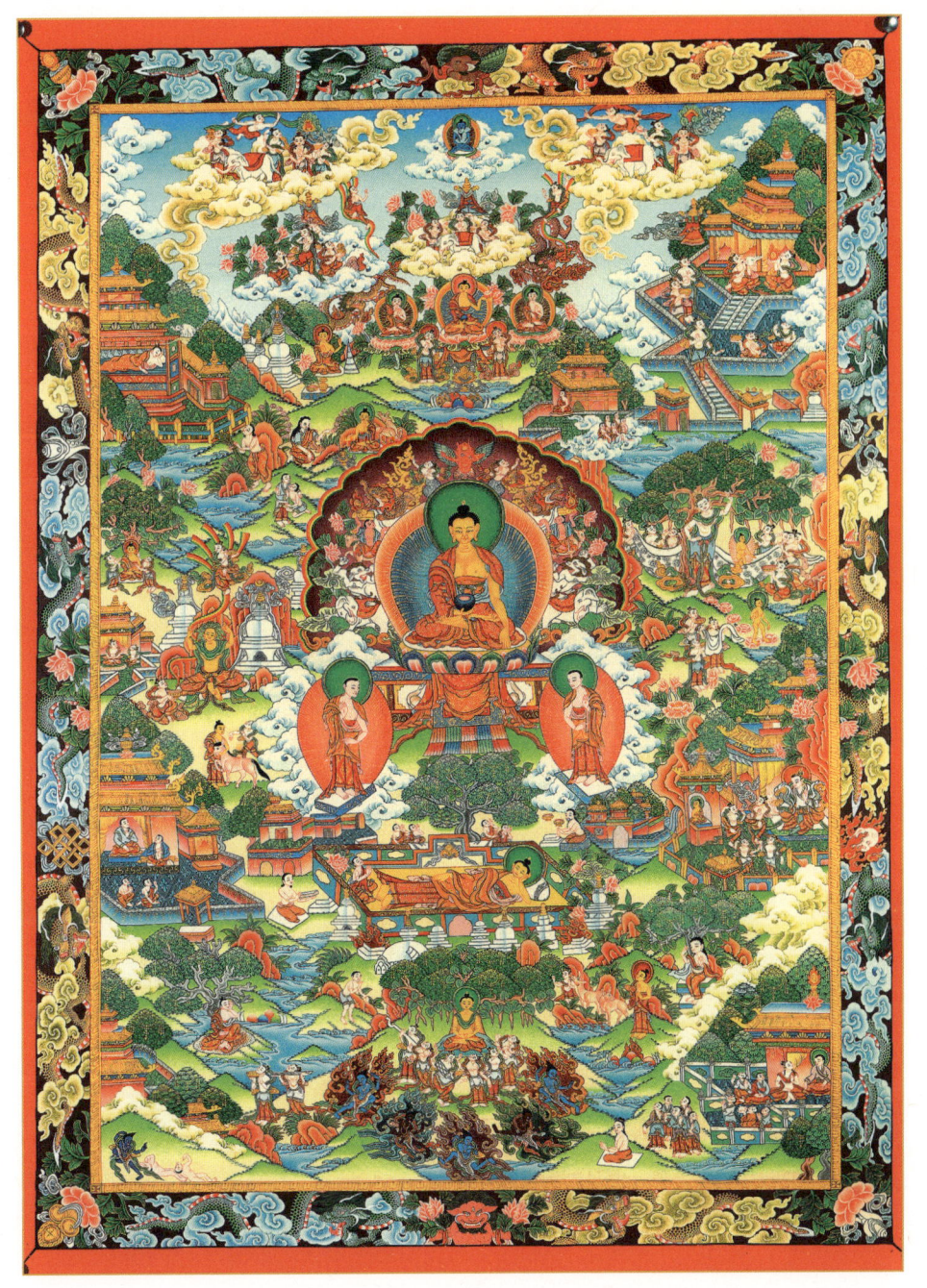

Der blau dargestellte
Medizinbuddha ganz
oben überträgt das
medizinische Wissen
auf Yuthok Yonten
Gonpo in der Mitte
des Bildes.

Drei Geistesgifte machen krank

Entsprechend den drei Doshas (Seite 49) im Ayurveda spricht die tibetische Medizin von den drei „grundlegenden Körperprozessen", tibetisch Nyes pas. Dabei entspricht das tibetische rLung dem Dosha vata, Wind. Tibetisch mKhris pa entspricht dem Dosha pitta, Galle. Bad kan entspricht kapha, Schleim. Wie die Doshas werden die Nyes pas aus bestimmten Elementen gebildet, nämlich rLung aus dem Element Wind, mKhris pa aus Feuer, Bad kan aus Erde und Wasser.

Eine tibetische Besonderheit ist, dass die drei Nyes pas mit der buddhistischen Sicht von den drei Geistesgiften – Gier, Hass und Verblendung (Seite 184) in Verbindung gebracht werden. Ein übermäßiges und daher krankmachendes Nyes pa beruht demzufolge immer auf dem entsprechenden Geistesgift, nämlich rLung auf Gier, mKhris pa auf Hass und Bad kan auf Verblendung.

Das ist Teil einer komplexen Theorie, die letztlich der geistigen Welt einen alles bestimmenden Einfluss zuweist. Das kommt zudem in den tibetischen Vorstellungen von Empfängnis, Heranwachsen im Mutterleib und Geburt eines Kindes zum Ausdruck; dabei wird den drei Geistesgiften ebenfalls eine entscheidende Rolle zugeschrieben. Sie sind es, die den leidvollen Kreislauf des körperlichen Daseins, von Geburt und Tod, Entstehen und Vergehen, in Gang halten. Dementsprechend bilden die drei Nyes pas aus tibetischer Sicht nicht nur die körperliche Grundlage für Gesundheit, sondern sie sind auch die eigentliche Ursache für Krankheit. Krankheit wird in der tibetischen Medizin generell nicht so sehr als etwas wahrgenommen, was von außen in den Körper dringt, sondern eher als etwas, was allen Lebenserscheinungen potenziell innewohnt. In den vier Tantras steht: „Leiden behaftet ein Lebewesen sogar bei guter Gesundheit, so wie der Schatten eines Vogels ihm folgt, auch wenn er in den Himmel fliegt". Nyes pa heißt übrigens wörtlich übersetzt „Fehler" oder „Defekt".

Die Diskussion darüber, was man sich unter einem Nyes pa nun eigentlich vorzustellen hat, ähnelt sehr der Diskussion um die Bedeutung von „Dosha" (Seite 50). Die umstrittene Verquickung mit dem abendländisch-physikalischen Konzept von „Energie" ist – ähnlich wie beim Begriff Qi in der chinesischen Medizin – in der akademischen Vermittlung der traditionell tibetischen Medizin angekommen: Die tibetischen Ärzte am Medizinischen und Astrologischen Institut seiner Heiligkeit des Dalai Lama in Dharamsala übersetzen Nyes pa als „defective energy", was in etwa „schadhafte Energie" bedeutet.

Krankheit ist wie ein über die Ufer getretener See

Die in der tibetischen Medizin bestimmenden Vorstellungen zur Krankheitsentstehung verbinden Sichtweisen aus der ayurvedischen und aus der chinesischen Tradition miteinander. Die Krankheit entsteht in fünf Stadien. Über diese Stadien hinweg durchdringt das Übermaß eines Nyes pa den Körper immer tiefer und durchschreitet dabei ganz bestimmte „Pfade" oder „Tore". Dieser Prozess wird mit einem See verglichen, dessen Wasserspiegel immer höher steigt, bis schließlich die Dämme brechen und alles überflutet wird. Als Erstes sammelt sich das übermäßige Nyes pa in dem Körperbestandteil an, das ursprünglich daraus gebildet wurde, wie etwa die Galle im Blut. Bleiben die inneren oder äußeren Einflüsse bestehen, die diesen Überschuss bewirken, wie kli-

Ausbreitung eines überschießenden Nyes pa

Nyes pa	Körpersubstanz/ Gewebe	Endprodukt	Sinnesorgan	solides inneres Organ	Hohlorgan
rLung (Wind)	Knochen	Körperbehaarung	Ohren Haut	Herz*	Dickdarm
mKhris pa (Galle)	Blut	Schweiß	Augen	Leber	Dünndarm Gallenblase
Bad kan (Schleim)	Verdauungssäfte Fleisch/Muskeln Fett Knochenmark Fortpflanzungssekrete	Stuhl Urin	Nase Zunge	Lunge Milz Nieren	Magen Harnblase

* Dass das Herz nicht unter die Hohlorgane gerechnet wird, zeugt von den noch sehr unscharfen anatomischen Vorstellungen, obwohl es Hinweise in den klassischen Texten auf Leichen-Sektionen gibt. (modifiziert nach F. Meyer in van Alphen 1996)

matische Einflüsse, ungeeignete Nahrung oder unangemessenes Verhalten, dann breitet sich das Nyes pa in die ihm zugeordneten körperlichen Endprodukte hinein aus. Bei der Galle ist das der Schweiß. Erst wenn das Nyes pa sich noch weiter ausbreitet, nämlich in die Sinnesorgane, dann in die soliden inneren Organe und als letztes in die Hohlorgane – wie etwa die Harnblase –, wird die Krankheit von außen wahrnehmbar, beispielsweise über die Puls- oder Urindiagnose.

Als ideal wird daher die Vorbeugung angesehen, das heißt, man vermeidet durch angemessenes Verhalten, dass ein Nyes pa überhandnehmen kann, und vermeidet die Krankheit, noch bevor sie nach außen zutage tritt.

101 Krankheiten, so die vier Tantras, zeichnen sich durch ihre Nyes pas aus, weitere 101 durch den Grad der Nyes-pas-Abweichung, also von Überschuss, Mangel oder Ungleichgewicht. 101 weitere Leiden werden durch den Ort der Nyes-pas-Störung beschrieben und 101 anhand des eigentlichen Krankheitstyps.

Die Einordnung von Krankheiten ist nach tibetischem Verständnis ein sehr komplexes Geschehen, weil es so viele äußere und innere Einflussfaktoren gibt, die die individuelle Situation des Patienten bestimmen. Man weist darauf hin, dass es so viele verschiedene Krankheiten wie Kranke gibt und keine Situation genau den Angaben des Lehrbuchs entspreche. Dazu kommt, dass – besonders in buddhistischer Sicht – alles einem ständigen Wandel unterliegt, eine Diagnose ist immer nur eine Momentaufnahme.

Zeig mir deinen Puls ...

Die tibetische Medizin unterscheidet drei Diagnosemethoden, nämlich die Anamnese, das Betasten – vor allem des Pulses– , und das Anschauen. Zu Letzterem zählen die Urinanalyse und ferner das Betrachten von Augen, Ohren und Zunge der kranken Person.

In der Praxis spielt die Pulsdiagnose die wichtigste Rolle beim Auffinden einer Krankheit. In Tibet werden jene Ärzte am höchsten geachtet, die wenig fragen und die Diagnose alleine aufgrund der Pulstastung stellen können. Die Art der tibetischen Pulsdiagnose weist klar auf ihre chinesische Herkunft hin. Tibetische Ärzte tasten den Puls mit drei Fingern an beiden Handgelenken des Patienten und wie in der chinesischen Medizin gibt es in der tibetischen verschiedene Arten der Zuordnung der verschiedenen Tastpunkte zu den Organen. Zur griechisch-arabischen Pulsdiagnose gibt es dagegen keine und zur ayurvedischen kaum Ähnlichkeiten.

Ein tibetischer Arzt, der den klassischen Anweisungen der vier Tantras folgt, wird Sie, bevor er bei Ihnen eine Pulsdiagnose vornimmt, zu einigen Verhaltensregeln auffordern. Um eine Verfälschung des Untersuchungsergebnisses zu vermeiden, sollen Sie vor der Untersuchung Fleisch und Alkohol, kalte Plätze, Hunger, Schlafmangel, übermäßige sexuelle Aktivitäten und körperliche Anstrengung meiden. Zudem sollte die Pulsdiagnose nach tibetischem Verständnis kurz nach Sonnenaufgang und vor dem Frühstück erfolgen. Ein zu früher oder zu später Zeitpunkt soll das Ergebnis verfälschen.

Urinuntersuchung als tibetische Besonderheit

Die Urindiagnose wird in den vier Tantras sehr ausführlich beschrieben. Der noch warme Urin des Patienten wird dazu in einer Schüssel umgerührt. Dabei werden die Farbe, eventuelle Trübungen, der Geruch, Blasen- oder Schaumbildung beachtet.

In der heutigen tibetischen Medizin hat die Urindiagnose keine so große Bedeutung mehr wie in den alten Zeiten. Besonders bei einem kurzen Praxisbesuch erscheint sie oft nicht als praktikabel. Eine so herausragende Stellung wie in der tibetischen Medizin hat die Urindiagnose weder in der chinesischen noch in der ayurvedischen Tradition. Einiges deutet darauf hin, dass die tibetische Urindiagnose mit der des bedeutenden griechischen Arztes Galen (130–201) verwandt ist. Im Mittelalter und bis ins 18. Jahrhundert galt die Urinbeschau in der abendländischen Medizin als wichtigste Diagnosemethode.

Die vier Tantras schildern ausführlich, wie mithilfe der Puls- und Urindiagnose in die Zukunft geschaut und üble Einwirkungen von Geistern oder Dämonen erkannt werden können. Diese Textpassagen spielen in der heutigen medizinischen Praxis kaum mehr eine Rolle.

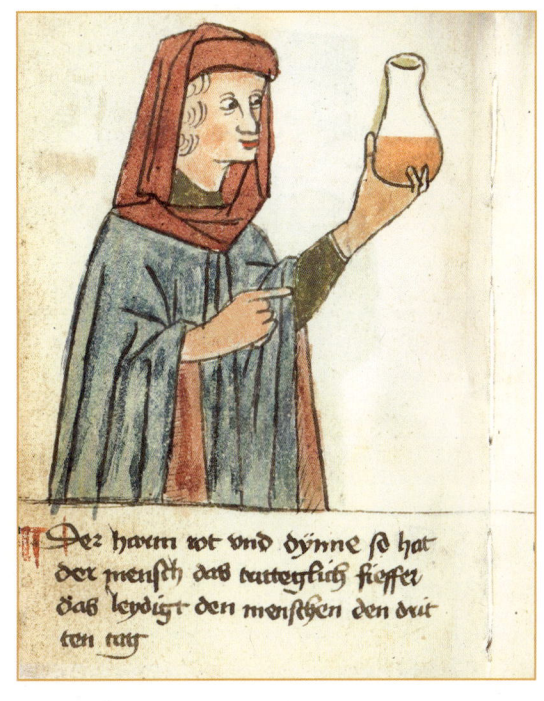

Urindiagnose (Süddeutschland um 1460): Bis ins 18 Jahrhundert war im Abendland die Urinbeschau die wichtigste Methode, um Krankheiten aufzuspüren.

Therapie durch Änderung des Verhaltens

Die tibetische Medizin kennt vier Kategorien von Heilmethoden:
- **Verhalten** Dazu zählt unter anderem das Tragen von Schutz-Amuletten, angemessenes Schlaf- und Sexualverhalten, Bewegung, Körperpflege und ethisches Verhalten.
- **Ernährung** (Seite 69)
- **Arzneien** (Seite 122)
- **Ergänzende Therapien** Dabei unterscheidet man sanfte ergänzende Behandlungen wie Umschläge, Bäder (Seite 77) und Massagen (Seite 167) sowie drastische ergänzende Therapien wie Aderlass (Seite 85), Moxibustion (Seite 137) und Ausleiten von Körperflüssigkeiten mit Hohlnadeln, vielleicht eine Urform der Akupunktur. In der tibetischen Medizin wird zudem eine Sonderform der Akupunktur praktiziert, bei der nur eine einzige kräftige goldene Nadel, eher ein Nagel, in die Schädelhaut gesetzt wird.

Diese Maßnahmen kommen genau in der angegebenen Reihenfolge zur Anwendung, beginnend mit den milderen Methoden und – wenn diese nicht helfen – gefolgt von stärkeren Mitteln. Dabei wird durchaus „störungsorientiert" vorgegangen, das heißt, wenn ein bestimmtes Nyes pa aus dem Ruder geraten ist, wird es durch ein Heilmittel mit der gegenläufigen Eigenschaft zurückgedrängt.

In der tibetischen Medizin gibt es ein breites Regelwerk, das anhand astronomischer und jahreszeitlicher Faktoren günstige und ungünstige Zeitpunkte für bestimmte Therapien bestimmt.

Größte Umbrüche seit den 1970er Jahren

Die Annexion Tibets durch China 1950 führte in der Folgezeit zur Flucht vieler Tibeter einschließlich vieler Ärzte ins Ausland. Insbesondere während der Kulturrevolution 1966 bis 1976 zerstörte das chinesische Militär viele Klöster und einen großen Teil der medizinischen Ausbildungsinstitute in Tibet. Das traditionelle Gesundheitssystem des Landes kam praktisch zum Erliegen und wurde erst in den 1980er und 1990er Jahren wieder teilweise restauriert.

In Tibets Grenzregionen, in denen die tibetische Medizin schon über viele Generationen hinweg praktiziert worden war, wurde diese Tradition durch die Ärzte, die aus Tibet geflohen waren, gestärkt. Das trifft auf Teile Nordindiens zu, auf das Hochland von Nepal und auf Bhutan. Durch die Migration heilkundiger Tibeter gelangten nach und nach auch Informationen über die tibetische Heilkunde aus erster Hand nach Europa und in die USA.

1961 wurde im nordindischen Dharamsala, dem Sitz der tibetischen Exilregierung, eine kleine tibetische Klinik errichtet. Sechs Jahre später gab der Dalai Lama dieser Klinik und dem dazugehörigen Institut den offiziellen Namen Men-Tsee-Khang, „Tibetische Medizinische und Astrologische Hochschule" und setzte damit einen Meilenstein für den Fortbestand der traditionellen tibetischen Medizin. Experten vermuten, dass seit dieser Zeit die tibetische Medizin die wahrscheinlich stärksten Veränderungen ihrer gesamten Geschichte erfahren hat. Dazu zählen eine zunehmende Säkularisierung, das heißt eine immer eigenständigere und vom Buddhismus unabhängige Vermittlung medizinischer Inhalte, sowie eine wachsende Standardisierung in Bezug auf die Ausbildung und Praxis. Auch manche klassischen Konzepte wurden seither unter dem Einfluss der westlichen Medizin und Naturwissenschaft neu interpretiert.

In Deutschland gibt es bislang nur vereinzelt Ärzte, die die traditionelle tibetische Medizin praktizieren. Tibetischen Ärzten ist es ohne ein abgeschlossenes Medizinstudium an einer westlichen Universität nicht erlaubt, ihren Beruf hier auszuüben.

Niemand in Tibet kennt die fünf Tibeter. Im Westen hat eine Serie von Körperübungen mit dem Namen „Fünf Tibeter" Verbreitung gefunden und soll der Kräftigung und Lebensverlängerung dienen. In Tibet sind diese Übungen völlig unbekannt. Manche erinnern an dynamisches Yoga (Seite 206). Der Amerikaner Peter Kelder, der die fünf Tibeter 1939 erstmals in Buchform beschrieb, gibt an, er habe die Übungen von einem britischen Offizier, der sie wiederum in einem tibetischen Kloster gelernt haben soll. Der Wahrheitsgehalt dieser Geschichte wurde nie überprüft. Belege für eine medizinische Wirksamkeit der Methode gibt es bislang nicht. In Tibet gibt es eine vielfältige Tradition körperbetonter Meditationstechniken, die Parallelen zum Yoga aufweisen. So kennt die tibetische Tradition körperbezogene Visualisierungs- und Atemtechniken, die mit Übungen im Kundalini-Yoga fast identisch sind. Mit dem Buddhismus kamen solche Techniken in den Westen. Gelegentlich werden sie als „tibetisches Yoga" bezeichnet.

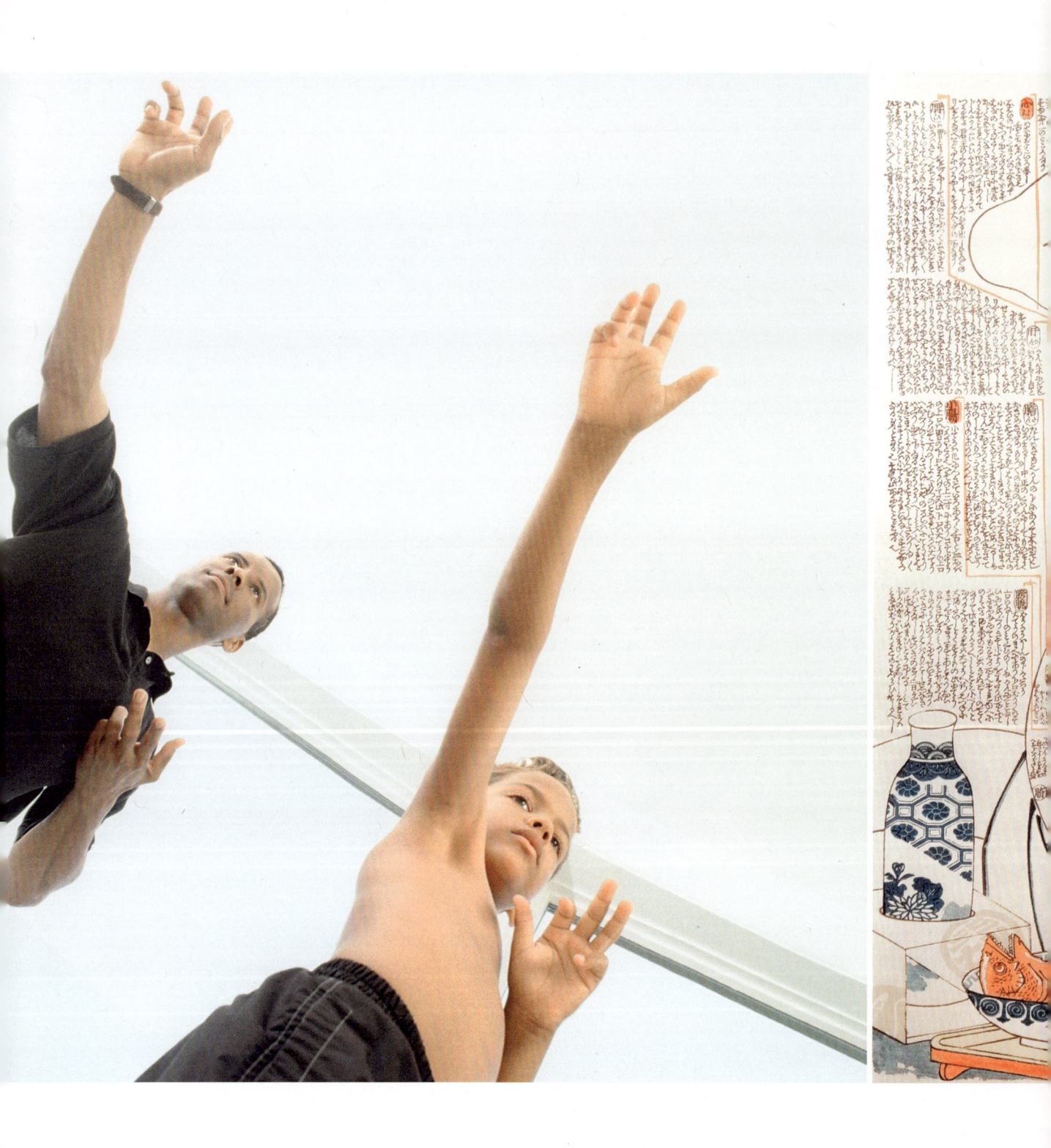

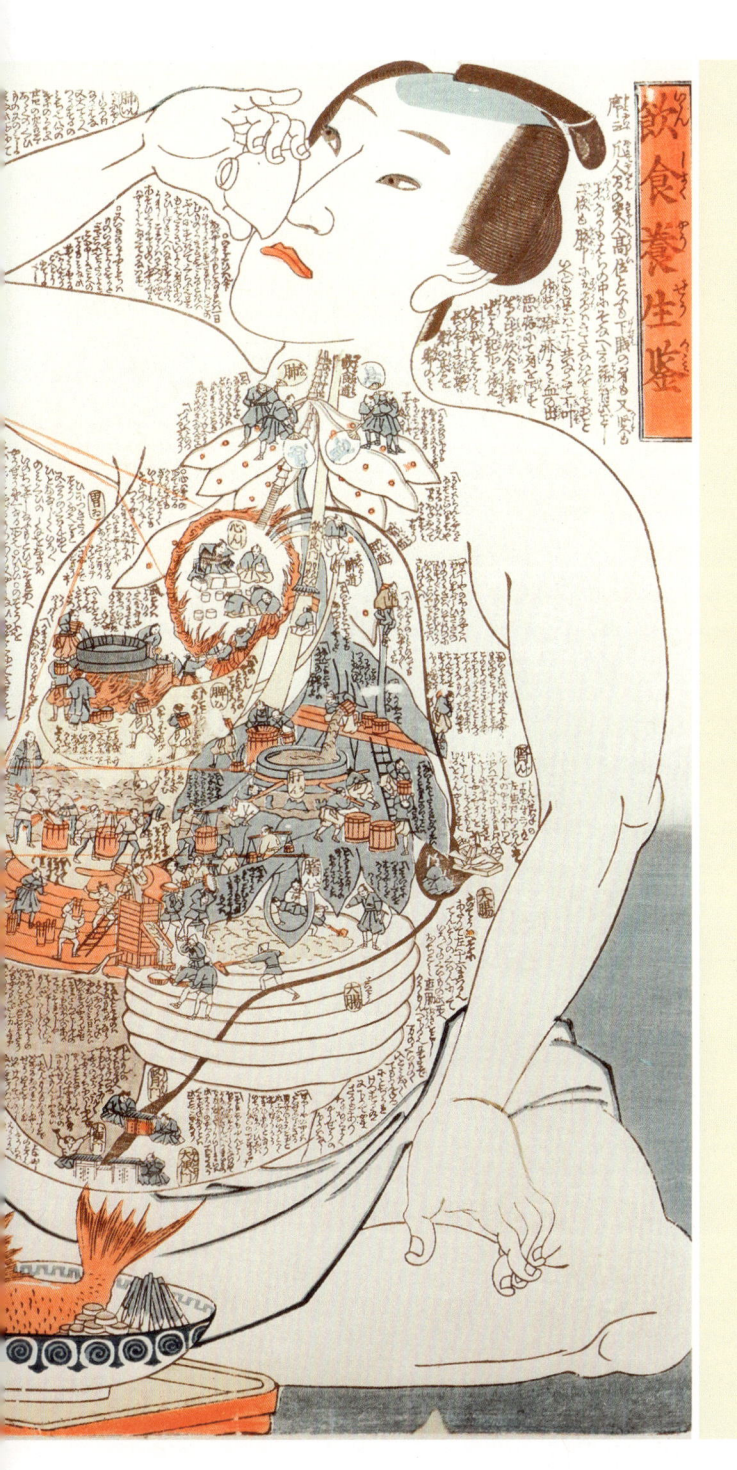

Gesunde Lebensführung

„Medizin nach dem Ausbruch einer Krankheit anzuwenden (...), das ist, als grabe man einen Brunnen erst, nachdem man durstig geworden ist, oder schmiede Waffen erst, wenn die Schlacht bereits begonnen hat." Dieser weise Satz stammt aus dem legendären chinesischen „Klassiker des gelben Ahnherrschers". Das Prinzip „Vorbeugen ist besser als Heilen", als Prävention bezeichnet, ist in allen traditionellen Medizinkulturen innerhalb und außerhalb Asiens mehr oder weniger ausgeprägt.

Gesundheitspflege betrifft alle Lebensbereiche

Zusätzlich zur Vermeidung von Krankheit durch eine angemessene Lebensweise strebten die chinesische und die ayurvedische Medizin ausdrücklich danach, die Verschlimmerung einer bereits begonnenen Krankheit möglichst früh zu unterbinden. Das heißt, etwa im Kontext der chinesischen Medizin, die Ausbreitung des krankmachenden Übels über die Körperkanäle so früh wie möglich zu stoppen. Auch aus Sicht der westlichen Medizin kann man durch Prävention viele Erkrankungen vermeiden. Wer Rauchen, Übergewicht und übermäßigen Alkoholgenuss vermeidet, genügend Sport treibt und sich gesund ernährt, hat ein sehr viel geringeres Risiko für Zivilisationskrankheiten. Ausreichender Schlaf, die Vermeidung von Stress, Zufriedenheit am Arbeitsplatz und das Eingebundensein in lebendige freundschaftliche und familiäre Netzwerke können gegen psychische und körperliche Krankheit vorbeugen.

Die Ratschläge zur gesunden Lebensführung in der chinesisch-japanischen, indischen und tibetischen Medizingeschichte widmeten sich allen wichtigen Lebensbereichen wie Ernährung, Bewegung, Erholung und Schlaf, klimatisch angepasster Kleidung, ethischem Verhalten, religiösen Praktiken und Sexualität. Insbesondere in der ayurvedischen und tibetischen Medizin wird immer wieder das Prinzip des goldenen Mittelwegs und die Vermeidung von Extremen empfohlen. In Teilberei-

Sport wird bereits in den ältesten ayurvedischen Schriften als Mittel der Prävention beschrieben.

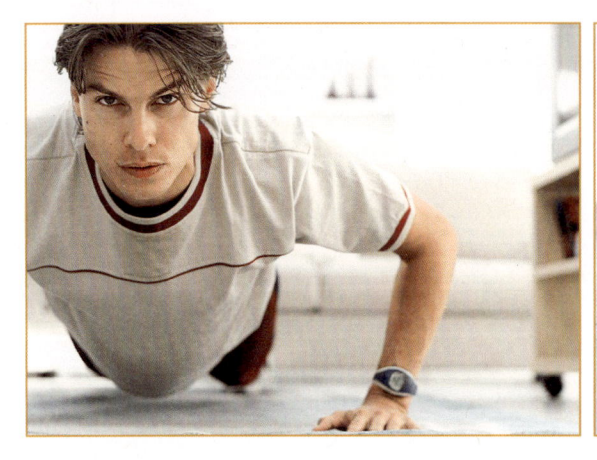
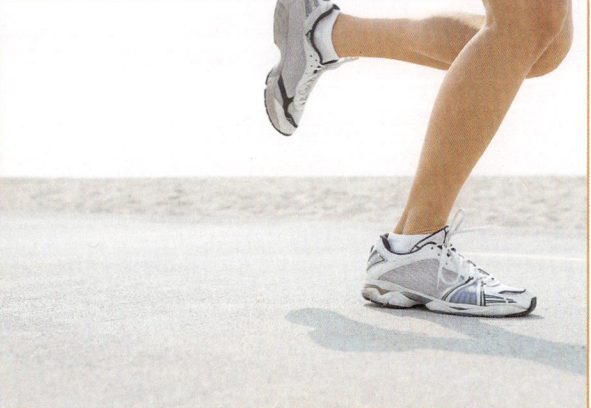

chen gibt es erstaunliche Übereinstimmungen zwischen Ratschlägen, die teilweise bis in die Antike zurückreichen, und den Erkenntnissen der modernen Präventivmedizin. So findet man beispielsweise in Carakas Kompendium einen Abschnitt, der die Vorzüge regelmäßiger und wohldosierter Körperertüchtigung, also Sport, preist.

Offensichtlich stellte es auch für die Menschen im alten Indien bereits eine gewisse Schwierigkeit dar, sich von schädlichen Gewohnheiten zu verabschieden. Carakas Kompendium empfiehlt für das Abgewöhnen schlechter und das Angewöhnen guter Gewohnheiten, langsam und Schritt für Schritt vorzugehen, damit die schlechten Gewohnheiten dauerhaft fernbleiben und die guten stabil werden. Wenn Sie vorhaben, ihr Leben gesünder zu gestalten, sollten Sie diesen Rat unbedingt annehmen.

Eine ganze Reihe von asiatischen Techniken, die ursprünglich zur Krankheitsvorbeugung und Lebensverlängerung gedacht waren, finden Sie in eigenen Kapiteln dieses Buches. So gehört das Qigong zu den chinesischen Übungen des yangsheng, den lebensnährenden Praktiken. Gesundheitsförderung und Schutz vor Krankheit wird zumindest als Nebeneffekt von ursprünglich spirituellen Praktiken wie Meditation oder Yoga angesehen. Reinigende Bäder dienen in der japanischen Tradition dem Schutz vor Krankheit. Massage und ausleitende Praktiken wie Darmeinläufe oder Nasenspülungen werden in der ayurvedischen Medizin nicht nur zur Behandlung, sondern zu den regelmäßigen vorbeugenden und stärkenden Maßnahmen gezählt.

Ernährung – die Grundlage

Ein besonders hoher Stellenwert wird in der ayurvedischen, chinesischen und tibetischen Medizin der richtigen Ernährung eingeräumt. Sun Simiao, der berühmteste Arzt der Tang-Dynastie (618–906), der vom 13. Jahrhundert an in China als Arzneigott verehrt wurde, schrieb in seinem Werk „Zusätzliche tausendfach goldwerte Rezeptvorschriften": „Die körperliche Grundlage muss durch die Lebensmittel gesichert werden; der Weg, eine Krankheit zu heilen, führt allein über die Arzneidrogen . Wer nicht die geeigneten Lebensmittel kennt, dem fehlt etwas, um die Fülle seines Lebens zu erreichen. (...) Wenn also der Vater eines Edlen erkrankt ist, dann muss (der Sohn) zunächst auf Lebensmittel setzen. Wenn die Behandlung mit Lebensmitteln keinen Erfolg zeigt, dann muss er auf Arzneidrogen setzen."

Sowohl in der chinesischen Medizin als auch im Ayurveda geht man davon aus, dass prinzipiell alles als Arznei dienen kann. Entscheidend für die Wirkung sind die Zubereitung und die Verwendung im richtigen Zusammenhang. Dazu zählen neben Eigenschaften des Erkrankten und der Krankheit auch klimatische und jahreszeitliche Faktoren. Die Übergänge zwischen Vorbeugung und Therapie sowie zwischen gesunder Ernährung und heilenden Arzneien sind fließend. So werden bei der Auswahl der geeigneten Arzneimittel für einen bestimmten Patienten dieselben Regeln angesetzt, wie für die Auswahl der geeigneten Ernährung. Die Zuordnung von Geschmacksrichtungen zu bestimmten Wirkungen auf den Körper wurde vermutlich als Erstes auf Nahrungsmittel angewandt und erst später auf Arzneipflanzen. Die verwendete Systematik – wie in der ayurvedischen Medizin die Zuordnung von Substanzen zu bestimmten Doshas (Seite 49) – ist in beiden Fällen dieselbe.

Wirkt Milch verschleimend auf die Atemwege? Die westliche Wissenschaft sagt Nein.

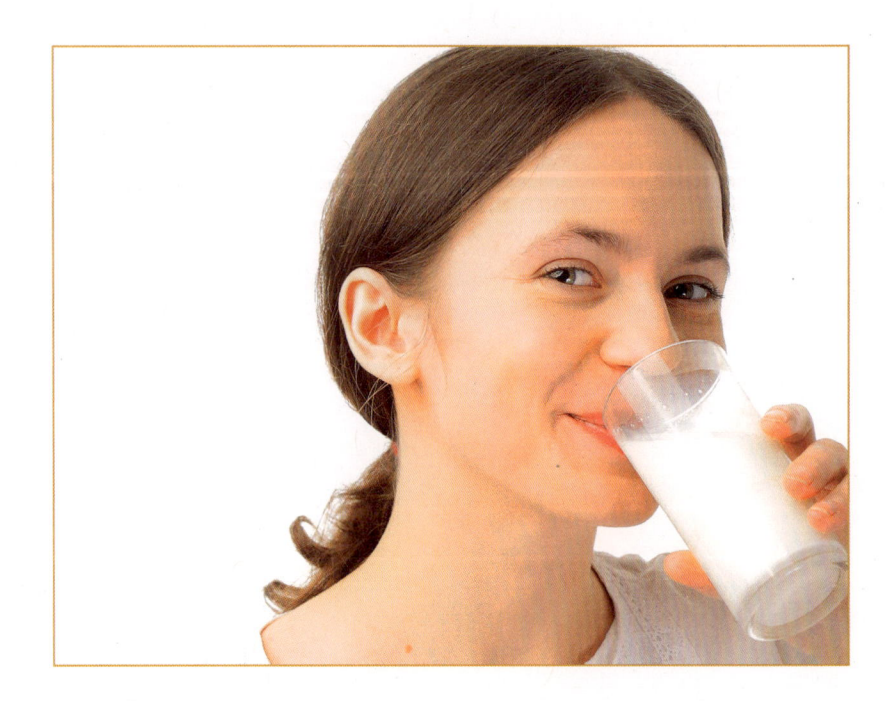

Die Milch macht's – ein West-Mythos

Die Vorstellung, dass Milch verschleimend wirkt, deshalb Husten-Schnupfen-Heiserkeit verschlimmere und bei diesen unbedingt zu meiden sei, ist ein Mythos, der sich so hartnäckig hält wie eine verschleppte Bronchitis. Das Körnchen Wahrheit daran ist, dass Milch nach Auffassung der chinesischen Fünfphasenlehre befeuchtend und Yin-stützend auf den Organismus wirkt.

Im Übermaß genossen und bei einer Schwäche der Funktionskreise Milz und Magen könne daraus ein Überschuss an Befeuchtung und damit eine „Schleim"-Belastung entstehen. Übermäßige Feuchtigkeit könne sich als verstärkte Schleimbildung in den Luftwegen äußern, aber auch zu Schwellungen oder Knoten im Körperinneren, zu Schwindel und Benommenheit führen. Mit dem pauschalen Urteil im Westen, dass Milch generell ‚verschleimend' wirkt, hat das wenig zu tun. Die Schleimproduktion in den Atemwegen wird durch Milch nicht beeinflusst. Was den Mythos ver-

mutlich mit am Leben hält, ist die Tatsache, dass viele Menschen, wenn sie eine Öl-Wasser-Emulsion – auch Milch besteht überwiegend aus Wasser und feinst darin verteiltem Milchfett – trinken, hinterher ein „schleimiges" Gefühl im Rachen erleben. Das ist aber bei anderen Emulsionen, wie etwa Soja-„Milch", genauso.

Übrigens: Eine große Rolle hat die Milch in der chinesischen Ernährung nie gespielt. Trotz des zeitweise starken mongolischen Einflusses auf Chinas Kultur konnte sich eine Ernährung mit einem hohen Milchanteil außerhalb dieser Gebiete nie dauerhaft durchsetzen. Der Grund dafür ist vermutlich, dass Chinesen wegen bestimmter körperlicher Voraussetzungen als Erwachsene Milch nicht gut verdauen können. So leiden viele Asiaten und praktisch alle Chinesen unter einer Laktose-Intoleranz, das heißt sie vertragen keinen Milchzucker (in Mitteleuropa liegt die Rate bei etwa 20 Prozent). Die asiatische Küche verwendet daher keine Milch und kaum Milchprodukte.

Es ist unklar, inwie-
fern Ernährungsre-
geln aus asiatischen
Kulturen für mittel-
europäische Men-
schen sinnvoll sind
oder einer „Über-
setzung" in hiesige
Verhältnisse und
Gewohnheiten be-
dürfen.

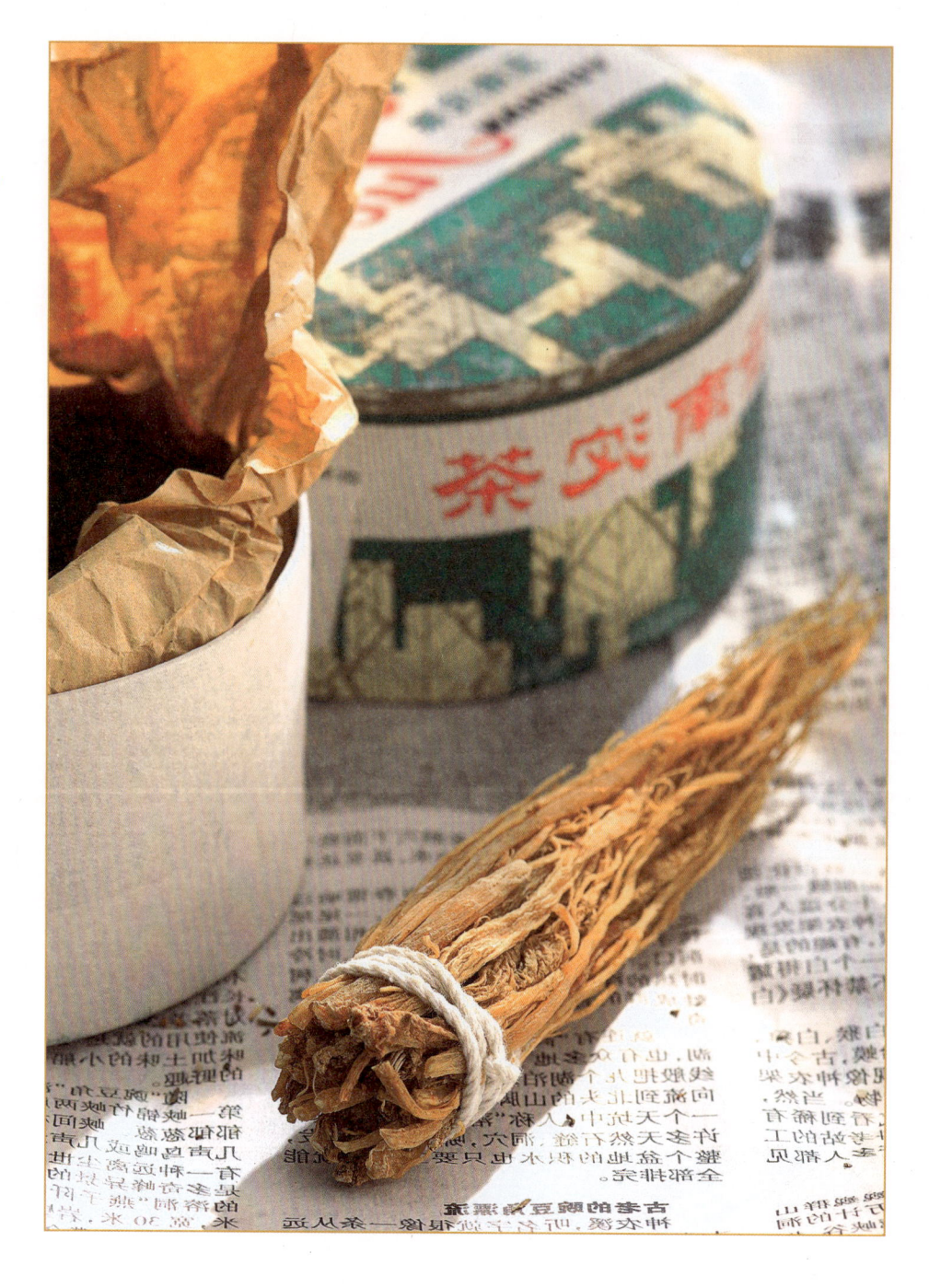

Ernährung und Gesundheit – ein Gespann?

Systematische Untersuchungen, die aus westlich-wissenschaftlicher Sicht eine Beurteilung der gesundheitlichen Effekte einer Ernährung nach ayurvedischen, traditionell chinesischen, japanischen oder tibetischen Gesichtspunkten erlauben, gibt es nicht. Dafür wären sehr aufwändige Studien mit vielen Tausend Menschen über viele Jahre notwendig. Dementsprechend ist unklar, inwiefern Ernährungsregeln aus asiatischen Kulturen für mitteleuropäische Menschen sinnvoll sind oder einer „Übersetzung" in hiesige Verhältnisse und Gewohnheiten bedürfen. Einzelne Hinweise, wie etwa über die gefäßschützenden Effekte des Knoblauchs (Seite 110), erlauben die Vermutung, dass es auch hierzulande positive Effekte auf die Gesundheit haben könnte, wenn man sich nach asiatischen Ratschlägen ernährt. Allein wenn Sie sich aufraffen, etwa mithilfe einer ayurvedischen Ernährungsberatung, das eigene Ernährungsverhalten einmal kritisch zu hinterfragen und Gewohnheiten aufzugeben, die sowohl aus asiatischer als auch aus westlicher Sicht als ungesund gelten, könnten Sie die gröbsten Ernährungsfehler vermeiden.

Was sagt die Ernährungswissenschaft?

Die Deutsche Gesellschaft für Ernährung hat den Stand der Ernährungsforschung und deren Konsequenzen in zehn Regeln zur gesunden Ernährung zusammengefasst:

- Vielseitig essen
- Reichlich Getreideprodukte und Kartoffeln
- Täglich fünf Portionen Gemüse und Obst
- Wenig Fett und fettreiche Lebensmittel
- Zucker und Salz in Maßen

- Täglich Milch und Milchprodukte; ein- bis zweimal pro Woche Fisch; Fleisch, Wurstwaren sowie Eier in Maßen.
- Reichlich Flüssigkeit
- Schmackhaft und schonend zubereiten
- Sich Zeit nehmen und genießen
- Auf das Gewicht achten und in Bewegung bleiben

Ein kommentierte Version finden Sie auf www.dge.de/ pdf/10-Regeln-der-DGE.pdf

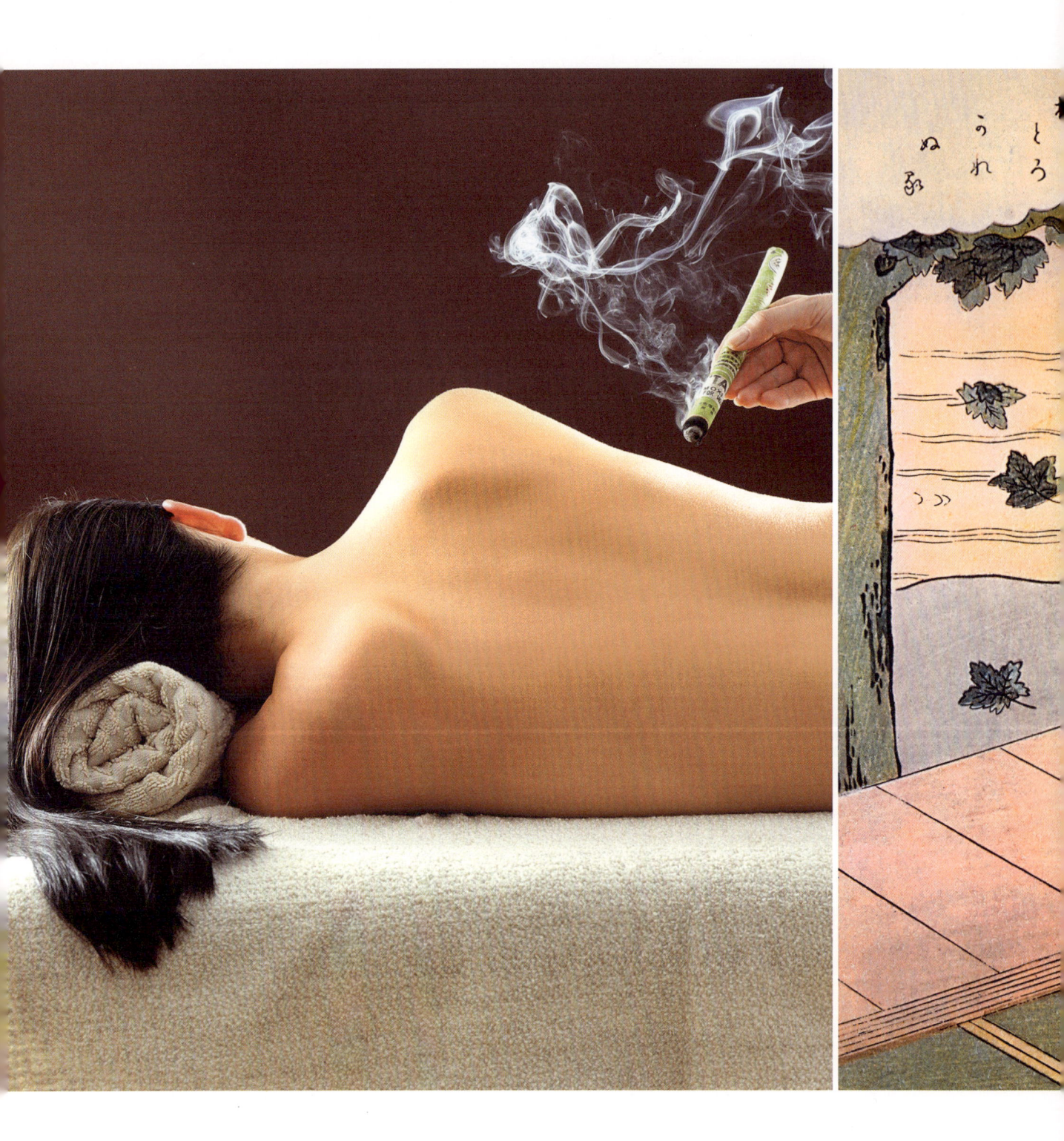

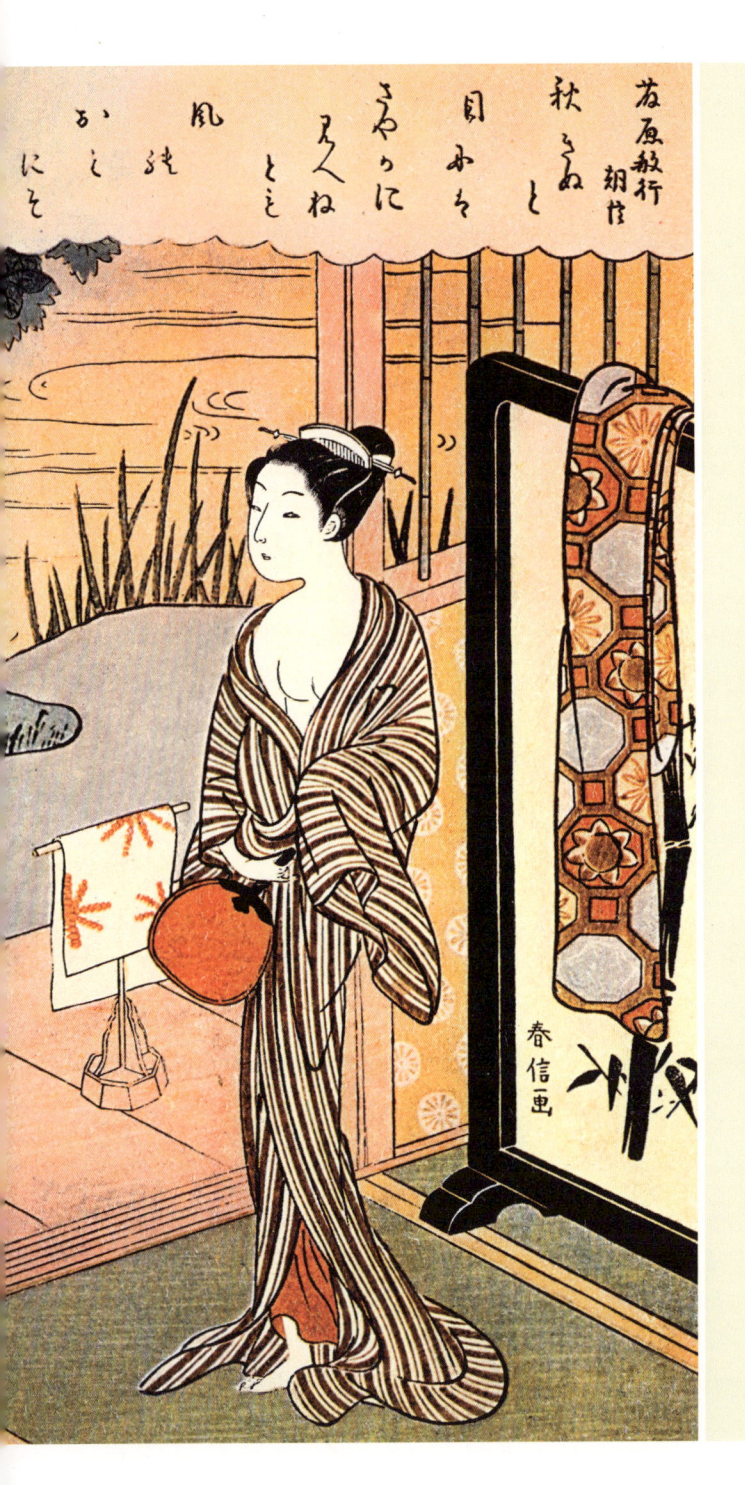

Reinigende und ausleitende Verfahren

Die Annahme, dass Krankheit auf einer Verunreinigung des Körpers beruht, führte bereits in der Antike in Ost und West zu vielfältigen medizinischen Verfahren der „Reinigung", „Ausleitung", „Entgiftung" oder „Entschlackung". Bäder sollten dazu dienen, aber auch Einläufe, Brechmittel, Schröpfen, Aderlass und Kauterisieren gehen auf solche Sichtweisen zurück.

Medizinische Bäder

Die ältesten indischen Schriften, die Veden, berichten von ausführlichen rituellen Waschungen, denen sich die brahmanischen Priester unterziehen mussten. Das rituelle Bad im heiligen Fluss Ganges ist bis heute ein wichtiger Bestandteil des Hinduismus geblieben. Außerdem wird in den Veden die heilende Wirkung des Wassers gelobt, allerdings ist unklar, ob damit die äußerliche oder innerliche Anwendung gemeint war. Mit der arabischen Medizin kam viel später noch eine weitere reiche Badekultur nach Indien.

In dem ayurvedischen Klassiker Vagbhatas Kompendium werden Bäder unter die regelmäßigen Maßnahmen der Gesundheitsvorsorge gerechnet. Es heißt dort, Bäder regen die Verdauung an, steigern die Potenz und Vitalität, beseitigen Juckreiz, Hitze und Ärger. Heute zählen Öleinreibungen und Schwitzkuren zur vorbereitenden Behandlung bei vielen ayurvedischen Therapien. Das Schwitzen wird mit heißen Bädern, Sauna und Dampfbädern – oft mit Kräuterzusatz – angeregt.

Das rituelle Bad im heiligen Fluss Ganges ist bis heute ein wichtiger Bestandteil des Hinduismus geblieben.

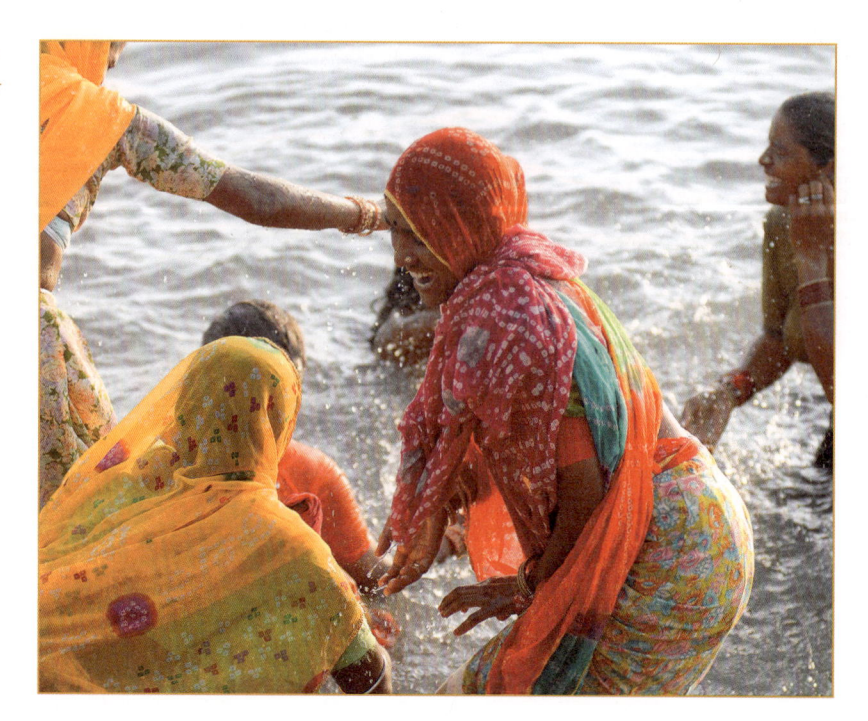

Japan ohne Bäder wäre wie Finnland ohne Sauna

In der Shinto-Religion Japans ist die Reinigung eine der wichtigsten Handlungen überhaupt. Wer die körperliche Reinlichkeit vernachlässigte, konnte damit nach shintoistischer Vorstellung den Zorn der Götter auf sich ziehen. Öffentliche Reinigungsriten und das persönliche Bad dienten an erster Stelle als Schutz gegen böse Geister und an zweiter der Krankheitsbehandlung. Die Vorstellung von Krankheit war schon in Japans Frühgeschichte eng mit der Vorstellung von Verunreinigung gekoppelt. Die große Bedeutung der Reinlichkeit scheint noch immer in japanischen Alltagsgepflogenheiten durch – etwa, dass man nie mit Schuhen eine Wohnung betritt oder sich zur Begrüßung nicht die Hand gibt.

Die Überzeugung, dass Bäder in der Behandlung vieler Erkrankungen gute Dienste leisten, wurde in Japan durch die Einführung des Buddhismus und damit von Elementen der indischen Heilkunde gestärkt. Bereits in den frühesten japanischen Schriften wird die Wirksamkeit von Bädern gegen die „zehntausend Krankheiten" gelobt, insbesondere gegen Hautkrankheiten und als Verjüngungsmittel – das erinnert an die abendländischen Mythen vom Jungbrunnen, die wahrscheinlich arabischen und letztlich asiatischen Ursprungs sind.

In Japan ist das Baden auch heute noch ausgesprochen beliebt. Gerne fährt man zu den Thermalquellen, entweder aus Gründen der Gesundheitspflege oder aus purem Vergnügen. Die Badekultur hat in Japan einen so großen Stellenwert, dass der britische Japanologe Prof. Basil Hall Chamberlain (1850–1935) sie als eines der wenigen eigenständigen Elemente der japanischen Zivilisation beschrieb, das seine Wurzeln nicht in China habe. Ganz ohne Bedeutung sind Bäder aber in der chinesischen Medizin nicht; immerhin werden sie bereits in einem der Mawangdui-Texte in einer Reihe mit anderen äußeren Anwendungen wie heißen Kompressen, Aderlass und Kauterisierung genannt.

Sanfte Ergänzung in der tibetischen Medizin

In der tibetischen Medizin zählt man medizinische Bäder zu den sanften ergänzenden Therapien (Seite 64). Dazu gehören unter anderem das Bad in heißen Quellen oder in einem Kräutersud, die Dampfinhalation mit Kräutern und heiße Wickel. Nach tibetischer Auffassung bringt man damit Feuchtigkeit in die Körperkanäle und in das Nervensystem. Kanäle, die ihre Flexibilität verloren haben, würden dadurch wieder elastisch. In heißen Quellen sollte man nur an bestimmten, „glücksverheißenden" Tagen baden und vorher bestimmte Rituale vollziehen. Bäder sollen vor allem dem Ausgleich von rLung(Wind)-Störungen dienen. Aus Sicht der tibetischen Medizin ziehen medizinische Bäder die „Dämpfe" von Fieber und Lymphe aus den Poren der Körperhaare. Auch bei entzündlichen Erkrankungen wie Arthritis, Gicht, zur Wundheilung und bei Lähmungen und steifen Gelenken seien sie hilfreich.

Baderegeln

Wenn Sie sehr heiße Ganzkörperanwendungen wie Sauna oder Dampfbad genießen wollen, gilt wie beim Sport die Regel „sanft beginnen und langsam steigern". Ältere, Menschen mit Herz-Kreislauf-Erkrankungen oder Anfallleiden und Schwangere sollten vorher unbedingt ihren Arzt zu Rate ziehen.

Menschen mit Hautallergien oder Asthma können Thermal- oder Dampfbäder grundsätzlich als lindernd erleben. Da natürliche oder synthetische Zusätze allergieauslösend wirken können, sollten sie bei manchen allergischen Erkrankungen vermieden werden.

Über die Wasserhygiene in Badeanstalten und Hotelpools wachen in Deutschland die Gesundheitsämter. Das Risiko einer Infektion, etwa mit Legionellen, ist hierzulande sehr gering, in Südeuropa aber schon deutlich höher.

In Asien ist der allgemeine Hygienestandard von Land zu Land unterschiedlich. Den höchsten, mit mitteleuropäischen Verhältnissen vergleichbaren, hat Japan. Vom Schwimmen oder auch nur Waten in stehenden Gewässern ist in Ländern mit niedrigem Hygienestandard grundsätzlich abzuraten, vor allem in tropischen Regionen – wegen der Bilharziose-Gefahr. Und den Ganges sollten Sie – ebenfalls aus hygienischen Überlegungen – unbedingt trockenen Fußes überqueren.

Legionellen: Eine Bakterienart, die sich in warmem Wasser besonders schnell verbreitet und vor allem über das Einatmen von Wassertröpfchen zu einer schweren Lungenentzündung, der so genannten Legionärskrankheit führen kann.

Bilharziose: Erkrankung, die durch Parasiten verursacht wird. Die Larven bohren sich durch die Haut und befallen innere Organe.

Thermalbäder sind in Japan äußerst beliebt, sowohl zur Gesundheitspflege als auch aus purem Vergnügen.

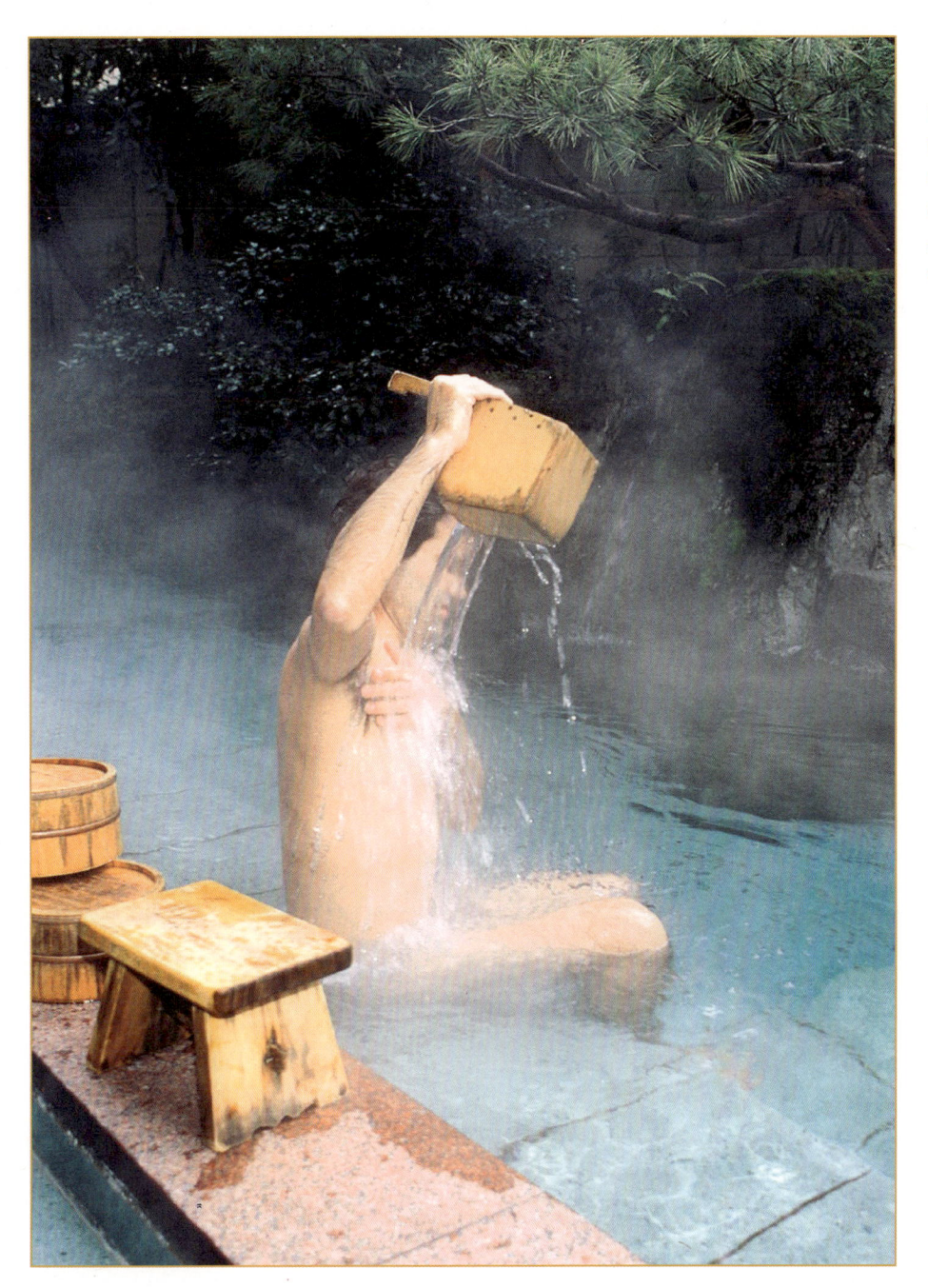

Bäderkultur nicht nur in Asien

Von ihren Ursprüngen in der griechisch-römischen Antike über Sebastian Kneipp (1821–1897) bis zu den heutigen Kurbädern: Auch Mitteleuropa und insbesondere Deutschland kann auf eine reiche medizinische Bäderkultur zurückblicken, die der asiatischen in nichts nachsteht. Die Wirkungen, die man den äußerlichen Wasseranwendungen zuschreibt, sind vielfältig. Den subjektiv entspannenden und stressreduzierenden Effekt warmen Wassers dürfte kaum jemand anzweifeln. Auch abwehrstärkende Effekte und heilsame Wirkungen bei Muskel- und Gelenkerkrankungen, Schmerzen, Kreislauf- und Durchblutungsstörungen sowie Atemwegerkrankungen werden medizinischen Bädern zugeschrieben. Ein großer Teil dieser mutmaßlichen Wirkungen wurde – ähnlich wie bei einer Vielzahl der asiatischen Methoden – nie mit den Methoden der EBM (Seite 234) überprüft. Die Entwicklung etwa eines Schein-Thermalbads dürfte eine kaum zu lösende Herausforderung für die Wissenschaft bedeuten. Es gilt: Was Spaß macht, ist gesund. Jedenfalls solange es nicht schadet. Beachten Sie also für alle Fälle die Baderegeln (siehe Seite 78, Kasten).

Einläufe, Spülungen, Brechmittel

Königsweg der Reinigung und Entgiftung ist in der ayurvedischen Medizin die Pancakarma-Kur. Pancakarma bedeutet „fünf Handlungen". Die bereits in Carakas Kompendium aufgeführte und damit mindestens 1 500 Jahre alte Pancakarma-Version umfasst fünf Ausleitverfahren, die z. T. drastisch anmuten, nämlich Abführen, Erbrechen, wässriger Einlauf, öliger Einlauf und Nasenspülung. In Sushrutas Kompendium wird eine Form des Einlaufs durch den Aderlass ersetzt. Als Vorbereitung der Pancakarma-Kur wird Öl oder Ghee innerlich oder äußerlich angewendet. Auch Schwitzkuren zählen zu den vorbereitenden Behandlungen.

Nach klassisch ayurvedischer Sicht sollen entgiftende Behandlungen wie Pancakarma die Wirkung der darauf folgenden medikamentösen Therapie verbessern. Zu einer Pancakarma-Kur gehören nicht

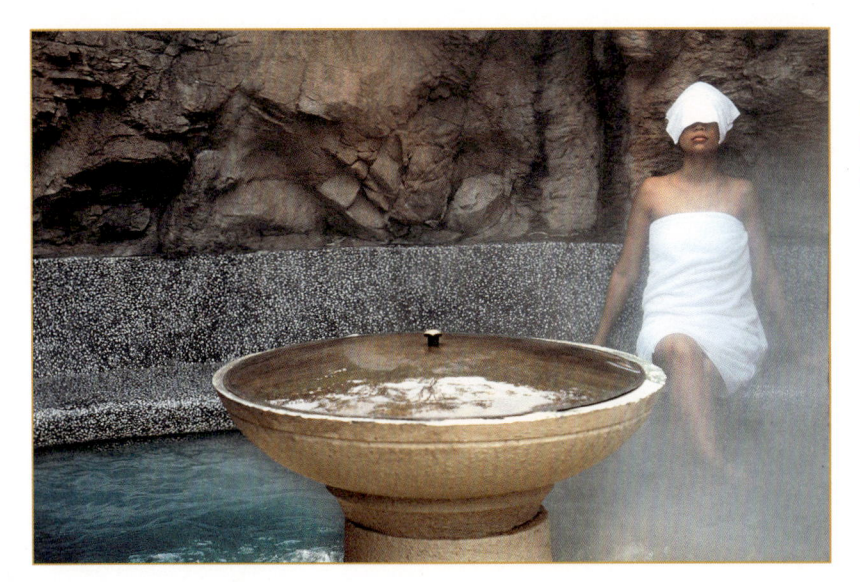

Einreibung mit Öl oder ein Dampfbad dienen der Vorbereitung auf Pancakarma.

zwingend alle fünf Teile. Welche davon angezeigt sind und in welcher Form, wird anhand des individuellen Dosha oder der vorliegenden Dosha-Störung ermittelt. Die genannten Anwendungen sind bei den heute üblichen Pancakarma-Kuren in der Regel dem westlichen Bedürfnis nach sanfter Medizin angepasst oder werden ganz weggelassen.

In der tibetischen Therapie unterscheidet man zwischen befriedenden und ausleitenden Medikamenten. Nur wenn die befriedenden erfolglos waren, werden ausleitende Mittel eingesetzt. Das sind im Wesentlichen die „fünf Heilmethoden mit Medizin": Abführmittel, Brechmittel, in die Nase getropfte Arzneimittel, „milde" und „starke" Einläufe.

Erbrechen ist mit Vorsicht zu „genießen"

Einem absichtlich hervorgerufenen Erbrechen ohne Notwendigkeit stehen westliche Ärzte in der Regel skeptisch gegenüber, vor allem weil damit ein Elektrolyt- und Flüssigkeitsverlust einhergeht. Diesem Risiko kann begegnet werden, wenn von vornherein eine Methode zum Hervorrufen des Erbrechens gewählt wird, die auf der Zufuhr einer großen Menge Flüssigkeit beruht. Milch und Salzwasser als Brechmittel beschreibt der ayurvedische Arzt Ananda S. Chopra als gängige Praxis an der Habichtswald-Klinik in Kassel. Gleichwohl betont Chopra, das Hervorrufen von Erbrechen sei die komplikationsträchtigste Maßnahme unter den Pancakarmabehandlungen und bedürfe unbedingt der ärztlichen Begleitung und engmaschigen Überwachung.

Tipp: Bevor Sie sich einer Pancakarma-Behandlung unterziehen, die das gezielt hervorgerufene Erbrechen einschließt, sollten Sie Folgendes klären:

- Ist Ihr Gesundheitszustand stabil genug und wird das vorher mithilfe von EKG und Laboruntersuchungen geprüft?
- Leiden Sie an Gesundheitsproblemen, die diese Therapieart von vornherein ausschließen? Dazu zählen u. a. Herz- und Kreislauferkrankungen, Schluckstörungen, Bewusstseinstrübungen und bestimmte Erkrankungen des Magens und der Speiseröhre.
- Werden die Ein- und Ausfuhrmengen von Flüssigkeit, Ihr Blutdruck und Puls überwacht?
- Ist während und in den Stunden nach der Behandlung jemand bei Ihnen, der auf Komplikationen schnell und kompetent reagieren könnte?

Schröpfen, Aderlass, Kauterisieren

Seit der Antike werden in Asien wie in vielen anderen Teilen der Welt Behandlungsverfahren praktiziert, bei denen an bestimmten Körperstellen ein Sog ausgeübt wird, in der Regel durch Schröpfköpfe aus Bambusröhren, Tierhörnern, Ton- und später auch Glasgefäßen.

Zur Behandlung werden die Schröpfköpfe zunächst von innen erhitzt, z. B. indem man sie über eine Flamme hält oder mit einer kleinen Menge brennender Kräuter versieht und dann auf die angefeuchtete

Haut setzt. Durch das Abkühlen der heißen Luft im Schröpfkopf entsteht ein Unterdruck. Dadurch wird die Haut kräftig angesaugt und die Hautdurchblutung erhöht. Statt Kräutern kommen heute auch kleine, lockere Wattebäusche zum Einsatz, die vor dem Anzünden mit wenigen Tropfen einer leicht brennbaren Flüssigkeit – meist Waschbenzin oder Alkohol – benetzt werden. Beim blutigen Schröpfen wird die Haut vorher angeritzt, damit Blut in den Schröpfkopf fließen kann.

Die genaue Entstehungsgeschichte des Schröpfens ist unklar, möglicherweise reicht sie weit in prähistorische Zeiten zurück. Das Aussaugen von Spinnen- oder Schlangengift könnte die Idee dazu geliefert haben. Oder schamanische Praktiken, bei denen der Heiler mit seinem Mund die „bösen Geister" aus dem Patienten heraussaugt. Vielleicht war es einfach die Beobachtung der Adern unter der Haut, die bei bestimmten körperlichen Zuständen und so auch bei Krankheiten stärker hervortreten oder verblassen und die man von außen beeinflussen konnte, etwa durch Wärmezufuhr, Aderlass oder Schröpfen.

In der chinesischen Medizin wird Schröpfen oft als Ergänzung zur Akupunktur eingesetzt und dient der Regulation von Qi in den Leitbahnen. Bei einer Variante wird der Schröpfkopf über die in der Haut steckende Akupunkturnadel gestülpt.

Aus naturwissenschaftlicher Sicht sind beim Schröpfen ähnliche Effekte wie bei der Akupunktur oder Akupressur denkbar (wenn auch

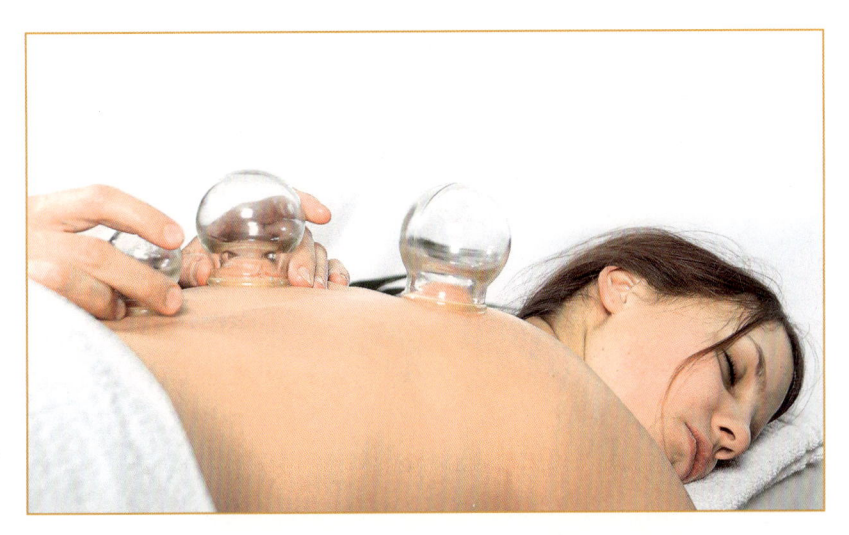

Das Schröpfen wird bereits in den ältesten indischen und chinesischen Medizintexten erwähnt. Früher wurden dazu Bambus-Segmente verwendet, heute zunehmend auch Schröpfköpfe aus Glas.

nicht bewiesen), nämlich dass bestimmte Hautareale stimuliert werden und dadurch entsprechende Teile des Nervensystems reguliert. Schröpfen kann schmerzhaft sein. Bei falscher Handhabung kann es zudem Verbrennungen der Haut nach sich ziehen (zu den Risiken des blutigen Schröpfens siehe Seite 87, Kasten). Der Sog der Schröpfköpfe lässt häufig eine Art Knutschflecken zurück, die harmlos sind und allenfalls eine kosmetische Nebenwirkung darstellen.

Von Schmerzkanälen und verdorbenem Blut

In den ältesten Schriften der griechischen, arabischen, chinesisch-japanischen und ayurvedischen Medizin werden verschiedene Formen des Aderlasses beschrieben. Europäische Ärzte wendeten diese Methode bis ins 19. Jahrhundert breit an. In der chinesischen Heilkunde war die Ausleitung von Blut aus den oberflächlichen Adern mit dem spitzen Aderlass-Stein möglicherweise das Urmodell für die Ausleitung von Qi aus den tiefer liegenden Leitbahnen mithilfe von Nadeln – Akupunktur. Aus der antiken griechischen und chinesischen, nicht aber aus der ayurvedischen Medizin ist die Vorstellung überliefert, dass Schmerzen im Körperinnern, etwa in der Leber oder im Kopf, durch Aderlass an Beinen oder Armen gelindert werden können. Dabei ging man von Kanälen in den Gliedmaßen aus, die Blut und Schmerz miteinander verbinden.

Im Ayurveda ist der Aderlass eines von fünf Elementen der Pancakarma-Version aus Susrutas Kompendium. Dort wird der Aderlass bei vielen Erkrankungen empfohlen und es werden ihm unter anderem schmerzstillende und den Geist klärende Wirkungen zugeschrieben. Außerdem schütze er gegen eine ganze Reihe von Hautkrankheiten.

Wie andere Behandlungen basiert der Aderlass im Ayurveda auf der Lehre der drei Doshas. Susrutas Kompendium führt aus, das Blut könne durch den Überschuss eines oder mehrerer Dohas verdorben werden. Verdorbenes Blut, so die Vorstellung, könne man durch einen Aderlass ausleiten. Susrutas Kompendium beschreibt das Blut als Wurzel des Körpers und betont dessen hohe Bedeutung für das Leben. Im Text wird vor den Gefahren eines übermäßigen Aderlasses gewarnt.

Bei Gesundheitsproblemen, die auf eine bestimmte Körperregion beschränkt sind, setzen ayurvedische Ärzte eher Blutegel an, bei Krankheiten, die den gesamten Körper betreffen, wird das Blut aus einer Vene abgelassen – heutzutage mithilfe einer sterilen Hohlnadel.

Die tibetische Medizin rechnet den Aderlass unter die nichtmedikamentösen „Methoden zum Entfernen von Krankheiten". Er wird bei Fieberkrankheiten empfohlen, die sich unter „besänftigenden" oder „ausleitenden" Arzneimitteln nicht bessern. Man unterscheidet in Tibet 77, mitunter auch 79 Blutgefäß-Punkte für den Aderlass. Eine bis drei Wochen vor dem Aderlass wird ein Dekokt eingenommen, „um das vitale vom schlechten Blut zu trennen".

Aderlass heute

Zu einem Aderlass legt sich der Patient heute auf eine Behandlungsliege oder sitzt stabil nach hinten gelehnt, mit hochgelegten Beinen, um einem eventuellen Blutdruckabfall entgegenzusteuern. Nun wird zunächst der Blutdruck gemessen und nur wenn dieser nicht zu niedrig ist, kann mit dem Aderlass begonnen werden. Dazu wird in aller Regel am Oberarm eine Staubinde angelegt, die Haut über der Einstichstelle desinfiziert und eine der unter der Haut hervortretenden Venen mit einer sterilen Nadel angestochen. Das Blut läuft entweder direkt in ein bereitgehaltenes Gefäß, oder es wird in eine größere Spritze abgesaugt oder durch einen Schlauch abgeleitet. Parallel dazu werden Puls und Blutdruck des Patienten überwacht. Wenn die gewünschte Blutmenge entnommen ist, wird die Nadel oder Plastikkanüle wieder entfernt und – wie nach dem Blutabnehmen – eine Kompresse oder ein Tupfer für ein paar Minuten zur Blutstillung auf die Einstichstelle gepresst.

Die Blutmengen, die bei einem alternativmedizinischen Aderlass entnommen werden, in aller Regel weit unter einem halben Liter, sind aus Sicht der modernen Medizin unbedenklich. Ein medizinischer Nutzen ist nur bei wenigen Krankheitszuständen belegt. Dazu zählen bestimmte, relativ seltene Krankheiten, die mit einer vermehrten Bildung von roten Blutkörperchen einhergehen. Die Menge des abzulassenden Blutes orientiert sich dann an Labortests. Zwischen der individuellen Dosha-Situation eines Patienten und modernen Bluttests wurde bisher übrigens keinerlei Beziehung festgestellt.

Glühende Kräuterkegel und Elektrotechnik

Ebenfalls eine sehr alte und möglicherweise bis in die Frühgeschichte der Menschheit zurückreichende Behandlung ist das Kauterisieren, das punktuelle Brennen von Körpergewebe. Auch in der europäischen und arabischen Medizin des Mittelalters spielte es eine Rolle. In der chinesischen Antike stellte es eine der wichtigsten Einwirkungsmöglichkeiten auf den Fluss, die Fülle oder die Leere des Blutes in den Adern und einen Gegenpol zum Aderlass dar. Bereits in den ältesten chinesischen Texten ist das Abbrennen von Kräuterkegeln direkt auf der Haut beschrieben, offensichtlich ein Vorläufer der Moxabehandlung.

Antike indische Schriften erwähnen die Kauterisierung, unter anderem mit brennenden Harzen, als Mittel der Blutstillung. Die tibetische Medizin rechnet sie unter die „drastischen ergänzenden Therapien". Zur Kauterisierung werden Brenneisen oder brennende Kräuterkegel verwendet. Sie dient nach tibetischer Auffassung zur Ausleitung der „Überreste von heißen Störungen" von „unreinem Blut" und zur Blutstillung. In der chinesischen Medizin war das Abbrennen der Moxakegel direkt auf der Haut bis mindestens ins 17. Jahrhundert die gängige Methode. Erst später hat sich das Unterlegen von Ingwerscheiben durchgesetzt. In einem 1993 veröffentlichten Buch über die tibetische Medizin berichtet der Hamburger Arzt Dr. Egbert Asshauer, dass es bei tibetischen Ärzten immer noch üblich sei, Beifuß-Kraut direkt auf der Haut zu verbrennen, was tiefe, schwer heilende Geschwüre und große Narben nach sich ziehe. Im Westen dürften sich die sanfteren Varianten durchgesetzt haben – mit untergelegter Ingwerscheibe oder dem Erhitzen der Haut mit einer in Distanz gehaltenen Moxazigarre. Damit wird nur ein kleines Hautareal erwärmt und die Hitzeeinwirkung bleibt unter der Schmerzgrenze. Die Hautrötung ist ein Zeichen der gesteigerten Durchblutung an dieser Stelle.

Übrigens: In der modernen Chirurgie ist die Kauterisierung immer noch eine unverzichtbare Methode der Blutstillung und des blutarmen Schneidens bei Operationen. Dazu werden Elektrokauter eingesetzt, mit denen blutende Gefäßstümpfe punktgenau verkocht und damit verschlossen werden.

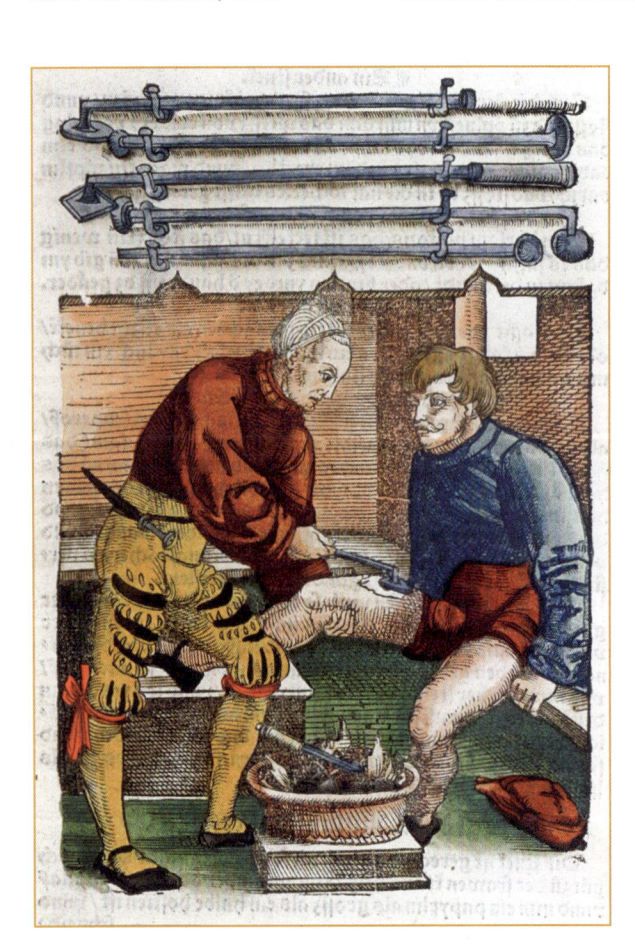

Kauterisierung; Holzschnitt von Hans von Gersdorff, 1540.

Bevor Sie bluten gehen ...

Die in diesem Kapitel beschriebenen Methoden sind Tausende Jahre alt und in der europäischen Medizin seit dem 19. Jahrhundert weitgehend durch wirksamere und vergleichsweise schonende und risikoarme Verfahren ersetzt worden. Im 20. Jahrhundert feierten Schröpfen und Aderlass ein Comeback.

Sowohl mit dem blutigen Schröpfen als auch dem Aderlass ist ein gewisses Infektionsrisiko verbunden, das durch die Verwendung steriler Einmalmesser und -kanülen und sorgfältige Desinfektion zwar klein gehalten, aber nie vollständig ausgeschlossen werden kann. Zu den möglichen Komplikationen zählen eiternde Wunden, Gefäßentzündungen und in sehr seltenen Fällen eine lebensbedrohliche Blutvergiftung (Sepsis). Menschen, bei denen die Blutgerinnung oder Immunfunktion reduziert ist, sollten Abstand nehmen.

Dem Aderlass sollte immer eine ärztliche Untersuchung einschließlich Herz-Kreislauf- und Blutuntersuchung vorausgehen. Ob Blutspenden eine empfehlenswerte Alternative zum Aderlass ist, wird unter den Anbietern von komplementärmedizinischen Verfahren kontrovers gesehen. Denkbar wäre, dass der Behandler die Indikation auf Basis etwa des Ayurveda oder der TCM stellt und die Aderlasskandidaten dann an die nächste Blutspendezentrale „überweist". Damit wäre eine fachgerechte Beurteilung der „Aderlasstauglichkeit" gewährleistet und die Durchführung und Überwachung der Blutabgabe durch ein Team von Ärzten und Sanitätern, das etwa auch auf eventuell auftretende Kreislaufprobleme kompetent reagieren kann.

Zudem tut man noch etwas für den guten Zweck, denn das kostbare und manchmal lebensrettende Blut ist knapp, besonders bei einer seltenen Blutgruppe. Und aus Mitgefühl anderen helfen ist sehr gesund für Leib und Seele, das können tibetische Ärzte ebenso bestätigen wie westliche Gehirnforscher.

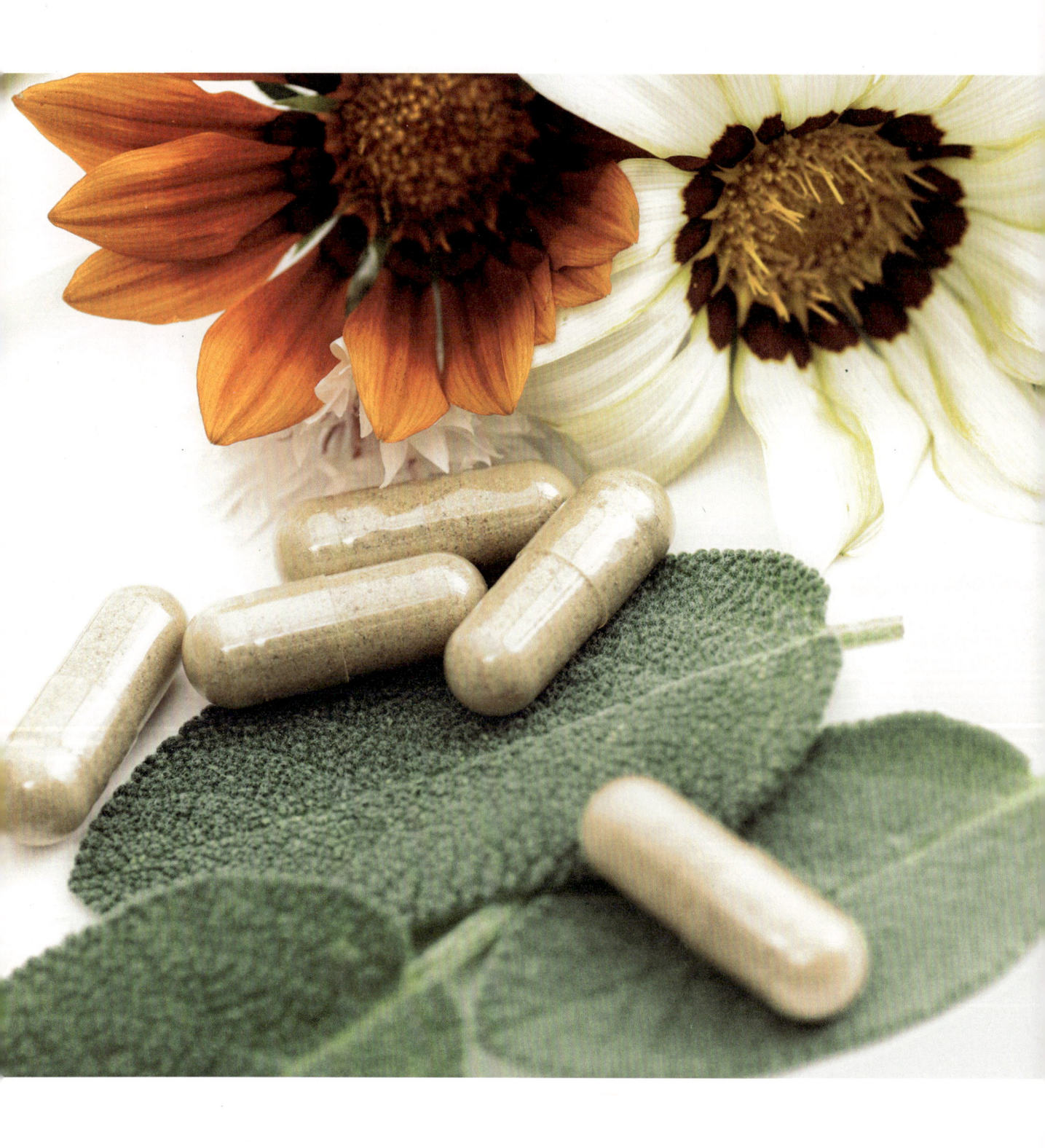

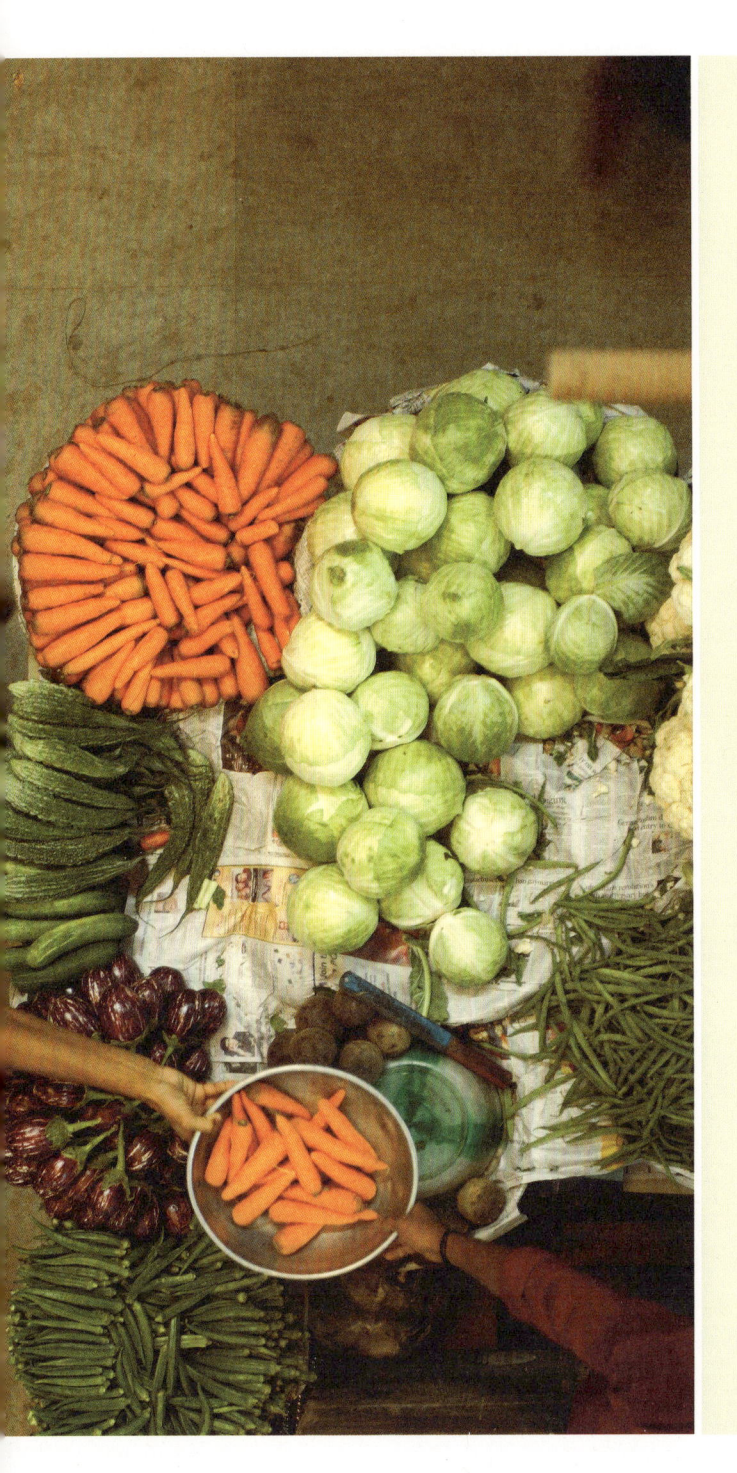

Medikamentöse Behandlung

Würde man jede Seite dieses Buches einer bestimmten asiatischen Heilpflanze widmen, dann bräuchte man mindestens 50 Bände des gleichen Umfangs, um alle darin unterzubringen. Dazu kämen etwa sechs Bände über tierische und ein Band über mineralische Zutaten, die in den alten Arznei- und Rezeptbüchern aufgeführt sind.

Heilpflanzen erste Wahl

Fast müßig, zu erwähnen, dass die Arzneitherapie und zuvorderst die Verwendung von Heilpflanzen in Asien wie in allen Kulturen der Welt über Jahrtausende hinweg die wichtigste medizinische Behandlungsform war. Nicht von ungefähr, dass ein großer Teil der in der modernen Medizin eingesetzten Medikamente zumindest eine Urahnin in Gestalt einer Heilpflanze hat. Das trifft auch auf viele Substanzen zu, die längst vollsynthetisch in Chemiefabriken hergestellt werden.

Ein berühmter Arzt aus Birmingham

Im Jahr 1775 behandelte der Arzt William Withering aus Birmingham zum ersten Mal herzschwache Patienten erfolgreich mit einem Aufguss aus Blättern des Roten Fingerhuts, Digitalis purpurea. Den Tipp, dass die Pflanze in solchen Fällen helfen könnte, bekam Withering von einer kräuterkundigen alten Frau. Der herzwirksame Stoff, das Digitoxin, konnte 1867 aus der giftigen Pflanze herausgelöst (isoliert) werden. Damit war der Weg bereitet, um Digitoxin und eine Reihe von chemisch ähnlichen Substanzen breit einzusetzen. Denn diese Wirkstoffe müssen sehr genau dosiert werden. Zu viel davon kann gefährlich werden und

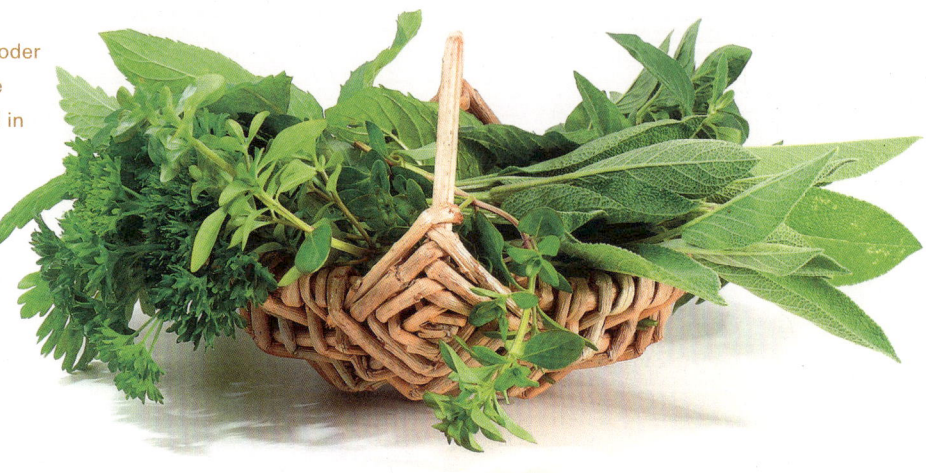

Würzige Küchenkräuter oder wirksame Medizin? Viele Pflanzen wurden sowohl in der westlichen als auch in der asiatischen Tradition zu beiden Zwecken verwendet.

bei zu niedrigen Dosen wird keine Wirkung erreicht. Verwendet man nun die ganze Pflanze als Heilmittel, schwankt der Anteil der hochwirksamen Stoffe. Der Wirkstoffgehalt von pflanzlichen Arzneien kann nämlich sehr unterschiedlich sein, je nach Pflanzensorte, ihren Umweltbedingungen, dem Erntezeitpunkt und der genauen Art der Zubereitung. Bei der Verwendung des isolierten Wirkstoffs kann die Dosierung genau gesteuert werden, deswegen hat Digitoxin bald nach dessen Entdeckung den medizinischen Einsatz von Fingerhut als Pflanzendroge abgelöst.

Anhand dieser kleinen Geschichte können mehrere wichtige Dinge aufgezeigt werden:

■ Pflanzen und deren Inhaltsstoffe können als hochwirksame Medikamente dienen.

■ Sie können sehr gefährlich werden, wenn man ihre Risiken nicht oder nur unzureichend kennt und sie falsch dosiert.

■ Viele wichtige Errungenschaften der Arzneimittelkunde haben sich auf Basis des Volkswissens über das Potenzial bestimmter Pflanzen entwickelt und noch immer sind sehr wirksame Arzneipflanzen im Einsatz.

Stecknadel im Kräuterhaufen

Bei der unüberschaubaren Vielzahl an Pflanzen, die eine Wirkung auf unseren Körper und seine Funktionen entfalten können, erscheint die gezielte Suche nach arzneilich brauchbaren Einzelwirkstoffen wie die Suche nach der Stecknadel im Heuhaufen. Die Entdeckung des Ephedrins (Seite 99) etwa wirkt dabei wie ein seltener Glückstreffer.

Eine Arzneipflanze setzt sich aus einem Gemisch Tausender Einzelsubstanzen zusammen. Führt man sie dem menschlichen Körper zu, dann zieht das ein riesiges unentwirrbares Bündel von Wirkungen – gewünschter und ungewünschter – nach sich. Trotz wachsendem biochemischen Wissen, wandgroßen Stoffwechseltafeln und Genomik: Was wir verstehen, sind nur Fragmente, und es ist daher umstritten, ob die aufwendige Suche nach Einzelwirkstoffen gewinnbringender ist als das Ausfüllen des Lottoscheins.

Dr. Withering fragte die alten Kräuterweiber

Vielleicht hat die moderne Pharmaforschung bislang etwas zu wenig beherzigt, was der ehrwürdige Dr. Withering noch konnte: Er fragte die alten Kräuterweiber und verschaffte sich somit Zugang zu einem jahrtausendealten, über viele Generationen vermittelten und immer

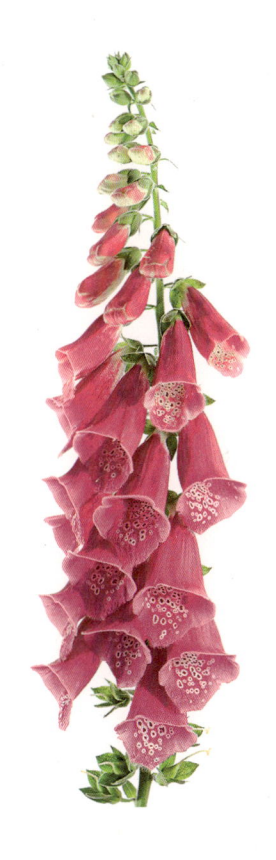

Der Rote Fingerhut, Digitalis purpurea, enthält das Herzglykosid Digitoxin, ein Arzneiwirkstoff, der bis heute in der Behandlung der Herzinsuffizienz ein Rolle spielt. Digitalis wurde schon lange bevor der südenglische Arzt William Withering darauf stieß in der Kräutermedizin Irlands und Südenglands verwendet. Bereits in irischen Texten aus dem 13. Jahrhundert wird er erwähnt.

materia medica: Umfassende
Aufstellung und Beschreibung
aller Arzneien.

wieder durch praktische Erfahrung korrigierten Heilwissen. Schließlich wuchsen die meisten der pflanzlichen Vorläuferdrogen moderner Medikamente auch vor deren Entdeckung durch die neuzeitliche Pharmakologie nicht völlig unbeachtet irgendwo im Wald, sondern waren fester Bestandteil der alten Arzneibücher. So wurde die Weidenrinde, in der die Salizylsäure, chemischer Vorläufer der Azetylsalizylsäure (z. B. in Aspirin®), vorkommt, bereits 700 v. Christus auf Tontafeln mit assyrisch-babylonischen Rezepturen abgebildet. Dioskurides, der Vater der materia medica, lobte die Wirkung der Weidenrinde, unter anderem in der Behandlung von Gicht. Die stärksten Schmerzmittel sind noch immer die Morphine, Abkömmlinge vom Morphium, das wiederum aus Opium, dem Milchsaft des Schlafmohns, Papaver somniverum, gewonnen wird. Die Geschichte von Opium als Arzneidroge kann bis zu den alten Ägyptern und Sumerern zurückverfolgt werden.

Ausgewogene Symphonie vieler Wirkstoffe

Möglicherweise bringt die Verwendung pflanzlicher Vielstoffgemische nicht nur Nachteile, sondern – so die Überzeugung vieler Komplementärmediziner – vor allem Vorteile mit sich. Dass die Wirkung der gesamten Pflanze nicht durch die Gabe eines isolierten Inhaltsstoffes ersetzt werden kann, konnte im Nahrungsmittelbereich bereits belegt werden. Laut Deutscher Gesellschaft für Ernährung wurde in zahlreichen Studien beobachtet, dass mit dem Essen von reichlich Gemüse und Obst ein verringertes Risiko für Bluthochdruck, Schlaganfall, koronare Herzkrankheit, Fettleibigkeit und bestimmte Krebskrankheiten einhergeht. „Nach den derzeitigen Schlussfolgerungen wirken weniger einzelne Inhaltsstoffe, wie essenzielle Nährstoffe, Ballaststoffe, sekundäre Pflanzenstoffe, sondern vielmehr die Vielfalt biologisch aktiver Substanzen in Obst und Gemüse und das durch einen hohen Obst- und Gemüsekonsum erreichte Ernährungsmuster positiv auf die Gesundheit", fasst die Fachgesellschaft zusammen. Für den Alltag bedeutet dies: Lieber Apfel und Salat als eine Multivitamintablette.

Unbestechlichkeit des Obst- und Gemüseklans

Äpfel, Orangen und Möhren sind Teile einer Pflanze, also pflanzliche „Rohdrogen", wenn man so will. Und die meisten Menschen verspeisen sie lieber als Ganzes denn in einzelne Komponenten zerlegt

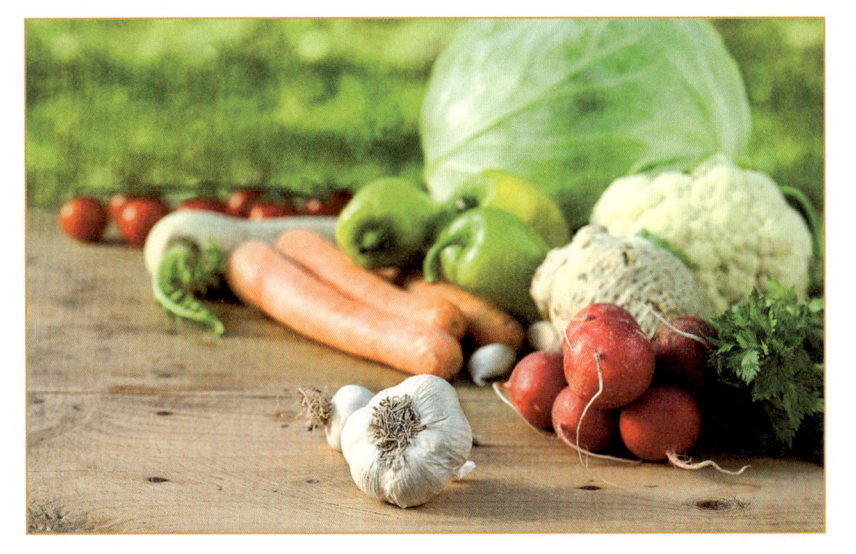

Wenn Sie regelmäßig und reichlich Obst und Gemüse essen, können Sie damit Ihr Risiko für viele Krankheiten senken. Da hält kein einzelnes Vitamin und kein Nahrungsergänzungspräparat mit. Sind Pflanzen-Arzneien der Einnahme von isolierten Wirkstoffen in ähnlicher Weise überlegen?

durch die Hersteller von Nahrungsergänzungsmitteln. Ist den alten asiatischen Rezepturen ein ähnliches Potenzial gleichmütig vereinter Wirkkraft zuzutrauen? Rezepturen, bei denen die sorgfältige Auswahl und Zusammenstellung mehrerer, oft sogar sehr vieler Zutaten zu einem gigantischen Wirkstoff-Symphonieorchester gelingt?

Die definitive Antwort kann nur in geeigneten, sehr aufwendigen klinischen Studien gefunden werden, die zu den allermeisten traditionell asiatischen Arzneien – und auch zu vielen hiesigen Pflanzen-Rezepturen – bislang nicht vorliegen. Immerhin sind bei einem Arzneimittel doppelblind kontrollierte Vergleiche mit Placebo (Seite 15) mit geringerem Aufwand durchführbar als zu den meisten anderen aufgeführten Heilmethoden. So lange allerdings ein großer und stetig wachsender weltweiter Absatzmarkt für Präparate existiert, die diesen Anforderungen nicht annähernd genügen, ist der Anreiz für die Hersteller viel zu gering, um einen solchen (finanziellen) Aufwand zu betreiben.

Sichere Kräuterarzneien?

Kräuterpräparate stehen oft in dem Ruf, harmlose Hausmittelchen zu sein. Das stimmt weder für die Stärke der Wirkung noch für die Gefahren bestimmter Pflanzen. Für einige wie die Kamille oder Pfeffer-

Vorsicht bei Kombination mit anderen Medikamenten

Bevor Sie mehrere Arzneien in Kombination einnehmen, sollten Sie unbedingt Ihren Arzt um Rat fragen. Auch Pflanzenpräparate können die Wirkung anderer Medikamente beeinträchtigen oder in der Kombination schädlich wirken. So beschleunigen manche Pflanzenpräparate den Abbau und die Ausscheidung anderer Medikamente. Die Wirkung von Blutdruck- und Herzmedikamenten oder die Sicherheit der „Pille" kann beispielsweise beeinträchtigt werden.

minze mag es zutreffen. Doch immer wieder zeigt sich selbst bei Pflanzen mit langer Anwendungstradition plötzlich ein schädlicher Effekt, zumindest bei längerfristiger Einnahme – so z. B. beim Huflattich.

Qualifizierte Forschung wäre wünschenswert, nicht nur was die Wirkung, sondern besonders was die Arzneimittelsicherheit asiatischer Kräuterarzneien betrifft, deren mögliche Risiken und Langzeiteffekte. Ein Problem von pflanzlichen oder tierischen Rohdrogen ist, dass nicht nur der Gehalt der wirksamen, sondern auch der potenziell schädlichen Inhaltsstoffe sehr stark schwanken kann. Das erschwert die Durchführung aussagekräftiger Arzneimittelforschung, wenn es sie auch nicht ausschließt. Asiatische Pflanzen sind diesbezüglich oft noch weniger gut untersucht als einheimische Gewächse. Dass in Deutschland bis heute (Stand Januar 2011) keine asiatische Kräuterzubereitung als Arzneimittel zugelassen ist, begründen die Zulassungsbehörden mit dem Mangel an verlässlichen Forschungsergebnissen.

Vor weiteren Risiken, wie etwa der illegalen Beimengung synthetischer Substanzen oder der Überschreitung von Schwermetall- oder Pestizidgrenzwerten, bieten die internationalen Standards für den Anbau und die industrielle Verarbeitung von Arzneipflanzen einen gewissen Schutz. Fertigarzneien oder Zutaten für eine individuelle Kräuterzubereitung, die über eine deutsche Apotheke aus dem Ausland bezogen werden, unterliegen zudem strengen Einfuhrbedingungen und -kontrollen.

Traditionelle Arzneitherapie in China und Japan

Die mit Abstand wichtigste Heilmethode im alten China war nicht die Akupunktur, sondern die Arzneimittelbehandlung. Ostasiens ältester Text über die Verwendung von Arzneimitteln stammt aus dem frühen 2. Jahrhundert vor Christus. Er wurde in einem der Mawangdui gräber (Seite 30) gefunden und ist nur unvollständig erhalten. Dem Text sind 282 Vorschriften gegen 52 Krankheiten zu entnehmen. Dementsprechend wurde er Wushier bingfang genannt – Rezepte gegen 52 Krankheiten. Das Werk zeugt von einer bereits damals weit entwickelten Arzneikunde, die ausgefeilte Methoden zur Zubereitung von Arzneien umfasste. Das lässt vermuten, dass sich das dokumentierte Wissen um die Wirkung bestimmter Substanzen pflanzlicher, tierischer und mineralischer Herkunft zum Zeitpunkt der Niederschrift bereits auf eine längere Tradition der Arzneikunde stützte. Auch die „Dreckapotheke", die in ähnlicher Weise etwa in den Ursprüngen des Ayurveda und in der europäischen Medizin bis ins 18. Jahrhundert hinein gebräuchlich war, ist vertreten. So umfasste der Katalog der Arzneirohstoffe zwar überwiegend pflanzliche Substanzen, aber auch solche Dinge wie Urin neugeborener Knaben, menschlichen Schweiß oder Sperma. Quecksilber und Quecksilberverbindungen, die über viele Jahrhunderte hinweg in der Medizin ganz Eurasiens eingesetzt wurden, wie auch Zinnober (Quecksilbersulfid, Seite 214), werden im Wushier bingfang ebenfalls als Arzneizutaten erwähnt. Der Text zeigt zudem, wie eng die Medizin und die Arzneimitteltherapie damals mit der Vorstellung verbunden waren, Krankheiten würden durch dämonische Kräfte verursacht. Unschuld zufolge begleitete das Motto „Der Gebrauch von Arzneien gleicht dem Gebrauch von Soldaten" die chinesische Arzneikunde bis in die Gegenwart.

Mao-Sprache bis in die Arzneibücher: Besonderes Augenmerk legt die chinesische Arzneikunde auf das exakte Mengenverhältnis und die Zutaten, die für die Zubereitung von Komposita verwendet werden, das heißt von Mischungen mehrerer Bestandteile. Um das Kräfteverhältnis zwischen verschiedenartigen Zutaten zu beschreiben, werden in der chinesischen Medizin bereits seit den ersten Jahrhunderten unserer Zeitrechnung gesellschaftliche Metaphern verwendet, die teilweise recht martialisch klingen. So gibt es die Beziehungen „eine (Wirkung) tötet die andere", „eine stiftet die andere an" und „eine hasst die andere". Harmonischeres Zusammenspiel wird etwa mit „eine hilft der anderen" beschrieben.

Zudem gibt es eine bestimmte Hierarchie im „Staatsgefüge" der Arznei. Der Hauptbestandteil, der die entscheidende Wirkrichtung vorgibt, hieß im monarchistischen China jun, das heißt „Herrscher". Dieser Begriff war – auch in einem Text über Medikamente – den kommunistischen Machthabern offensichtlich unerträglich. So wurde er im Zuge der Kulturrevolution durch zhu ersetzt, abgeleitet von zhuxi, „Vorsitzen-

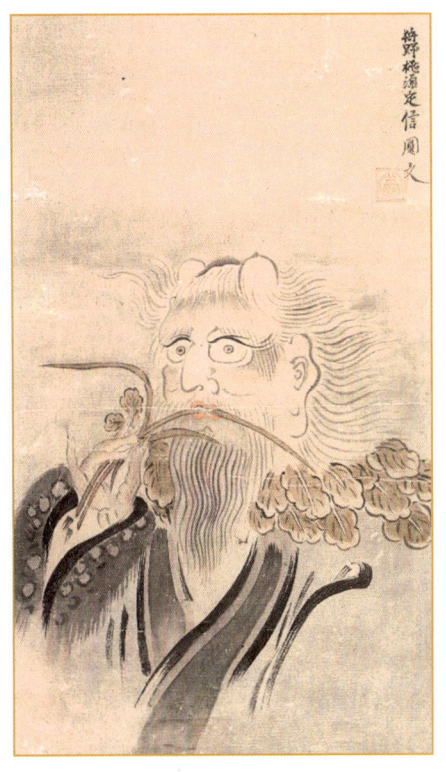

Shennong, Ahnherr der chinesischen Arzneikunde. In der mindestens 2100 Jahre alten Legende heißt es, er habe aus Mitleid mit den Menschen alle Kräuter an einem Tag gekostet und 70 giftige gefunden. In China wurde Shennong ursprünglich als Schutzgott des Ackerbaus verehrt. Ab dem 3. Jahrhundert galt er – wie der gelbe Ahnherr – als Patron der Medizin. In Japan verehrt man ihn seit dem späten 15. Jahrhundert, und zwar unter dem Namen Shinno. (Japanisches Gemälde von 1722).

der". In Entsprechung dazu wurden aus den „Ministern" im kommunistischen China „Assistenten". Eine ausgewogene Rezeptur enthält zudem „Gehilfen", die beispielsweise ein Übermaß an kühlendem Aspekt der Hauptpflanze ausgleichen. Die „Boten" schließlich sorgen dafür, dass die Wirkung der Arznei da hingelangt, wo die Krankheit sitzt.

Überwältigende Vielfalt an Zubereitungen

Wushier bingfang war Ausgangspunkt der über viele Jahrhunderte hinweg wachsenden und zunehmend differenzierten Arzneibuchliteratur Chinas, die so umfangreich geworden ist, dass sie bisher nur zu einem Bruchteil kulturwissenschaftlich erschlossen wurde. Eines der umfassendsten Werke, Ben Cao Gang Mu, verfasste Li Shizen (1518–1593). Es wurde nach seinem Tod im Jahr 1596 veröffentlicht und enthält detaillierte Beschreibungen von über 1 800 Arzneidrogen.

Eine Besonderheit der chinesischen Arzneikunde ist die Vielfalt von Verarbeitungstechniken zur Herstellung von Medikamenten. Dazu zählen unter anderem: chao, pao, jiu, wei, lu, pu, fu.

Die so hergestellten Arzneidrogen können wiederum in verschiedenen Formen verabreicht werden. Die häufigste Darreichungsform ist die Abkochung, tang. Das bedeutet wörtlich „Suppe". Auch Pillen, Pulver und Pasten sind geläufig. Ähnlich wie die Juwelenpillen in der tibetischen Arzneitherapie gibt es in der traditionell chinesischen Heilkunde Pillen, die kostbare Zutaten oder Mineralien enthalten. Auf Chinesisch heißen sie dan, Zinnober-Pillen, vermutlich weil sie früher mit einem schützenden Überzug aus Zinnober versehen wurden.

Rezeptmedizin fern von grauer Theorie

Bis ins 12. Jahrhundert hinein entwickelte sich die Arzneikunde Ostasiens weitgehend unabhängig von der Systematik von yin und yang und den fünf Wandlungsphasen. Danach gab es immer wieder Bestrebungen, das durch Erfahrung gewonnene Wissen über die Wirkung der Arzneien dieser streng logischen Systematik unterzuordnen. Anders als in der Akupunktur konnte sich ein solches System aber nie in der breiten Praxis der Arzneibehandlung durchsetzen. Die Zweige der chinesischen Heilkunde, die sich später um eine solche systematische Einordnung nach den alten Theorien bemühten, machen teilweise widersprüchlich

chao Rösten
pao trockenes Erhitzen
jiu Erhitzen in einer Flüssigkeit, etwa in Essig oder Wein
wei Garen in heißer Asche
lu dem Tau aussetzen
pu kurz an der Sonne trocken
fu längeres Ablagern

erscheinende Aussagen, etwa darüber, ob das Qi der Milz, die der Wandlungsphase Erde zugeordnet ist, durch die Einnahme von etwas Süßem, das ebenfalls „Erde" zugeordnet ist, verstärkt oder abgeschwächt wird.

Geschmack ist zunächst nur Erkennungsmerkmal

Der Geschmack von Arzneidrogen spielte im alten China, wie im Ayurveda und in der antiken abendländischen Medizin, eine wichtige Rolle. Auch die Shennong-Legende (s. o.) deutet darauf hin. In den alten Texten diente der Geschmack zunächst nur dazu, z. B. eine bestimmte Pflanze zu erkennen. Erst ab dem 12. Jahrhundert wurde versucht, eine Systematik zu entwickeln, die es ermöglichen sollte, anhand der Geschmacksqualität – süß, bitter, sauer, salzig oder neutral – eines Medikaments dessen Wirkung genauer einzuschätzen. Ähnliches gilt für die „Temperatur" einer Substanz – heiß, kalt, warm, kühl oder neutral. Andere Einteilungen beinhalten die Kategorie „neutral" nicht, dafür jedoch die Geschmacksrichtung „scharf". Üblich sind heute die Zuordnung von fünf Geschmacksrichtungen zu den fünf Wandlungsphasen sowie die Einordnung von Geschmack als Yin- und von Temperatur als Yang-Qualität. Daraus können dann die acht therapeutischen Schemata (ba fa) abgeleitet werden, nach denen Heilkundige die Arzneien auswählen.

Ob solche komplizierten Theoriegebäude auf die reale Arzneimittelversorgung im Ostasien der Vormoderne wirklich einen entscheidenden Einfluss hatten, ist schwer zu sagen. Der theoretische Anspruch, jedem Patienten auf Basis einer womöglich täglich erneut durchgeführten Diagnostik seine individuelle Arzneimischung zuzubereiten, steht zwar im Raum, dürfte aber oft nicht realisierbar sein. Das trifft sowohl auf die moderne als auch auf die historische Praxis zu.

In China kam es zwischen dem 13. und 15. Jahrhundert zu einer immer stärkeren Aufsplitterung der Lehrmeinungen. Streitgegenstand war dabei unter anderem die Frage, ob eine eher an der ärztlichen Beobachtung und Erfahrung orientierte pragmatische Rezeptmedizin einer konsequent nach der strengen Logik klassischer Theorien ausgerichtete Heilkunde vorzuziehen sei. In den folgenden Jahrhunderten war Chinas Medizin durch eine große Vielfalt an Schulen geprägt.

Therapeutische Schemata:

schweißtreibend

brechreizerregend

abführend

harmonisierend

wärmend

kühlend

auffüllend

abbauend

Japanische Renaissance des Beobachtens

Im Japan des 17. und frühen 18. Jahrhunderts dominierten die Strömungen, die eine Rückbesinnung auf die ärztliche Kunst der Beobachtung mit großer Überzeugung einforderten. Den theoretischen Lehrgebäuden von fünf Phasen und den Organ-Zuordnungen wurde mit zunehmender Skepsis begegnet. Mit Beginn dieser Entwicklung beriefen sich die japanischen Gelehrten wieder stärker auf die ganz frühen Klassiker der chinesischen Medizin wie den „gelben Ahnherrscher" und das Werk Shanghan lun, „Über Kälteschäden", aus dem 3. Jahrhundert. Vom Arzt Kagawa Shuan (1683–1755) wird z. B. berichtet, er sei ein ausgezeichneter Beobachter gewesen und habe großen Wert darauf gelegt, die Wirkungen von Arzneimitteln selbst zu prüfen, durchaus in offener Kritik an Lehrmeinungen. Auch Yoshimasu Todo (1702–1773) verfolgte einen Ansatz, der sich geradezu puristisch auf das konzentrierte, was man beobachten kann, und enthielt sich in seinen Werken weitgehend der Spekulation über Krankheitsursachen oder Wirkmechanismen. Markenzeichen von Yoshimasus Medizin waren sehr scharfe Arzneien und eine sehr einfache Theorie: Er behauptete, dass Krankheiten immer durch eine Ursache hervorgerufen würden. Diese eine Ursache gelte es, gleich einem Gift auszuleiten. Dafür hatte Yoshimasu eine Vielzahl von Abführ-, Brechmitteln und schweißtreibenden Medikamenten parat. Diese Theorie deutet auf shintoistische Einflüsse (Seite 39) hin.

Pharmamarketing seit 800 Jahren

Theoretischer Anspruch hin oder her: Was im chinesischen Gesundheitswesens schon seit sehr langer Zeit eine wichtige Rolle spielt, sind Fertigpräparate, die nicht einer individuellen Konstellation der fünf Phasen oder Yin und Yang gewidmet sind, sondern der Behandlung einer bestimmten Krankheit oder eines Symptoms wie Fieber, Durchfall oder Kopfschmerzen. Die Wissenschaft konnte zeigen, dass seit dem 13. Jahrhundert ein weit gespanntes Herstellernetz existierte, das überall in China Fertigarzneimittel vermarktete. Dabei verfolgte man durchaus schon Marketingstrategien, die an die Zielsetzungen der modernen Pharmaindustrie erinnern, wie Kundenbindung, Produktbindung und Corporate Identity.

Doch trotz dieser langen Geschichte gibt es bislang weder für ein traditionell chinesisches Fertigpräparat noch für die individualisierte Be-

Ephedra – kein harmloses Pflanzenmittel

In Japan wurde schon früh mit der naturwissenschaftlichen Erforschung der Heilpflanzen begonnen. Einen Meilenstein dieser pharmakologischen Forschung bilden die Arbeiten von Nagai Nagayoshi (1845–1929). Im Jahr 1885 isolierte er das Ephedrin aus der Pflanze Ephedra, jap. Mao, chin. Ma Huang. Wegen ihrer schweißtreibenden und antiasthmatischen Wirkung ist Mao ein Bestandteil vieler chinesischer und japanischer Rezepturen.

Ephedrin kann heute synthetisch hergestellt werden und hatte zeitweilig breite Verwendung gefunden, als abschwellendes Mittel z. B. gegen Asthma und in der Augenheilkunde. Ephedrin ist keineswegs ein harmloses Pflanzenmittel. Weil es ähnlich wie das Stresshormon Adrenalin wirkt, kann es bei falscher Dosierung und bei Menschen mit Vorerkrankungen zu lebensbedrohlichen Herzrhythmusstörungen und Blutdruckabfällen führen. Nach längerer Einnahme kann es zu Gewöhnungseffekten kommen, mit der Folge, dass beim Absetzen Entzugssymptome wie schwere Depressionen auftreten. Ephedrin wurde wegen seiner aufputschenden Wirkung auch immer wieder als Dopingmittel eingesetzt und als Lifestyle-Droge zur Appetitreduktion und zur Gehirnleistungssteigerung. Zudem dient Ephedrin als Grundsubstanz für die illegale Herstellung von Rauschgift aus der Gruppe der Amphetamine. In Fertigarzneimitteln wurde Ephedrin bereits weitgehend durch unbedenklichere Substanzen ersetzt. Von der Einnahme eines der wenigen noch auf dem Markt befindlichen ephedrin-haltigen Erkältungsmittel, wie etwa WICK MediNait® oder Aspirin® complex, ist abzuraten. Da der Ephedringehalt von Ephedra-haltigen Kräuterarzneien schwer abschätzbar ist, können auch diese nicht empfohlen werden. Als besonders gefährlich haben sich illegal über das Internet vermarktete Pflanzenpräparate erwiesen. Ephedra wird auch als Meerträubel, Mormonen-, Brigham- oder Mexikanischer Tee genannt.

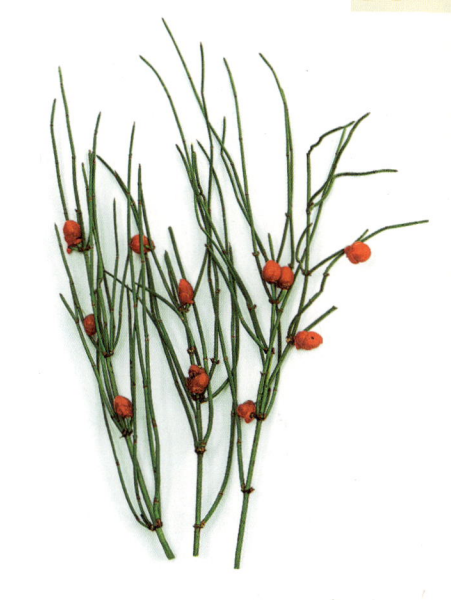

Ephedra, japanisch Mao, chinesisch Ma Huang.

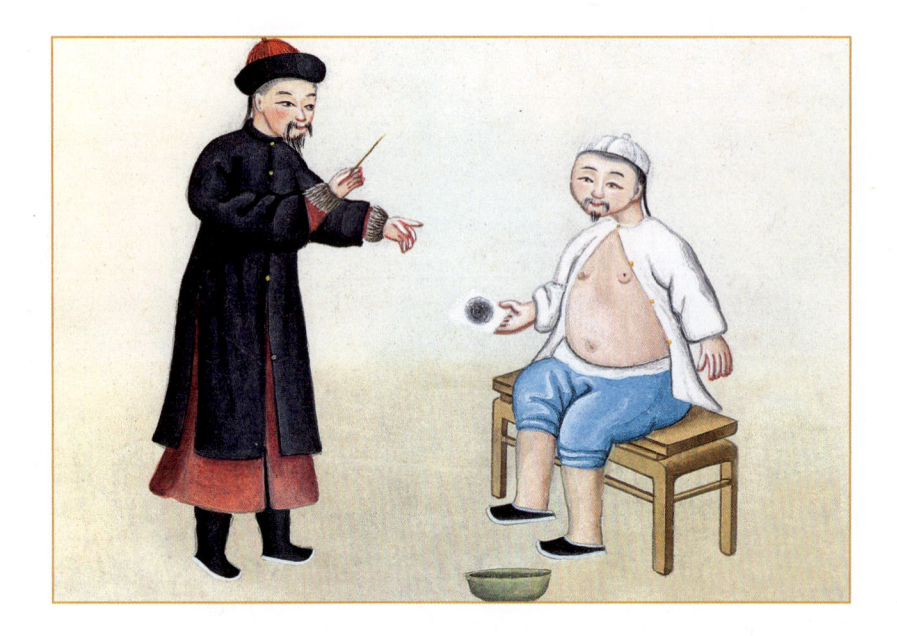

Chinesischer Arzt bei einem sitzenden Patienten, der ein Arzneipflaster in der Hand hält – Aquarellzeichnung aus dem Jahr 1785.

handlung nach den klassischen Theorien einen tragfähigen Wirksamkeitsnachweis. Das Fehlen von Belegen ist aber kein unüberwindbares Hindernis für die – mehr oder weniger offizielle – weltweite Vermarktung einer schier unüberschaubaren Zahl von Präparaten. Anfang der 1990er Jahre kam eine von der chinesischen Regierung in Auftrag gegebene Erhebung zu dem Ergebnis, dass die Gesamtheit der chinesischen Rezeptliteratur 11 000 Pflanzen- und 1 500 Tierarten nennt, in etwa 100 000 Anwendungen und Rezeptvorschriften. Viele davon stammen nicht mehr aus den Klassikern der chinesischen Medizin, sondern wurden aus dem Ausland übernommen.

Die politische Doktrin Chinas zielt seit mehreren Jahrzehnten darauf ab, die traditionelle Arzneikunde und andere therapeutische Techniken der traditionellen Heilkunst in die moderne Medizin zu integrieren und so weit zu vereinheitlichen, dass sie als Exportprodukt taugen. Damit werden sie ihrem historischen Hintergrund immer mehr entfremdet.

TCM-Medikamente für acht Milliarden Euro

Nach offiziellen Angaben der chinesischen Regierung aus dem Jahr 2006 produzierte die einheimische Pharmaindustrie jährlich Arzneien der Traditionellen Chinesischen Medizin (TCM) im Wert von über acht

Milliarden Euro, Tendenz steigend. Die TCM-Produkte machen damit über ein Viertel der Arzneiproduktion Chinas aus. Auch die offizielle Ausfuhr von TCM-Arzneien habe in den vergangenen Jahren ein deutliches Wachstum verzeichnet und mittlerweile die 800-Mio.-US-Dollar-Marke überschritten. Hauptabnehmer sind die USA und Europa. Hinzu kommt: Lange nicht alle Länder haben so strenge Anforderungen an die Einfuhr nicht zugelassener Arzneimittel wie Deutschland. Vieles läuft über den Graubereich der „Nahrungsergänzungsmittel", und was in diesen Angaben natürlich überhaupt nicht vorkommt, ist die Produktion für den Schwarzmarkt, deren Umfang kaum einzuschätzen ist.

Vor allem vor den – überwiegend übers Internet – illegal vermarkteten Präparaten ist dringend zu warnen. Nicht selten wurden bei Kontrollen Radioaktivität, Rückstände von Schwermetallen, Pflanzenschutzmitteln und nicht deklarierten Zutaten gefunden, teilweise auch Giftpflanzen oder synthetische Arzneistoffe, die ohne eine ärztliche Verordnung und geeignete Dosierung lebensgefährlich werden können. Sogar Substanzen, die wegen gefährlicher Nebenwirkungen als „Schulmedizin" nicht mehr angewendet werden dürfen, tauchen in angeblich rein pflanzlichen Präparaten wieder auf. So etwa der Appetitzügler Sibutramin, der Anfang 2010 wegen Herzkreislaufnebenwirkungen, teilweise mit Todesfolge, vom europäischen Markt genommen wurde.

Die Verwendung von geschützten Tieren und Pflanzen ist ein weiterer Grund, illegal vermarktete Präparate abzulehnen. Aufgrund der innerhalb der EU relativ strengen Einfuhrbestimmungen genügen Kräuterzubereitungen, die über deutsche Apotheken bezogen werden, einem gewissen Mindeststandard bezüglich der Arzneimittelsicherheit.

Wunderheilung durch chinesische Heilkräuter? Es ist nicht alles Gold, was glänzt, und nicht jede „Heilkräutermischung nach uralten Rezepten" ist zum Verzehr zu empfehlen. Als Chinareisende sollten Sie besonders in der Nähe touristischer Hauptattraktionen darauf gefasst sein, auf Händler zu stoßen, die Ihnen mit freundlicher Bestimmtheit eine „traditionell chinesische Diagnose" anbieten, gefolgt von einem großzügigen Behandlungsangebot. Nicht selten enthalten die feilgebotenen Kräuterarzneien neben den deklarierten pflanzlichen Zutaten synthetische Wirkstoffe, wie etwa „Kortison" oder Antibiotika. Bedenkt man das, erscheinen manche Berichte über Wunderheilungen durch „traditionell chinesische Arzneien" in einem anderen Licht.

Wir weisen hier noch einmal ausdrücklich darauf hin, dass die Berufsbezeichnung Heilpraktiker nicht auf eine standardisierte medizinische Ausbildung schließen lässt. Daher verfügen nicht alle Heilpraktiker über fundierte Kenntnisse in Arzneimittelkunde, wie sie im Rahmen von Pflichtfächern des Medizinstudiums erlernt werden. Nicht jeder Heilpraktiker ist über die möglichen Risiken, Neben- und Wechselwirkungen einer Behandlung mit Kräuterarzneien ausreichend informiert. Grundsätzliches zum Thema Heilpraktiker auf Seite 26.

Chinesische Arzneimittel in Deutschland

Unter den asiatischen Kräuterarzneien, die in Deutschland verwendet werden, haben Zubereitungen aus der chinesischen Medizin mit Abstand den höchsten Anteil. Es gibt eine ganze Reihe von Ärzten, Heilpraktikern und Apotheken, die sich auf chinesische Arzneibehandlungen spezialisiert haben. Wenn Sie sich für eine Behandlung mit asiatischen Kräuterarzneien interessieren, sollten Sie diese keinesfalls über das Internet oder aus anderen zweifelhaften Quellen beziehen. Auch von Kräuterarzneien, die als „Nahrungsergänzungsmittel" deklariert sind und etwa in Drogerien angeboten werden, raten wir ab, unter anderem, weil diese weniger strengen Auflagen bezüglich der Schadstoffbelastung genügen müssen als Kräutermischungen, die von einer deutschen Apotheke angefertigt werden. Heilpflanzen, die aus dem Ausland eingeführt werden, müssen – bevor sie in einer Apotheke weiterverarbeitet werden – von einer unabhängigen Kontrollstelle auf ihre Unbedenklichkeit geprüft sein. Nur bei wenigen Herkunftsländern mit hohen pharmazeutischen Prüfstandards, wie etwa der Schweiz oder Japan, kann sich die Apotheke auf die dortigen Kontrollen verlassen. Da bei abgepackten Fertigarzneimitteln eine Nachkontrolle nicht mehr praktikabel ist, sollten diese – wenn überhaupt – nur aus solchen Ländern bezogen werden.

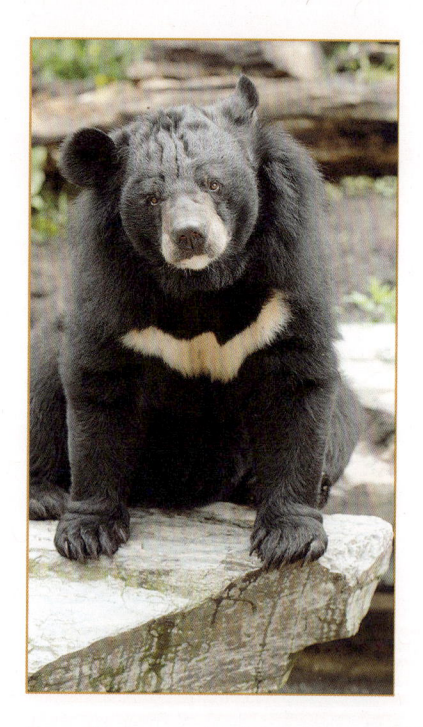

Ursus tibetanus - der Kragenbär.

Hat das Leiden der Gallebären bald ein Ende?

Krallen oder Knochen des Tigers, Hörner von Büffeln oder Antilopen, Hirschgeweihe, das ist nur eine kleine Auswahl der in manchen chinesischen Rezeptbüchern heute noch aufgeführten und in der Praxis verwendeten tierischen Arzneimittelzutaten, sehr zum Leidwesen von Natur- und Tierschützern. Dass die Nasenpracht des Rhinozeros, Hundehoden und -penisse der vermeintlichen Stärkung angeschlagener Manneskraft geopfert werden, weist auf die magischen Vorstellungen hin, auf der solche Praktiken in der Regel beruhen.

Eine beliebte tierische Arzneimittelzutat ist auch die Bärengalle, chin. Xiongdan. Nach den klassischen Theorien werden ihr kühle und – einleuchtend – bittere Eigenschaften zugeschrieben, mit Zuordnung zu den Organsystemen Leber, Herz und – ebenso einleuchtend, wenn auch eher im Kontext magischer Vorstellungen – Gallenblase. Dementsprechend soll die Bärengalle Hitzezustände beheben, Gift ausleiten, inneren Wind anhalten und dadurch Krämpfe lösen, das Leberfeuer klären und so die Sehschärfe erhöhen. Die chinesischen Arzneibücher empfehlen Bärengalle gegen Fieber, Entzündung, Schmerz, Hämorrhoiden, Epilepsie und nervöse Zuckungen.

Infolge der steigenden Nachfrage, überwiegend in Ostasien, aber zunehmend auch auf dem westlichen Markt, kletterten die Preise für Bärengalle von etwa 200 US-Dollar im Jahr 1970 auf mittlerweile 30 000 bis 50 000 Dollar pro Kilo.

Was für Jäger und Händler ein äußerst lukratives Geschäft ist, hat erheblich dazu beigetragen, dass der Kragenbär, Ursus tibetanus, heute eine vom Aussterben bedrohte Tierart ist.

Ebenfalls als Auswirkung der stetig wachsenden Nachfrage werden seit den 1980er Jahren in China Bären in sehr engen Käfigen gehalten. Über einen künstlich angelegten Gang, der von außen durch die Bauchdecke in die Gallenblase führt, wird ihnen regelmäßig in einer sehr schmerzhaften Prozedur Galle entnommen.

Internationale Tierschutzorganisationen haben erreicht, dass ein Teil der chinesischen Bärenfarmen geschlossen wurde. Sowohl in China, als auch im Westen gibt es Bestrebungen von Ärzten der TCM, die Bärengalle in klassischen Rezepturen vollends zu ersetzen, etwa durch Heilkräuter. Schwierig ist wie immer die Eindämmung des Schwarzmarktes.

Ein kleiner Trost ist vielleicht, dass lange nicht überall echte Bärengalle drin ist, wo es draufsteht …

Ayurvedische Medikamente

Kräuterheilkundige in alten Zeiten hatten keine Analyselabore, um die chemische Zusammensetzung einer Pflanze zu bestimmen und deren mögliche Wirkung auf Mensch und Tier abzuschätzen. Sie waren auf ihr körpereigenes Messinstrumentarium angewiesen, und sie mussten es in langjähriger Übung so fein und treffsicher wie möglich ausbilden. Dazu verwendeten sie an erster Stelle jenes Sinnesorgan, mit dem Mütter ihre Babys auch im Dunkeln erkennen, das Kindheitserinnerungen an Zimtsterne und Tannenlaub in uns wachrufen kann und an das alte Treppenhaus von Oma. Im Südwesten Deutschlands sagen die alten Leute zu dieser Sinnesmodalität „schmecken". Der schwäbisch-alemannische Dialekt trifft hier den Nagel auf den Kopf: Wenn wir schmecken, dann ist es zwar die Zunge, mit der wir beurteilen, ob etwas süß, sauer, salzig, bitter oder scharf ist. Ob wir aber gerade einen Bordeaux oder einen Rioja goutieren, Kalbs- oder Schweinebraten, sagt uns nur die Nase.

Dass das so ist, merken wir , wenn wir Schnupfen haben. Die Sinnesrezeptoren der Nasenschleimhaut sind es, die auf chemische Reize ansprechen und diese ans Gehirn weiterleiten. Ein gut trainiertes Riechorgan kann bis zu 10 000 Gerüche unterscheiden. Jeder Geruch und damit jeder Geschmack entspricht einer ganz bestimmten chemischen Zusammensetzung der Luft. Das heißt, mit unserem Geruchssinn „analysieren" wir die Chemie unserer Umgebung, und zwar mit atemberaubender Empfindlichkeit und Präzision, an die kein technisches Messinstrument heranreicht. Und wenn wir etwas Schmackhaftes essen, dann ist es das Zusammenspiel Hunderter chemischer Substanzen, die an unseren Riechrezeptoren vorbeiwirbeln, um dort eine angenehme Symphonie aus Geschmacksnoten hervorzurufen. Wer die Wirkung einer Heilpflanze abschätzen will, braucht nach ayurvedischem Verständnis einen gut trainierten Geschmackssinn. Vagbhatas „Herz der acht Glieder" zufolge können die genauen Eigenschaften einer Substanz, also auch die einer Heildroge, aufgrund von vier Kategorien erschöpfend beschrieben werden: rasa, virya, vipaka, prabhava.

Rasa: Beschreibt sechs verschiedene Geschmacksrichtungen, nämlich süß, sauer, salzig, bitter, scharf/beißend, zusammenziehend. Jede Geschmacksrichtung entsteht aus dem Zusammenspiel von zwei der fünf Elemente und hat eine bestimmte Wirkung auf die Doshas.

rasa Geschmack
virya Potenzial, Wirkungsweise
vipaka umgewandelter Geschmack
prabhava spezifische Kraft

Virya: Das sind nach Vagbhata zwei potenzielle Wirkweisen einer Substanz, nämlich kühlend und wärmend.

Vipaka: Das heißt „Geschmack nach der Verdauung". Alles was der Körper aufnimmt, wandelt er um. Nahrung wird in Bestandteile des Körpers verwandelt. Mit vipaka sollen die spezifischen Eigenschaften einer Substanz nach deren Umwandlung beschrieben werden. Ob vipaka süß ist, sauer oder scharf/beißend, soll wiederum bestimmen, wie die Substanz auf die Körpergewebe wirkt.

Hier wird offensichtlich davon ausgegangen, dass nach dem Schlucken und Verdauen einer Nahrung oder Arznei deren spezifische Wirkung im Körper wahrnehmbar ist. Dieser Vorgang wird wie ein zweites Schmecken beschrieben.

Geschmack scheint also bei Vagbhata etwas weiter Gefasstes zu sein, als das unserem Verständnis von Schmecken mit Zunge, Gaumen und Nase entspricht.

Die Abgrenzung der unterschiedlichen Sinnesmodalitäten, sehen, hören, riechen, schmecken, fühlen, gegeneinander ist ohnehin etwas kulturabhängig Variables. So wird beispielsweise in manchen Gegenden Westafrikas Schmerz von den dort lebenden Menschen nicht nur gefühlt, sondern auch gehört. Selbst zwischen Menschen ein- und desselben Kulturkreises gibt es bereits große Unterschiede in der Abgrenzung der Sinnesmodalitäten. Manche Menschen sehen Töne, andere schmecken dreidimensional, wieder andere nehmen bestimmte Zahlen oder Wochentage farbig wahr. Dieses Phänomen des gleichzeitigen Wahrnehmens über verschiedene Sinneskanäle nennt man Synästhesie. Es kann auch unter Rauschgiften auftreten oder bei einer Meditation. Vieles spricht dafür, dass es sich dabei um eine grundlegende menschliche Fähigkeit handelt, der man sich öffnen kann und die man – etwa in der Meditation – trainieren kann.

Ayurveda-Geschmack

Elemente	Rasa	Wirkung auf Doshas
Erde + Wasser	süß	mildert vata (Wind) mildert pitta (Galle) steigert kapha (Schleim)
Feuer + Erde	sauer	mildert vata (Wind) steigert pitta (Galle) steigert kapha (Schleim)
Wasser + Feuer	salzig	mildert vata (Wind) steigert pitta (Galle) steigert kapha (Schleim)
Äther (Raum) + Luft	bitter	steigert vata (Wind) mildert pitta (Galle) mildert kapha (Schleim)
Feuer + Luft	scharf / beißend	steigert vata (Wind) steigert pitta (Galle) mildert kapha (Schleim)
Erde + Luft	zusammenziehend	steigert vata (Wind) mildert pitta (Galle) mildert kapha (Schleim)

Nach Vagbhatas „Herz der acht Glieder" zitiert in Wujastyk, 2003

Auch wenn wir fast nichts über die Person Vagbhata wissen, gibt es doch Hinweise darauf, dass er in einem stark buddhistisch geprägten Umfeld groß geworden ist. Daher ist es zumindest denkbar, dass solche Übungen der Bewusstseinserweiterung von ihm gezielt dazu genutzt wurden, um das Feingefühl für die Wirkpotenzen und die „innere Chemie" der Heilpflanzen zu schärfen.

Phrabava: Diese Komponente schließlich meint eine zusätzliche spezifische Kraft, die eine Substanz hat und die nicht auf andere Eigenschaften zurückgeführt werden kann. So schreibt man dem indischen Basilikum Tulasi (siehe Kasten) einen scharfen rasa, ein heißes virya und einen scharfen vipaka zu, alles Eigenschaften, die pitta verstärken. Ein acintya prabhava, „nicht erklärbare Kraft", bewirkt aber, dass Tulasi fiebersenkend wirkt, obwohl viele fieberhafte Erkrankungen nach ayurvedischem Verständnis durch pitta verursacht werden.

Aus der spezifischen Kombination von rasa, virya, vipaka und prabhava ergeben sich letztlich die Qualitäten einer Substanz. 20 verschiedene Qualitäten werden unterschieden, und zwar schwer, langsam, kalt, ölig, zart, grobflüssig, weich, fest, fein, schimmernd und die jeweiligen Gegensätze. Auch diesen werden Wirkungen auf die Doshas – mildernd oder steigernd – zugeschrieben.

Zudem unterscheidet Vagbhata Medikamente zur Befriedung von Krankheiten und Medikamente zur Ausleitung von Krankheiten.

Medikamente als Gegengifte

Zu den meistgefürchteten Krankheitsursachen aus klassisch ayurvedischer Sicht zählen Gifte und andere schädliche Einflüsse, die von außen in den Körper dringen. Reinigung und Entgiftung sind dementsprechend elementare Prinzipien in der ayurvedischen Medizin. So widmet sich der fünfte Teil von Susrutas Kompendium (Seite 47) komplett dem Thema Gifte und Gegengifte. Darin wird unter anderem beschrieben, wie man eine Person erkennt, die einen Giftanschlag auf den König plant.

Nicht nur die Entgiftungsmaßnahmen im eigentlichen Sinn, wie die Pancakarma-Behandlung, werden im Ayurveda unter dem Aspekt der Entgiftung gesehen, sondern auch die Arzneimitteltherapie. Ein großer Teil der in den Klassikern aufgeführten Arzneimittelzubereitungen sind Brech- und Abführmittel, in Carakas Kompendium (Seite 47) insge-

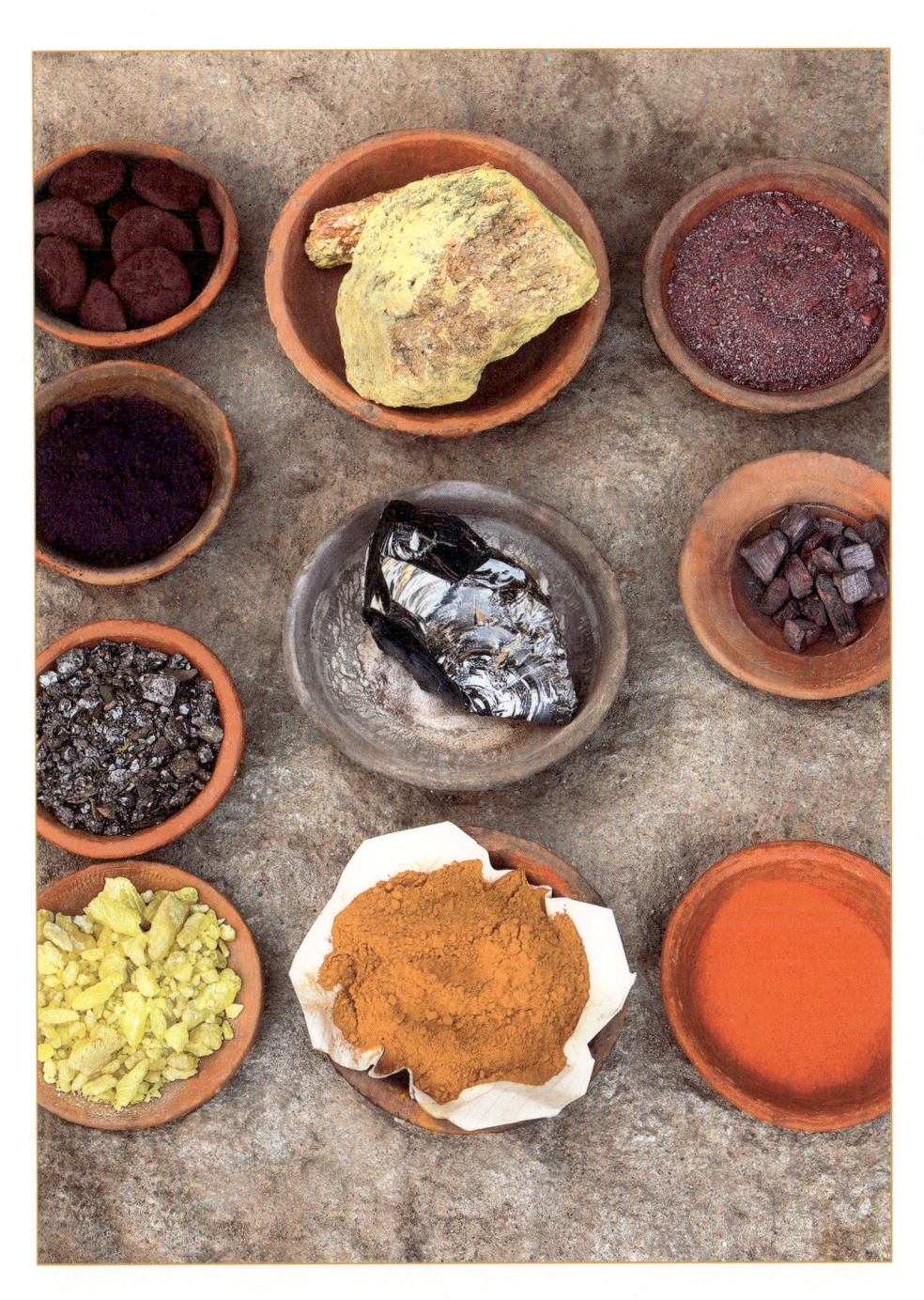

Ayurvedische
Medikamente.

samt 600. In gewissem Sinne können alle ayurvedischen Arzneimittel als Gegengifte verstanden werden, die krankheitsverursachende Faktoren austreiben oder neutralisieren sollen. Medikamente werden unmittelbar im Anschluss an die Pancakarma-Therapie verabreicht.

Bei Menschen, für die Pancakarma nicht geeignet ist, können Medikamente als Ersatz dienen. Wie in der gesamten ayurvedischen Medizin liegt auch bei den Medikamenten die Betonung auf einem moderaten Maß. Das betrifft die Dosierung ebenso wie die Zutaten, die ausgewogen sein sollen. Teilweise werden gegenläufig wirksame Maßnahmen miteinander kombiniert, um ein „gesundes Mittelmaß" zu erreichen. Entscheidend ist nach ayurvedischer Auffassung der Prozess der Zubereitung. Erfolge dieser in der richtigen Art und Weise, dann könne prinzipiell alles als Medikament dienen, belebte und unbelebte Materie oder sogar Gedanken.

Komplexpräparate nehmen zu

In ihren Ursprüngen basierte die Arzneimittelbehandlung im Ayurveda ganz überwiegend auf der Heilkraft von Pflanzen. In den alten Arzneibüchern sind über 500 Pflanzenarten aufgeführt. Verwendet werden je nach Pflanze und erwünschter Wirkung Samen, Blüten, Früchte, Rinden, Blätter oder Stängel. Derzeit sind grob geschätzt 1 000 Einzeldrogen und 8 000 Kombinationspräparate pflanzlicher Herkunft im Angebot. Unter die Darreichungsformen zählt man – sortiert nach zunehmender Bekömmlichkeit – Pflanzensaft, Paste, Dekokte, heißen oder kalten Kräutersud (Tee). Auch im heutigen Indien kann man noch vielerorts Apotheker antreffen, die die Pflanzen dazu selbst sammeln und nach ärztlicher Verordnung zusammenmischen – oft in komplizierten, tagelangen Prozeduren entsprechend der alten Schriften. Allerdings werden solche Zubereitungen im Zuge der Industrialisierung der Arzneimittelherstellung und des globalisierten Handels immer mehr von standardisierten Kombinationspräparaten, Yoga, verdrängt. Ein Yoga umfasst normalerweise eine lange Liste von Inhaltsstoffen. Mit einer solchen Kombination soll dann eine ganz bestimmte Krankheit behandelt werden. Zwar kommt eine solche rezeptartig-schematische Medizin – bei Krankheit x hilft Mittel y – durchaus auch schon in den alten Texten vor. Dass sie inzwischen dominiert, widerspricht dem Grundgedanken von Ayurveda, nämlich die Behandlung am Patienten auszurichten und

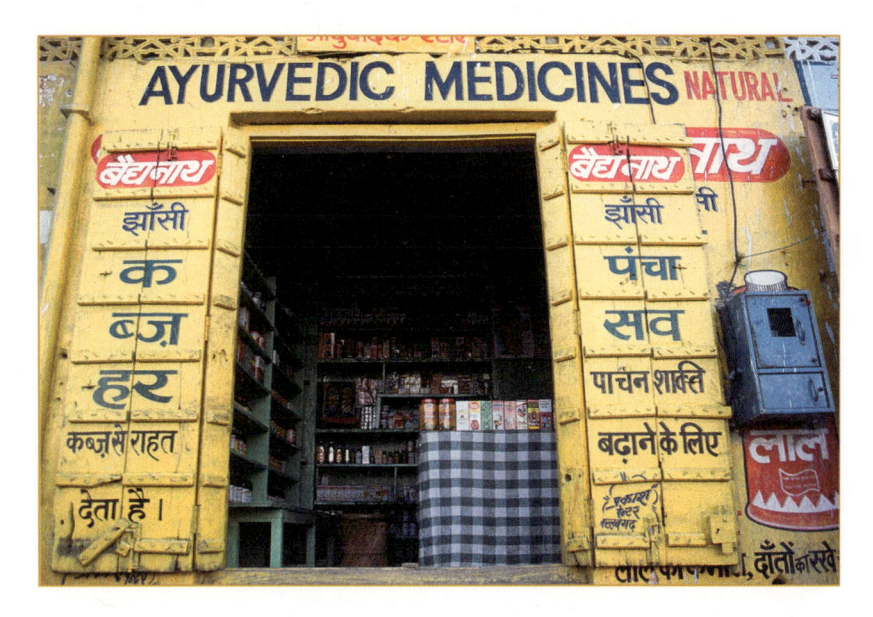

Ob es hier wohl noch eigenhändig vom Apotheker gesammelte Heilkräuter gibt? Oder eher Fertigpräparate?

an dessen spezifischer Dosha-Situation, an individuellen Gewohnheiten und Umweltfaktoren. Klassisch können zehn Patienten mit Kopfschmerzen nach ayurvedischem Verständnis zehn völlig unterschiedliche Behandlungen benötigen.

Die Entwicklung der indischen Pharmazie erinnert an die wachsende Popularität homöopathischer Komplexpräparate in Deutschland, die ebenfalls einer bestimmten Erkrankungsgruppe zugedacht sind. Mit der klassischen Homöopathie hat das nicht mehr viel zu tun. Auch Homöopathen orientieren sich nämlich bei der Auswahl des geeigneten Mittels nicht an der Erkrankung, sondern an der individuellen Situation des Patienten. Ob die „maßgeschneiderte" Arzneimitteltherapie im Ayurveda, die den Patienten in den Mittelpunkt stellt, der Behandlung von Krankheiten mit Yogas „über den Kopf des Patienten hinweg" überlegen ist, kann aus Sicht der westlichen Medizin mangels geeigneter Studien derzeit nicht beurteilt werden.

Die von indischen Ayurveda-Praktizierenden am häufigsten verwendete Arzneiform – auch bei Fertigarzneien – sind Kräutersäfte. Viele Patienten empfinden deren Geschmack als unangenehm. Ayurvedische Medikamente werden auch als Öle oder Puder verabreicht und seit einiger Zeit gibt es zudem Kräutermischungen in Kapseln.

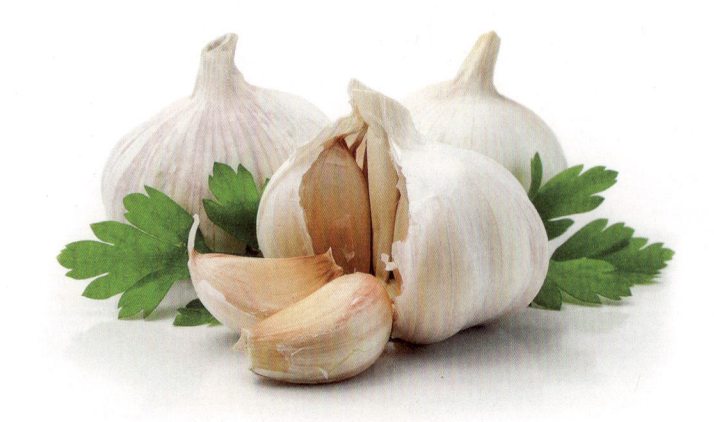

Die Medizin-Geschichte des Knoblauchs reicht bis zu den alten Ägyptern zurück. Auch in den ayurvedischen Klassikern wird diese Arzneipflanze sehr gelobt.

Vorsicht bei Gerinnungshemmern

Da dem Knoblauch blutgerinnungshemmende Effekte zugeschrieben warden, ist es nicht auszuschließen, dass er die Wirkung gerinnungshemmender Medikamente wie Marcumar® oder Aspirin® verstärkt. Daher gilt für eine extrem knoblauchreiche Diät und für Knoblauchpräparate: Keine Kombination ohne vorherige Rücksprache mit Ihrem Arzt!

Globale Lobeshymnen auf den Knoblauch

Eines der ältesten pflanzlichen Heilmittel der Menschheit ist der Knoblauch. Das Bower-Manuskript beginnt sogar mit einer Lobeshymne auf die Knollen und erzählt in Versform deren mythologischen Ursprung. Dabei spielt das im indischen Schöpfungsmythos erwähnte Elixier der Unsterblichkeit eine wichtige Rolle. Das Bower-Manuskript stellt den Knoblauch als Allheilmittel dar und auch im „Herz der acht Glieder" ist die Liste der Wirkungen lang. Knoblauch wird dort als Haarwuchsmittel, Aphrodisiakum, appetit- und verdauungsanregend empfohlen. Außerdem fördere er die Heilung von Knochenbrüchen, erhöhe die Körperkraft und erhitze Blut und Galle. Er wirke ferner gegen Weißfleckenkrankheit, Geschwülste im Bauch, Hämorrhoiden, Harnwegerkrankungen, Würmer, reduziere die beiden Doshas Schleim (Kapha) und Wind (Vata), helfe gegen Schluckauf, Erkältung, keuchenden Atem und Husten und wirke verjüngend.

Die globale Geschichte des Knoblauchs als Medikament scheint aber noch viel früher zu beginnen. Das Papyrus Ebers wird auf etwa 1500 v. Chr. datiert und ist damit eines der ältesten bekannten medizinischen Dokumente aus dem alten Ägypten. 22 knoblauchhaltige Rezepte sind darin aufgeführt, unter anderem gegen Herzerkrankungen, Kopfschmerzen, Bisse, Würmer und Tumoren.

So lang die Liste historischer Knoblauchindikationen ist, aus der Sicht der westlichen akademischen Medizin gibt es bislang nur ein einzigen Anwendungsgebiet, für das die Wirksamkeit des Knoblauchs zweifelsfrei belegt ist, und zwar die Senkung erhöhter Cholesterinwerte. Infolgedessen und aufgrund von Hinweisen auf blutgerinnungshemmende Effekte kann man immerhin vermuten, dass der fleißige Konsum des Knoblauchs eine gewisse Schutzwirkung auf Herz und Gefäße entfaltet. Vieles spricht dafür, dass das Wirkspektrum der Pflanze noch weit darüber hinausgeht. Darauf deuten Studien zu Wirkungen der Pflanze auf den Stoffwechsel gesunder Personen hin sowie Tierversuche und biochemischen Analysen des Knoblauchs und seiner Inhaltsstoffe. Entzündungshemmende Effekte werden diskutiert, antimikrobielle und schützende Wirkungen gegen Krebs. Allerdings trifft das auf sehr viele – asiatische und westliche – Heilpflanzen und darin gefundene chemische Verbindungen zu.

antimikrobiell: Gegen Krankheitserreger gerichtet.

Ayurvedische Pflanzenvielfalt – ein ungehobener Schatz

Die ayurvedische Pflanzenheilkunde mit ihren über 1 000 Einzeldrogen ist möglicherweise ein Kleinod von unschätzbarem Wert. So isolierten westliche Forscher bereits in den 1950er Jahren im Schlangenwurz (Rauwolfia serpentina), einem im Ayurveda unter dem Namen Sarpagandha altbekannten Beruhigungsmittel, den Wirkstoff Reserpin. Auch wenn diese Substanz wegen ihrer Nebenwirkungen nur kurzfristig als Psychopharmakon und Blutdrucksenker eingesetzt wurde, beflügelte die Entdeckung doch die Arzneimittelforschung erheblich, insbesondere im Hinblick auf die Entwicklung neuer Medikamente.

Ein weiteres Beispiel ist Psoralen, das in den 1930er Jahren aus der ayurvedischen Arzneipflanze Bakuci (Psoralea corylifolia), isoliert wurde und bis heute gute Dienste in der Behandlung von Hautkrankheiten (z. B. der Schuppenflechte) leistet.

Psychopharmakon: Mehrzahl Psychopharmaka. Medikamente zur Behandlung psychischer Erkrankungen.

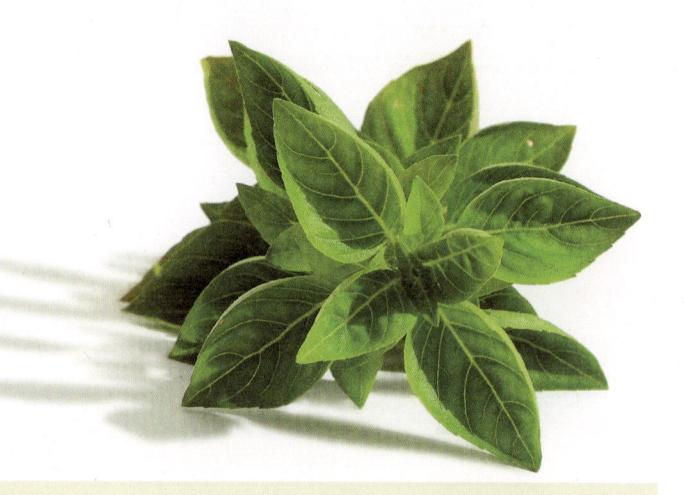

Basilikum – heilige Pflanze, Hausmittel, Risiko?

Basilikum hatte schon Hildegard von Bingen in ihrem Kräutergarten und empfahl es – in Wein und Honig gekocht – als Mittel gegen Fieber. In Indien wird Basilikum als gängiges Hausmittel bei Magen-Darm-Beschwerden, Erkältung und Übelkeit angewandt. Die indische Variante des Basilikums heißt Tulasi, auch Tulsi (Ocimum sanctum). In der Tat gilt Basilikum im Hinduismus als heilige Pflanze. Nach alter Tradition wird ihr vor dem Haus ein Ehrenplatz eingerichtet.

Ob Basilikum bei bestimmten Erkrankungen wirksam ist, kann aufgrund der Studienlage nicht abschließend beurteilt werden. Im Tierversuch wirkte es cholesterin- und blutdrucksenkend, entzündungshemmend und stimulierte die Magensaftproduktion. Bei gesunden Versuchspersonen regt es die Aktivität bestimmter Immunzellen an.

Im Rahmen eines Laborversuchs wurde Nham, eine thailändische Wurstspezialität, bakteriell infiziert. Auf den Wurststückchen, die mit Basilikumöl in ausreichender Konzentration vorbehandelt waren, konnten sich die Bakterien in den darauffolgenden drei Tagen nicht nennenswert vermehren. Trotz dieses ersten Hinweises auf mögliche antimikrobielle Eigenschaften gilt – Basilikum hin oder her – für Indienreisende nach wie vor die dringende Empfehlung: „Cook it, peel it or leave it."

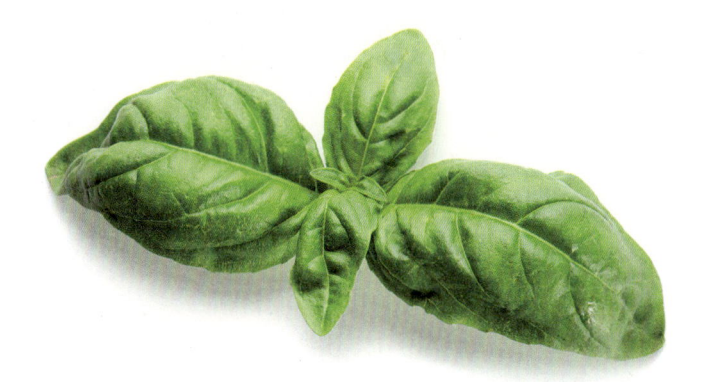

Dass Basilikum nicht als Arzneipflanze zugelassen ist, liegt nicht nur an dem bisher unzureichenden Wirksamkeitsnachweis, sondern auch an einem Inhaltsstoff namens Estragol. Dieses ätherische Öl hat sich bei Mäusen als krebserregend erwiesen. Basilikum enthält bis zu sieben Prozent ätherische Öle, davon bis zu 85 Prozent Estragol. In viel geringeren Mengen kommt Estragol auch in anderen Gewürz- und Heilpflanzen vor, z. B. in Fenchel, Anis und Muskatnuss. Inwiefern aus den Beobachtungen im Tierversuch ein Risiko für den Menschen abgeleitet werden kann, ist umstritten. Ungeklärt ist, ob die vermuteten schädlichen Wirkungen des Estragols stärker wiegen als die – ebenfalls nur vermuteten – gesundheitsfördernden Wirkungen anderer Inhaltsstoffe.

Fraglich ist, ob die Basilikum-Mengen, die im Rahmen der ayurvedischen Kräutermedizin verabreicht werden, und das darin enthaltene Estragol wirklich ein nennenswertes Risiko darstellen. Das Urteil der zuständigen Kommission im BfArM (Bundesinstitut für Arzneimittel und Medizinprodukte) mag einem vor diesem Hintergrund ein bisschen widersprüchlich erscheinen: „Da die Wirksamkeit bei den beanspruchten Anwendungsgebieten nicht belegt ist und aufgrund der Risiken kann eine therapeutische Anwendung nicht vertreten werden. Gegen die Verwendung als Geruchs- und Geschmackskorrigens bis 5 Prozent in Zubereitungen bestehen keine Bedenken." Sie müssen Ihre liebevoll gehegten Basilikumpflänzchen jedenfalls nicht gleich von der Küchenbank verbannen.

Links: Ocimum sanctum – indisches Basilikum, auch als Tulsi oder heiliges Basilikum bezeichnet.
Rechts: Ocimum basilicum – das hier bekannte Basilikum, auch Königskraut genannt.

Andere Zeiten, andere Sitten

Carakas Kompendium nennt insgesamt 341 pflanzliche, 64 mine-
ralische und 177 tierische Arzneizutaten. Zu Letzteren zählen Schlan-
genkot und Rauch aus verschmorten Schlangen. Dazu Milch, Fleisch,
Fett, Blut und Ausscheidungen verschiedener Tierarten wie Pferd, Ziege,
Elefant, Kamel, Kuh und Schaf. Auch Eier von Spatzen, Pfauen und
Krokodilen wurden verwendet sowie Bienenwachs und -honig.

Bevor Sie schaudern, sei daran erinnert, dass auch unsere antike
und mittelalterliche Arzneikunde vielfach Ekel und Schrecken erregen
würde, wollte man sie unverändert in heutige Arztpraxen importieren.
Um das zu belegen, genügt ein Blick in Dioskurides materia medica aus
dem 1. Jahrhundert n. Chr. Dieses Werk galt während der griechisch-römischen Antike als das Arzneibuch schlechthin und noch bis weit ins
Mittelalter als das umfassendste Kompendium der abendländischen
Arzneimittelkunde. Dort sind zwei Kapitel eigens den heilsamen Wirkungen gewidmet, die man dem Kot und Urin von Mensch und Tier zuschrieb. So sollten Ziegenköttel mit Wein getrunken die Gelbsucht ver-

Bis heute pflegt man in Indien,
vor allem in ländlichen Regionen,
einen unbefangenen Umgang
mit den Ausscheidungen von
Tieren, insbesondere von
heiligen. Hier eine Frau beim
Pflastern des Hauses mit Kuhdung.

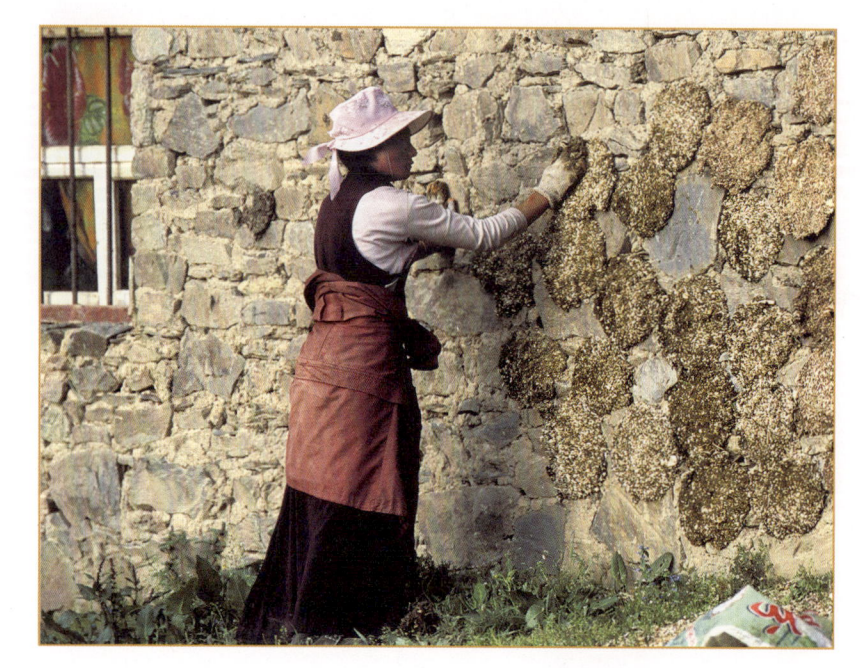

treiben. Und der trockene Mist des Wildschweins, mit Wasser oder Wein getrunken, den Blutauswurf und chronisches Seitenstechen lindern. Der Abgang des Landkrokodils wiederum diene bei den Frauen dazu, „dem Gesicht schöne Farbe und Glanz zu geben". Einschlägige Tierprodukte wurden also nicht nur unter körperlicher Not widerwillig hinuntergewürgt, sondern durchaus freiwillig und zu kosmetischen Zwecken konsumiert. Das unterstreicht, dass die damalige Bevölkerung ein recht unbekümmertes Verhältnis zu Dingen hatte, um die wir heute einen großen Bogen machen.

Das trifft prinzipiell auch auf Indien zu, in der Vergangenheit und in manchen ländlichen Regionen noch bis heute. Kuhdung dient dort traditionell zum Heizen und wegen dessen angeblich desinfizierender Wirkung werden die Fußböden der Hütte täglich damit imprägniert. Somit finden es Fachleute nicht weiter verwunderlich, dass von vier klassisch ayurvedischen Zubereitungen für die äußerliche Anwendung einschließlich Inhalationen drei Tierdung enthalten und zwei Urin. Die Kölner Indologin Petra Wehmeyer versicherte aber, dass das längst nicht mehr der gängigen Praxis entspricht. Es würden zwar noch immer besonders die äußerlich angewandten Öle häufig in Kuhurin gekocht, mit der Absicht, die im Öl enthaltenen Wirkstoffe besser zur Entfaltung zu bringen. In den Fertigzubereitungen sei jedoch nur gelegentlich Kuhurin oder Milch enthalten. Und die Verwendung von Tierdung in Arzneien sei eine Rarität geworden.

Aber auch ohne tierische Ausscheidungen werden die im Ayurveda verwendeten, oft sehr stark nach Kräutern riechenden Öle von Menschen aus dem Westen häufig als unangenehm empfunden. Produkte mit Ghee haben einen strengen bis ranzigen Geruch und Geschmack. Sowohl Öle als auch Zubereitungen auf Ghee-Basis werden – etwa im Rahmen von Pancakarma – nicht nur äußerlich angewendet, sondern auch als reinigende Arzneien geschluckt. „Dann muss man unterscheiden, was man will", erklärt Wehmeyer: „Ein paar nette Streicheleinheiten oder eine echte Behandlung." Dass man einer unangenehmen Behandlung eher zutraut, eine „echte Behandlung" zu sein und von ihr eine höhere Wirkpotenz erwartet als von einer angenehmen, ist übrigens auch im Rahmen der Placeboforschung weitreichend belegt und trifft auf „schulmedizinische" wie „alternative" Verfahren gleichermaßen zu.

Tierische Gottheiten und Seuchenhygiene

Abneigung und Ekel gegenüber bestimmten Dingen variieren kulturspezifisch sehr stark. Während einige hierzulande gern in einen gut durchgereiften Romadur beißen, wird es so manchem Inder schon beim Zusehen aus respektvollem Abstand flau im Magen. Und Fleisch und Alkohol sind für einen orthodoxen Hindu viel ekelerregender als Tierkot oder Urin in einer Arznei. Man muss sich dazu in Erinnerung rufen, dass eine ganze Reihe von Tieren den Indern als heilig gelten und all ihre Produkte als glückverheißend und reinigend. Das trifft besonders auf die Kuh zu. Dementsprechend werden fünf Kuh-Produkte als besonders heilig erachtet, nämlich Dung, Urin, Milch, Joghurt und Ghee. Auch andere Tiere gelten als verehrungswürdig, wie die Schlange als Verkörperung der göttlichen Kundalini-Kraft (Seite 205), der Elefant, denn als solcher wird der beliebte hinduistische Gott Ganesha dargestellt, der Affe wegen dessen göttlichem Verwandten Hanuman, der Tiger als Reittier der Göttin Durga und der Pfau als Reittier der Gottheiten Indra, Sarasvati und Skanda. Sogar die Ratte gilt den Hindus als heilig – wegen ihrer Klugheit und Geschicklichkeit, die weltweit unbestritten ist, aber auch als Ganeshas Reittier.

Aus Sicht der Seuchenhygiene ist weder die in Indien übliche Nähe zu Tierausscheidungen im dörflichen Alltag, noch die Verwendung von Tierprodukten als Arzneien zu vertreten. Eine Reihe von Infektionskrankheiten kann über den Kontakt mit infizierten Tierprodukten übertragen werden, wie Tuberkulose über infizierte Kuhmilch, eine Form der Gelbsucht über infizierten Schweinemist oder die Pest über infizierte Rattenflöhe. Das eigentliche Ausmaß des Risikos zeigt sich aber oft erst im Nachhinein. So beruhen die in Südasien beobachteten Todesfälle aufgrund von Vogelgrippe in der Regel auf einem engen Kontakt mit tierischen Exkrementen, in diesem Fall von Haushühnern, die mit Menschen quasi unter einem Dach lebten.

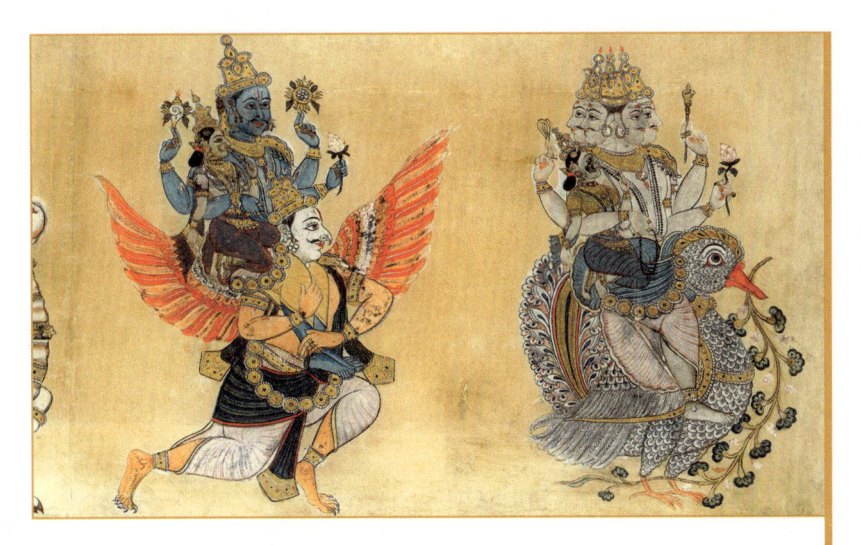

Zwei göttliche Paare auf ihren Reittieren: Links Vishnu und Lakshmi auf dem Vogelwesen Garuda, rechts Brahma und Sarasvati auf der kosmischen Gans. Südindische Darstellung aus dem 19. Jahrhundert.

Möglicherweise ist aber das andere Extrem, die städtische Wohn- und Lebensweise in den Industrienationen fern von Erde, Pflanzen und Tieren, auch mit gesundheitlichen Nachteilen verbunden. Ein Hinweis darauf ist, dass Kinder, die auf einem Bauernhof groß geworden sind, weniger zu Allergien neigen als Stadtsprösslinge.

Tierprodukte in Arzneimitteln sind in Deutschland nur unter sehr strengen Auflagen zulässig. Besonders, wenn es um Arzneimittel zur innerlichen Anwendung geht, ist auch das längere Abkochen, wie es bei vielen ayurvedischen Rezepturen üblich ist, dafür nicht aus-

reichend. Zwar werden dabei die meisten Krankheitserreger abgetötet, es gibt aber ein paar extrem hitzebeständige Erreger, wie etwa die Prione (z. B. Auslöser von BSE). Eine Übertragung von Prionen über Kuhmilchprodukte auf den Menschen wurde zwar bisher nicht nachgewiesen, kann aber auch nicht komplett ausgeschlossen werden.

Vermutlich harmlos, wenn auch gewöhnungsbedürftig und bislang ohne nachgewiesenen Nutzen ist das gelegentliche Gläschen Eigenurin, eine Praxis, auf die Morarji Ranchhodji Desai, Indiens Premierminister 1977 bis 1979, schwor.

Schwermetalle im Ayurveda

Die heute relativ häufige Beimengung von teilweise giftigen Schwermetallen, wie Quecksilber, in ayurvedischen Rezepturen ist eine historisch vergleichsweise junge Erscheinung. Als mineralische Zutaten zählt Carakas Kompendium zwar u. a. Asche, verschiedene Edelsteine, Silber, Kupfer, Salz, Lehm, Zinn, Blei, Gold, Glas, Schwefel und die giftige Arsen-Schwefel-Verbindung Rauschgelb auf. Bis zum Ende des 1. Jahrtausends waren die Medikamente im Ayurveda jedoch ganz überwiegend pflanzlichen Ursprungs. Auch noch eine ganze Weile danach spielten Metalle eher am Rande eine Rolle. Wann die große Beliebtheit von Quecksilber unter indischen Ayurveda-Ärzten ihren Ausgangspunkt nahm, ist schwer zu bestimmen. Sarnghadharas Kompendium, das etwa auf 1300 datiert wird, geht in seinen Rezepten insgesamt sehr freizügig mit giftigen Zutaten um. Diese sind zwar immer noch überwiegend pflanzlicher Herkunft, umfassen aber auch Strychnin und Quecksilber. Unter den genannten Giftpflanzen finden sich unter anderem Eisenhut und Stechapfel. Opium wird bei Sarnghadhara erwähnt und – zum ersten Mal in der medizinischen Sanskritliteratur – auch Cannabis.

Einen gewissen Anhalt gibt der Bhavaprakasha, seit dessen Entstehung im 16. Jahrhundert ein gern gelesenes Medizinkompendium und wohl der letzte große Klassiker der indischen Medizin. Darin wird eine ganze Reihe von Neuheiten eingeführt, die möglicherweise auf der

In den alten ayurvedischen Schriften wird für heutige Verhältnisse sehr großzügig mit giftigen Zutaten umgegangen. Hier der Teufelsapfel Citrullus colocynthis, in der ayurvedischen Medizin unter dem Namen Indravaruni geläufig.

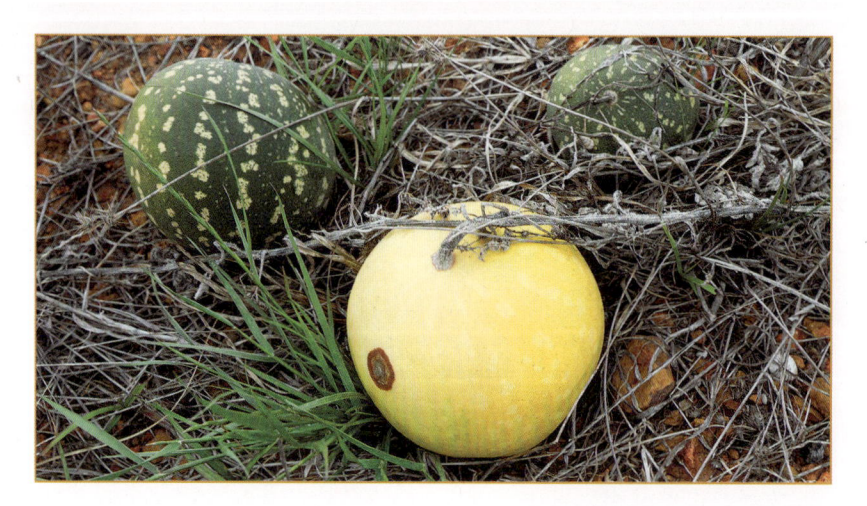

arabischen oder chinesischen Medizin beruhen. Opium wird seit dieser Zeit breit verwendet, unter anderem als Mittel gegen Durchfall. Übrigens zählt ein großer Teil der bei uns gängigen Durchfallmittel zu den opiumartigen Substanzen. Quecksilber wurde im Indien des 16. Jahrhunderts als Arznei gegen die damals von den Portugiesen importierte Syphilis eingesetzt und gegen fast alle anderen Krankheiten. Gleichzeitig kamen Zubereitungen von Gold, Silber, Zinn, Kupfer, Rauschgelb und Arsen in Mode und verdrängten zu einem beträchtlichen Anteil die Pflanzenzubereitungen. Die Beliebtheit von Metallen deutet eventuell auf einen wachsenden Einfluss der Alchemie hin. Der Teilzweig des Ayurveda, der sich auf die Alchemie beruft, nennt sich heute rasashastra. Als Zutaten der Arzneimittel werden dabei hauptsächlich Metalle und Minerale verwendet, allen voran das Quecksilber. Reine Pflanzenzubereitungen treten demgegenüber in den Hintergrund. Rasashastra ist überwiegend in Nordindien beliebt.

Giftige „Entgiftungsmittel"

Äußert man einem indischen oder tibetischen Arzt gegenüber Bedenken wegen der Giftigkeit quecksilberhaltiger Arzneien, dann wird er wahrscheinlich leicht entrüstet beteuern, dass es absolut keinen Grund zur Sorge gäbe; schließlich sei das Quecksilber im Rahmen der Arzneimittelherstellung aufwendig entgiftet worden. Zu den Entgiftungsverfahren gehört das Erhitzen mit Schwefel, was zu Zinnober führt. Letzteres ist in der Tat ungiftig, allerdings nur wenn es keine nennenswerten Verunreinigungen durch elementares Quecksilber oder giftige Quecksilberverbindungen enthält. Ob das eine indische Dorfapotheke für ihre Erzeugnisse garantieren kann, ist aus Sicht der westlichen Pharmazie fraglich. Von den Risiken für den Apotheker durch die entstehenden Quecksilberdämpfe einmal ganz zu schweigen. Nach einer anderen gängigen Methode wird Quecksilber wie auch andere giftige Substanzen unter starker Hitze zusammen mit Pflanzen und Tierprodukten eingeäschert. In einem langwierigen, oft Monate bis Jahre dauernden Verarbeitungs- und Verdünnungsprozess wird die Asche immer wieder neu mit anderen Materialien vermischt und verbrannt. Die Metalle und Minerale sollen dabei lediglich der Potenzierung der Heilpflanzenwirkung dienen. Das Endprodukt der Verarbeitung ist bhasma, eine feine Asche, die oft zu Tabletten, vati, gepresst wird.

Bei den industriell gefertigten und im Westen vermarkteten ayur-vedischen Präparaten liegt der Gehalt an giftigen Schwermetallen wie Blei oder Quecksilber immer wieder über den zulässigen Grenzwerten. Das trifft sogar auf einen Teil der Präparate zu, in deren Rezeptur ausschließlich Kräuter vorgesehen sind. Auch in Deutschland wurden vereinzelt Vergiftungsfälle durch bleihaltige ayurvedische Präparate bekannt. Das, so eine gängige These unter rasashastra-Praktizierenden, weise in der Regel auf eine falsche Produktionsweise hin. In korrekt hergestellten rasashastra-Präpraten sei – vergleichbar mit hochpotenzierten, in der Homöopathie heißt das sehr stark verdünnten, Präparaten – das Metall so stark verdünnt oder in ungiftigen chemischen Verbindungen vorhanden, dass es nicht mehr schädlich sei. Das wurde aber bisher nicht belegt. In bestimmten Bevölkerungskreisen des Westens, die dazu tendieren, die „Schulmedizin" abzulehnen, alternative Heilmethoden zu idealisieren und deren Risikopotenzial zu unterschätzen, ist eine Angst vor den gesundheitsschädlichen Wirkungen von Quecksilber aus Zahnfüllungen sehr verbreitet. Ironischerweise konsumieren Menschen, die sich einer monatelangen – ayurvedischen, anthroposophischen oder homöopathischen – „Ausleitungstherapie" wegen einer vermeintlichen Amalgamvergiftung unterziehen, manchmal gleichzeitig und völlig sorglos Medikamente – ayurvedische, anthroposophische oder homöo-

Ayurvedischer Ölproduktions-prozess im Soukya Holistic Health Centre in Indien.

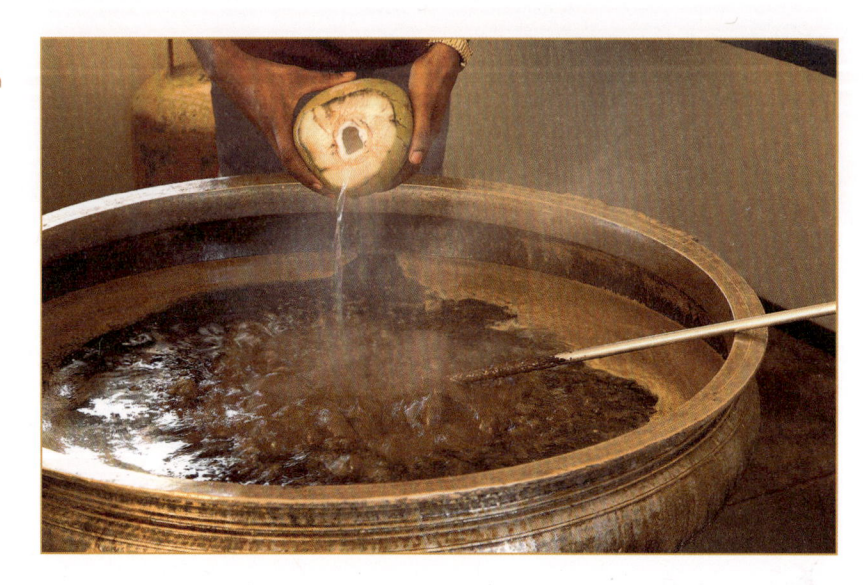

pathische –, die unter Umständen mehr Quecksilber enthalten, als aus noch so vielen Zahnfüllungen in den Körper gelangen kann. Von der Quecksilberbelastung bestimmter Nahrungsmittel einmal abgesehen.

Eine legale Einfuhr von rasashastra-Präparaten oder der vergleichbaren tibetischen Juwelenpillen (Seite 128) ist über deutsche Apotheken nicht möglich. Von illegalen Bezugsquellen (siehe unten) ist dringend abzuraten, unter anderem wegen des dann völlig ungeklärten Gehalts an giftigen Substanzen.

Einheimische Ersatzkräuter als Alternative

Dass noch keine ayurvedische Pflanzenarznei für den deutschen Arzneimittelmarkt zugelassen ist, hat verschiedene Gründe. Es liegt zum einen daran, dass die Wirksamkeit noch nicht ausreichend durch Studien belegt ist, und zum anderen an der unzureichend geprüften Sicherheit vieler Substanzen. Bedenklich ist daher, dass viele Hersteller ayurvedischer Arzneimittel das europäische Arzneimittelrecht umgehen, indem sie ihre Präparate über den grauen Markt der „Nahrungsergänzungsmittel" einschleusen. Die Pflicht zu einer verlässlichen Kontrolle, wie sie für alle Apothekenpräparate gilt, wird damit umgangen. Einfallstore für solche nicht als Arzneimittel zugelassenen Präparate sind Bel-

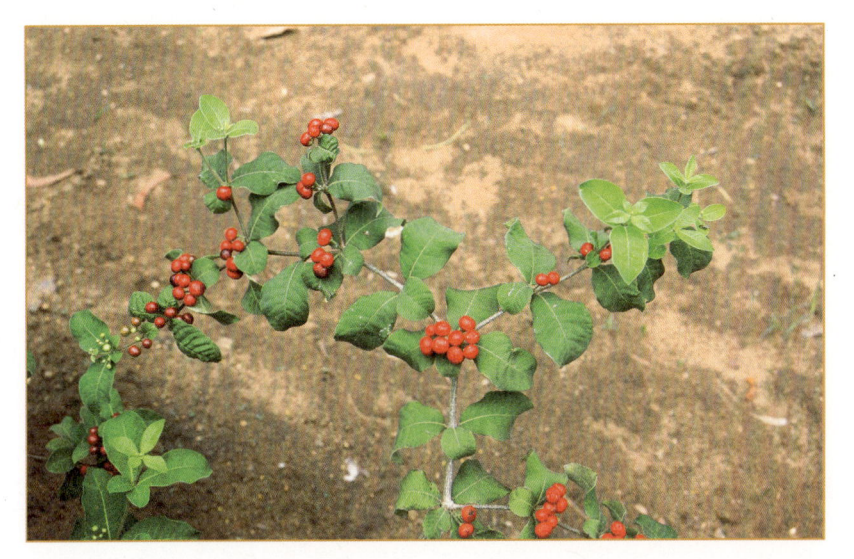

Schlangenwurz, eine Giftpflanze mit der botanischen Bezeichnung Rauwolfia serpentina, wird im Ayurveda schon lange unter dem Namen Sarpagandha als Beruhigungsmittel eingesetzt.

gien und Holland. Eine Angleichung an die Bestimmungen der anderen EU-Staaten ist für Frühjahr 2011 angekündigt (Stand Januar 2011).

Was davon allerdings unberührt bleibt, ist ein gigantischer Schwarzmarkt, der überwiegend übers Internet abgewickelt wird. Marketingstrategien dubioser Händler gefährden zusätzlich Sicherheit und Information der Patienten. Beispielsweise wurde auf der Internetseite eines „Nahrungsergänzungs"-Händlers eine „ayurvedische" Kräutermischung mit dem Namen Sarpagandha, also Schlangenwurz (Seite 111, Bild Seite 121) angepriesen. Die Mischung enthält aber – laut Zutatenliste – überhaupt keinen Schlangenwurz. Auf der Seite des Herstellers wiederum trägt das gleiche Mittel – Packungsfoto und Zutatenliste sind identisch – nur eine Buchstaben-Zahlen-Kombination statt eines Namens.

Nahrungsergänzung, die schmeckt: Als Alternative zur Nahrungsergänzung aus dem Internet können Spaghetti aglio e olio dienen. Sie sind zwar nicht klassisch ayurvedisch, enthalten aber viel Knoblauch, hochwertiges pflanzliches Öl, und wenn Sie noch eine dritte auch aus ayurvedischer Sicht gesunde Nahrungsergänzung dazu haben wollen, dann geben Sie frische Basilikumblätter fein gehackt darüber. Einzige bekannte Nebenwirkung dieser Kur ist ein gewisses Völlegefühl, das aber nach spätestens ein bis zwei Stunden deutlich abklingt …

Fazit: Es ist für Sie als Patient und Ihren Arzt oder Heilpraktiker schwer, ayurvedische Arzneien oder die notwendigen Zutaten in Deutschland auf legalem Weg zu beziehen. Von den wenigen ayurvedischen Ärzten (für Heilpraktiker gilt Ähnliches) in Deutschland verzichten deswegen viele gleich ganz auf die ayurvedische Arzneitherapie. Einige wenige behelfen sich, indem sie indische durch einheimische, in der Apotheke erhältliche, Pflanzen ersetzen. Es gibt zwar nicht immer Ersatzkräuter, die unter ayurvedischen Gesichtspunkten eine einigermaßen vergleichbare Funktion in den Rezepturen übernehmen können. Praktizierende, die sich so behelfen, befinden sich aber in bester ayurvedischer Tradition, denn zu allen Zeiten wurden die Rezepturen der örtlichen Pflanzenwelt angepasst. Und für Sie als Patient ist es allemal die sicherste Variante.

Medikamentöse Behandlung in der tibetischen Medizin

Die Einnahme von Arzneien ist in der tibetischen Heilkunde die vorrangige Behandlungsweise. Unter den Medikamenten, die dabei verwendet werden, kann man grob zwei Arten unterscheiden. Der Dalai Lama erklärt: „Bei einer Art von Arzneimitteln könnte ich mir gut vorstellen, dass eine wissenschaftliche Untersuchung gemacht wird, bei der man die Wirkung der einzelnen Stoffe genau analysiert. In der tibetischen Medizin wird zwar gesagt, dass gewisse Substanzen bei bestimmten Krankheiten heilende Wirkung haben, aber nicht, wie das genau bewirkt wird. Daher denke ich, dass eine wissenschaftliche Analyse von großem Nutzen wäre." Zudem gäbe es eine Sorte von Medikamenten, deren Wirkkraft von „äußeren Naturphänomenen oder kosmischen Faktoren" abhänge und wissenschaftlich äußerst schwer zu ergründen sei. Dazu gehören etwa die legendären Juwelenpillen, zu deren Herstellung Edelsteine oder Reliquien verwendet werden (siehe im Folgenden).

Was die erste Kategorie betrifft, gleicht die tibetische Arzneimittelkunde der ayurvedischen. Das trifft auch auf die Klassiker der tibetischen Medizin zu, wie auf die Vier Tantras, in denen insgesamt 4 000 Arzneimittel erwähnt sind. Auch das meistverwendete Arzneibuch von

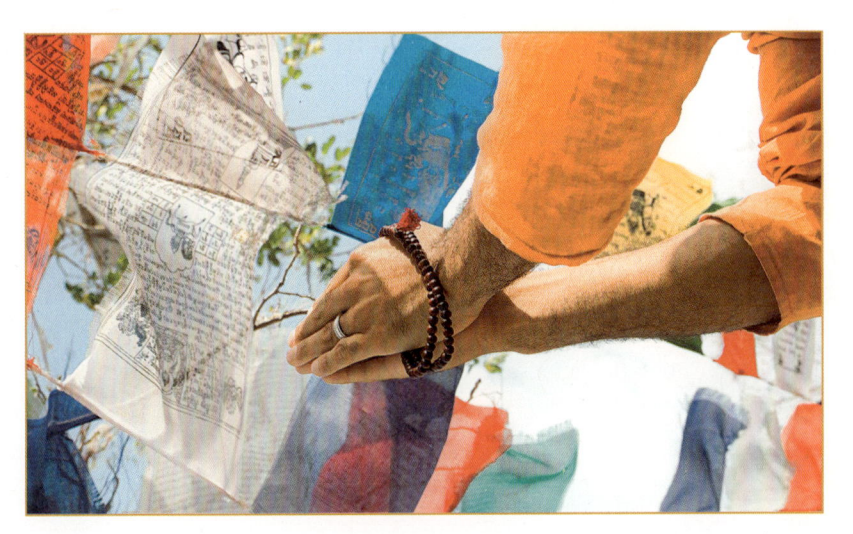

Die gesamte tibetische Heilkunde ist von buddhistischer Religiosität durchdrungen. Nach altem Brauchtum werden vor dem Sammeln von Heilpflanzen Mantren rezitiert und Gebetsfahnen in den Wind gehängt.

1727, Shel gong shel phreng, weist viele Ähnlichkeiten zu ayurvedischen Rezepturen auf. Der ayurvedische Klassiker, das „Herz der acht Glieder", wird in tibetischen Medizinhochschulen als Grundlagenwerk angesehen. Die tibetische Arzneimittelkunde greift überwiegend auf die Wirkung von Heilpflanzenmischungen zurück und hin und wieder auf mineralische Zutaten. Tierische Bestandteile werden eher selten verwendet. Häufig ersetzt man sie inzwischen durch Heilpflanzen, wie Moschus durch Wermut. Übliche Darreichungsformen sind Dekokte (Seite 108), Pulver, Pillen, Pasten, medizinische Butter und Aschen.

Moschus: Duftstoff, von einer Drüse des Moschushirschs abgesondert.

Tibetische Arzneien sind in Deutschland ähnlich schwer auf legalem Weg zu beziehen wie ayurvedische. Eine Ausnahme stellen die Fertigpräparate der Padma AG dar, die in der Schweiz hergestellt werden, dort teilweise als Arzneimittel zugelassen sind und damit hohen Qualitäts- und Sicherheitsstandards genügen. Wenn Sie ein Rezept für ein solches Präparat haben, dann kann Ihre Apotheke es für Sie aus der Schweiz beziehen.

Parallelen und Unterschiede zum Ayurveda

Parallelen zwischen tibetischer und ayurvedischer Arzneimittelkunde finden sich nicht nur bei den verwendeten Arzneibestandteilen, sondern auch in der zugrunde liegenden Theorie. So werden tibetische Medikamente ebenfalls nach sechs Geschmacksrichtungen – sanskrit rasa, tibetisch Ro – unterteilt. Dazu kommen acht hauptsächliche Wirkkräfte und 17 sekundäre Wirkkräfte, sehr ähnlich den 20 Qualitäten im Ayurveda (Seite 106). Auch die tibetische Medizin unterscheidet drei Arten von „Geschmack nach Verdauung" (sanskr. vipaka, tib. Zhu rJes), nämlich süß, sauer und bitter. Die zwei Wirkungsweisen, sanskr. virya, nämlich kühlend und wärmend, heißen auf Tibetisch sTobs.

Es gibt aber auch bedeutende Unterschiede zwischen der tibetischen und der ayurvedischen Arzneimittelkunde. Man kann davon ausgehen, dass bereits im vorbuddhistischen, von der Bön-Tradition (Seite 57) geprägten Tibet ein mündlich über die Generationen weitergegebenes Heilkräuterwissen existierte und nach Ankunft des Ayurveda teilweise erhalten blieb. Da nicht alle Pflanzen der ursprünglich indischen Ayurveda-Rezepturen in den höheren Regionen des Himalaya verfügbar waren und der Transport aus tieferen Lagen langwierig und teuer, ersetzte man zudem einen Teil der Pflanzen durch einheimische. Wie im Ayurve-

Arura – Königin der Arzneien

Unter den Heilpflanzen der tibetischen Medizin kommt den Myrobalanen, botanisch Terminalia chebula, tibetisch Aru, eine Sonderstellung zu. In der Hand des Medizinbuddhas wird Arura, der Frucht des Myobalanenbaums, die Kraft eines Allheilmittels zugeschrieben. Deswegen nennt man sie in Tibet auch die Königin der Arzneien. Sie soll gleichermaßen gut auf alle drei grundlegenden Körperprozesse, Nyes pas, wirken und ist in fast allen tibetischen Heilpflanzenrezepturen enthalten, auch in Padma 28.

Aus Sicht der westlichen Wissenschaft gibt es Hinweise auf antibakterielle, abwehrstärkende, entzündungshemmende, cholesterinsenkende, gefäßschützende und herzstärkende Wirkungen der Myrobalanen. Ob diese für eine wirksame Behandlung entsprechender Erkrankungen geeignet sind, wurde bislang nicht in geeigneten klinischen Studien untersucht.

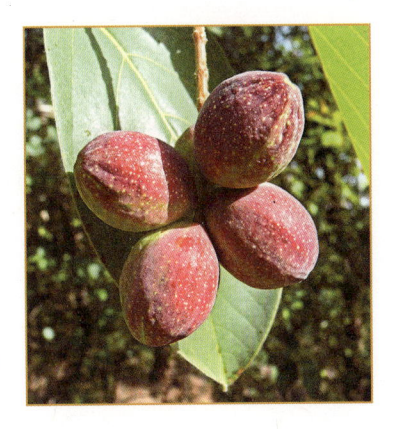

Die zwei bis vier Zentimeter großen Steinfrüchte der Myrobalanen erinnern im reifen Zustand an grüne Oliven.

da gab es auch Impulse aus der persisch-arabischen und der chinesischen Pflanzenheilkunde, allerdings waren diese Einflüsse vermutlich sehr begrenzt. Ein Indiz dafür ist, dass in den tibetischen Arzneibüchern weder Opium noch Ginseng erwähnt wird.

Über Sibirien bis nach Zürich

Mit dem tibetischen Buddhismus breitete sich die Kräuterheilkunde ab dem 13. Jahrhundert unter den mongolischen Völkern aus, auch zu den sibirischen Burjaten. Ein burjatischer Arzt und Buddhist namens Sultim Badma konnte im Jahr 1850 sein Können unter Beweis stellen, indem er eine Typhusepidemie erfolgreich zurückdrängte. Das trug ihm das Wohlwollen des sibirischen Gouverneurs ein, der ihn 1857 nach St. Petersburg, die damalige Hauptstadt des Russischen Reichs, einlud. Mit Sultim Badma, der später den christlichen Glauben und den Namen Alexander Badmajew annahm und unter der Gunst des Zaren Alexander II. kam die burjatisch-mongolische Heilkunde nach Osteuropa. Badmajews jüngerer Bruder Pjotr kam nach, ließ sich vom Bruder in der Heilkunst ausbilden und hatte damit ebenfalls großen Erfolg Später trat Pjotrs Neffe Vladimir Badmajew die Nachfolge an. Im Zuge der Oktoberrevolution 1917 floh Vladimir nach Warschau, wo er später eine Arztpraxis eröffnete. Dort praktizierte er die alte Kräutermedizin.

Original Padma 28 auf Rezept

Padma 28 wird heute in Kapselform hergestellt, früher als Kräutertabletten. In der Schweiz ist es seit 1977 als Arzneimittel zugelassen, jedoch nicht in Deutschland. Deutsche Apotheken können Padma 28 aber nach Vorlage einer ärztlichen Verordnung direkt vom Hersteller beziehen. Von den österreichischen Behörden wird die Kräutermischung nicht als Arzneimittel, sondern als Nahrungsergänzungsmittel deklariert. Dem entsprechend vermarktet die Padma AG dort ein Präparat namens Padma BASIC. Die Zutatenliste von Padma BASIC stimmt nur in einem Punkt nicht mit Padma 28 überein: Es enthält keinen Eisenhut, weil dieser in Österreich nicht als Bestandteil eines Nahrungsergänzungsmittels zulässig ist. Inwiefern das Fehlen dieser Giftpflanze, die in Padma 28 nur in einer sehr geringen Menge eingesetzt wird, die Wirkung beeinflusst, kann nicht abschließend beurteilt werden. Wie zu vielen anderen Arzneimitteln gibt es auch zu Padma 28 Fälschungen, die überwiegend über das Internet vertrieben werden. Damit werden die gesetzlichen Auflagen hinsichtlich der Arzneimittelsicherheit, die für den deutschen Markt gelten, gezielt umgangen, und bereits das ist Grund genug, von der Verwendung solcher Plagiate dringend abzuraten.

Die alten tibetischen Kräuterrezepturen enthielten teilweise Hochgebirgspflanzen, die weder in Sibirien, noch in der Gegend um St. Petersburg, noch in Polen aufzutreiben waren. Einige davon wurden durch heimisches Gewächs ersetzt, möglicherweise schon in Burjatien durch buddhistische Mönche, zumindest teilweise aber von Pjotr und Vladimir Badmajew. Vermutlich haben sie sich dabei auf ihren Geschmackssinn verlassen. Ob man von solchen regional angepassten Rezepturen eine ähnliche Wirkung erwarten kann, wie von der Originalrezeptur, wird unter tibetischen Medizinern sehr kontrovers diskutiert.

Eines Tages suchte der damals 20-jährige polnische Graf Johannes von Korvin-Krasinski Vladimir Badmajews Praxis in Warschau auf. Badmajew diagnostizierte einen nervös bedingten Darmverschluss und konnte ihm helfen – mit Arzneitees und Bauchmassage. Korvin-Krasinski war so angetan von Badmajews Kunst, dass er dessen Schüler wurde. Die Kräuterrezepturen, die ihren Ausgangspunkt auf dem Dach der Welt genommen hatten, wanderten mit dem Grafen weiter Richtung Westen, zunächst in die Eifel. Krasinski legte in der Benediktinerabtei Maria Laach sein Mönchsgelübde ab und schrieb als Pater Cyrill etliche Bücher, etwa über „tibetische Medizinphilosophie". Diese Werke werden von Tibetologen kritisch gesehen, unter anderem wegen ihrer ausschließlich aus mongolisch-burjatischer Quelle stammenden Sicht. Nichtsdestotrotz trug Pater Cyrill erheblich zur Popularität der tibetischen Kräutermedizin im deutschsprachigen Raum bei. So besuchte der schweizerische Pharmakaufmann Karl Lutz im Jahr 1954 einen Vortrag von Pater Cyrill in Zürich. Lutz war sofort Feuer und Flamme für die tibetische Medizin und tauschte sich von da an regelmäßig mit Pater Cyrill aus. Dieser ermöglichte ihm in den 1960er Jahren, die Witwe Vladimir Badmajews kennenzulernen und deren Sohn Peter. Bald darauf vermachte Peter Badmajew ihm die Familien-Sammlung mit tibetischen Rezepturen. Lutz gründete 1969 in Zürich die Arzneimittelfirma Padma AG und begann mit der industriellen Herstellung tibetischer Kräuterarzneien, einer davon gab er den Namen Padma 28. Die Badmajews hatten diese Kräutermischung gegen chronische Entzündungen und arteriosklerotisch bedingte Durchblutungsstörungen eingesetzt.

Padma 28 ist die bislang einzige tibetische Arznei, deren Wirksamkeit mit den Methoden der Evidence Based Medicine (EBM, Seite 258) nachgewiesen wurde, nämlich in der Behandlung der peripheren arteriellen Verschlusskrankheit (pAVK). Hinweise, dass das Mittel zur

arteriosklerotisch: Wörtlich „arterienverhärtend". Langsam fortschreitende Erkrankung, die mit Blutgerinnseln und krankhaften Veränderungen der Gefäßwände einhergeht. Aus der Verengung der Blutgefäße kann eine Minderversorgung verschiedener Organe resultieren, wie des Herzens bei der Koronaren Herzerkrankung oder der Beine bei der peripheren arteriellen Verschlusskrankheit (pAVK).

Periphere arterielle Verschlusskrankheit: Auch Claudicatio intermittens. Durchblutungsstörungen der Beinarterien. Die mangelnde Durchblutung verschlimmert sich beim Gehen, was sehr schmerzhaft ist. Die Betroffenen müssen dann oft zwangsläufig stehen bleiben und warten, bis sich die Blutversorgung wieder verbessert hat. Um kein Aufsehen zu erregen, tun manche so, als hätten sie in einem Schaufenster etwas Spannendes entdeckt. Der Volksmund spricht daher von der Schaufensterkrankheit.

Hepatitis: Leberentzündung.

Vorbeugung von Infektionskrankheiten oder bei entzündlichen Erkrankungen, wie chronischer Hepatitis, Rheuma oder Multipler Sklerose von Nutzen sein könnte, sind vorläufig und bedürfen der weiteren Überprüfung. Die Tatsache, dass mit Padma 28 eine Kräuterarznei, die auf der tibetischen Heilkunde beruht, der sorgfältigen und sehr aufwendigen Wirksamkeitsprüfung mit den Methoden der EBM für die Behandlung einer bestimmten Erkrankung standhält, lässt eine Prüfung anderer tibetischer Arzneimittel als lohnenswerte Anstrengung erscheinen.

Zeit, 200 fleißige Hände, ein Batzen Gold ...

Eine Besonderheit der tibetischen Medizin sind die „kostbaren Arzneimittel", auch „Juwelenpillen". Neben verschiedenen Kräutern werden zu deren Herstellung „kostbare Rohstoffe" verwendet, z. B. Gold oder Edelsteine. Aus Sicht tibetischer Ärzte wirken sie besonders gut bei Bad-kan-rLung-Krankheiten, Blut-mKhris-pa-Krankheiten (Seite 60), Wunden, Entzündungen und Ödemen. Zudem wird ihnen eine ausgeprägte vorbeugende Wirkung zugeschrieben.

Die Vorstellungen von „kostbaren Rohstoffen" zeugen von einem starken Einfluss der Alchemie. So werden in der tibetischen Medizin,

Tibetische Arzneimittel made in China

Auch tibetische Arzneimittel werden heute immer seltener individuell vom Apotheker oder Arzt selbst hergestellt. Die überwiegende Mehrzahl aller angebotenen Mittel sind industriell gefertigte Standardpräparate. In jüngster Zeit war ein enormes Wachstum bei der Produktion und Vermarktung tibetischer Arzneien durch chinesische Firmen zu verzeichnen. Im Zuge dieser Massenproduktion befürchten Kritiker einen weiteren Raubbau an Tibet, die Verwässerung des alten medizinischen Wissens unter dem Diktat des Kommerzes und die Ausrottung bedrohter Wildpflanzenarten, die sich ohne Beachtung von Artenschutzstandards nicht mehr ausreichend regenerieren könnten.

ähnlich wie im ayurvedischen rasashastra (Seite 119), Metalle über langwierige Reinigungsprozesse veredelt und nach traditioneller Vorstellung entgiftet. Besonders im Quecksilber vermutet man geheimnisvolle Kräfte. Dass das gereinigte Quecksilber in Tibet, btso thal, höchstes Elixier genannt wird, ist einer von vielen Bezügen zur Alchemie auch des alten China (Seite 213). Die Reinigung von Quecksilber ist in der tibetischen Medizin extrem aufwendig und unterscheidet sich in einigen Punkten von dem im rasashastra. Prof. Khenpo Troru Tsenam Rinpoche, Direktor des Mentsikhang, astromedizinisches Zentrum in Lhasa, erklärt, der Reinigungsprozess erfordere die ständige Mitarbeit von über 100 Personen über mehr als einen Monat. Dabei werden Tsenam zufolge große Mengen anderer Metalle verarbeitet, allein mehrere 100 Gramm Gold. Was die Sicherheit tibetischer Arzneien angeht, insbesondere deren Belastung mit Quecksilber und anderen Schwermetallen, gilt prinzipiell dasselbe, was zu den ayurvedischen Arzneien ausgeführt wurde (Seite 118).

Diamanten als Arzneien?

Metalle, wie Gold, Kupfer und Eisen, zählen in der tibetischen Medizin zur Kategorie „kostbare Rohstoffe, die sich im Feuer schmelzen lassen". Eine weitere Kategorie sind die „kostbaren Rohstoffe, die sich nicht im Feuer schmelzen lassen". Darunter werden Edelsteine wie Türkis oder Diamant gerechnet, aber auch Korallen. Solche Rohstoffe müssen nach traditioneller Auffassung einer gründlichen „Entgiftung" unterzogen werden, um keinen Schaden anzurichten. In einem Land wie Tibet, in dem der allgemeine materielle Lebensstandard extrem niedrig ist und in dem sich viele Menschen selbst relativ kostengünstige Arzneien nicht leisten können, klingt eine Zutatenliste, die Gold und Diamanten aufführt, zunächst befremdlich. Allerdings werden in den Juwelenpillen nur sehr geringe Mengen der kostbaren Rohstoffe verwendet, neben vielen, manchmal über 100 anderen mineralischen und überwiegend pflanzlichen Zutaten. Juwelenpillen sind zwar teurer als herkömmliche tibetische Arzneien, aber doch nicht so teuer, dass sie für Einheimische überhaupt nicht erschwinglich wären. Aus der Placeboforschung weiß man übrigens: Je teurer eine Behandlung ist, desto größer der Nutzen, den man sich davon verspricht. Womöglich vermag allein das Wissen , dass für die Herstellung einer Pille kostbarer Diamantstaub verwendet wurde, deren psychophysiologische (Seite 18) Wirkung ganz erheblich steigern.

Gebete zur Unterstützung

In der tibetischen Medizin sind reinigende Handlungen eng mit astrologischen und religiösen Vorstellungen verknüpft. So werden bei der Quecksilberumwandlung besondere religiöse Zeremonien abgehalten. Kern dieser Zeremonien ist die Zuflucht der fühlenden Wesen zum Medizinbuddha (Seite 58) und zu den Dharmabeschützern.

Als Bestandteil der Krankenbehandlung spielen religiöse Handlungen eine Rolle. So kann der Patient den Arzt oder der Arzt sich selbst als Gottheit, z. B. Medizinbuddha, visualisieren (Seite 190). Dann folgt die Visualisierung von weißem, rotem und blauem Licht, das von der Gottheit auf den Patienten strahlt und dort die Heilung unterstützen soll. Das dreifarbige Licht soll die drei Geistesgifte, Gier, Hass und Verblendung, auflösen und entsprechend die drei grundlegenden Körperprozesse – Nyes pas – wieder ins Gleichgewicht bringen. Wenn Sie sich für solche Visualisierungspraktiken interessieren, dann können Sie diese im Rahmen mancher tibetisch-buddhistischer Meditationsseminare erlernen. Sollten Sie bei einem der wenigen Ärzte und Heilpraktiker in Behandlung sein, die in Deutschland tibetische Medizin praktizieren, dann kann Ihnen dieser dafür bestimmt einen geeigneten Kurs empfehlen.

Der us-amerikanische Asienwissenschaftler Dr. Alexander Berzin betont, dass religiöse Rituale und Gebete in der tibetischen Heilkunde in aller Regel als Ergänzung und nicht als Ersatz der medizinischen Behandlung angesehen werden. Sonst sei es wie in folgendem Witz: Ein Mann betete zu Gott, er solle ihm einen Lottogewinn verschaffen. Gott sprach: „In Ordnung". Der Mann wartete und wartete. Nichts geschah. Schließlich betete er wieder zu Gott „Warum hast du mich verlassen?" und erhielt die Antwort „Du Idiot, kauf dir endlich einen Lottoschein!".

Dharmabeschützer: Im Vajrayana-Buddhismus (S. 191) versteht man darunter Geistwesen, die das Dharma, das heißt die buddhistische Lehre und den buddhistischen Übungsweg, vor feindlichen Kräften schützen bzw. von Hindernissen befreien sollen.

Milarepas Schuhe

Die alten Medizintexte Tibets sehen eine besondere Kategorie der „wertvollen Rohstoffe" vor, die die enge Verbindung zwischen Heilkunde und Religion in Tibet bestätigen: Reliquien, das heißt Materialien, die mit besonders verehrten Menschen oder heiligen Orten in Verbindung

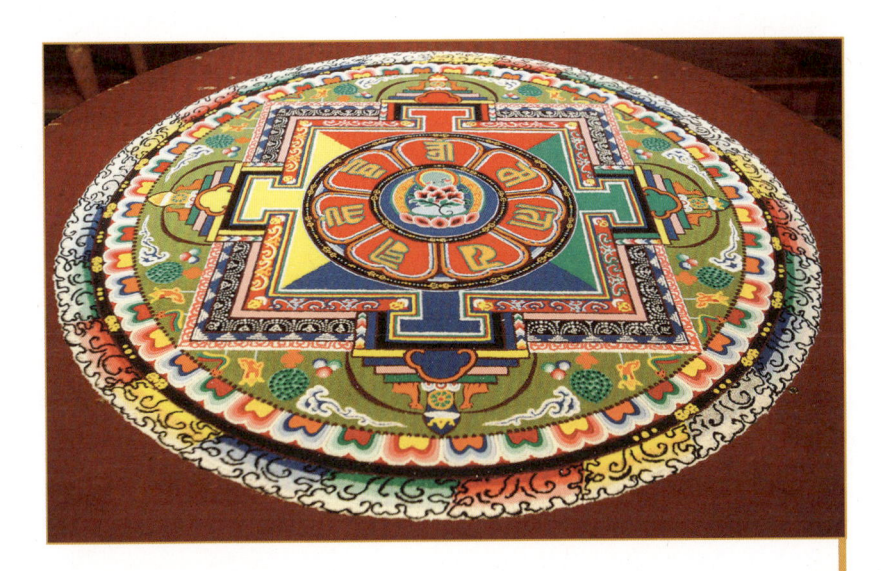

stehen. Das können Haare, Fingernägel, Körpersäfte, Roben, Meditationsgürtel oder Schuhe buddhistischer Meister sein, Erde aus Bodh Gaya, dem Ort, an dem Buddha Shakyamuni (Seite 183) vollkommene Erleuchtung erlangte, oder Sand aus einem Mandala.

Als besonders kostbar gelten natürlich Jahrhunderte alte Reliquien, die entweder von Heiligen oder von Gründerpersönlichkeiten des tibetischen Buddhismus stammen sollen, so von Milarepa oder dessen Lehrer Marpa (1012 bis 1096). Auch Gegenstände, mit denen der Dalai Lama oder andere hohe Lamas (tib. Lehrer) in Kontakt waren, gelten als heilig, heilsam und Schutz verheißend. Spezielle Juwelenpillen, die in sehr geringen Mengen Reliquien enthalten, werden seit langer Zeit von buddhistischen Mönchen als Hilfsmittel auf dem spirituellen Weg verwendet. Sie sollen während längerer Phasen des meditativen Rückzugs und des Fastens körperliche Stärkung, geistige Sammlung und tiefe Einsicht begünstigen, bisher ist der Effekt nicht randomisiert doppelblind getestet…

In den Pillen, die für die medizinische Verwendung vorgesehen sind, kommen solche Zutaten nicht mehr vor.

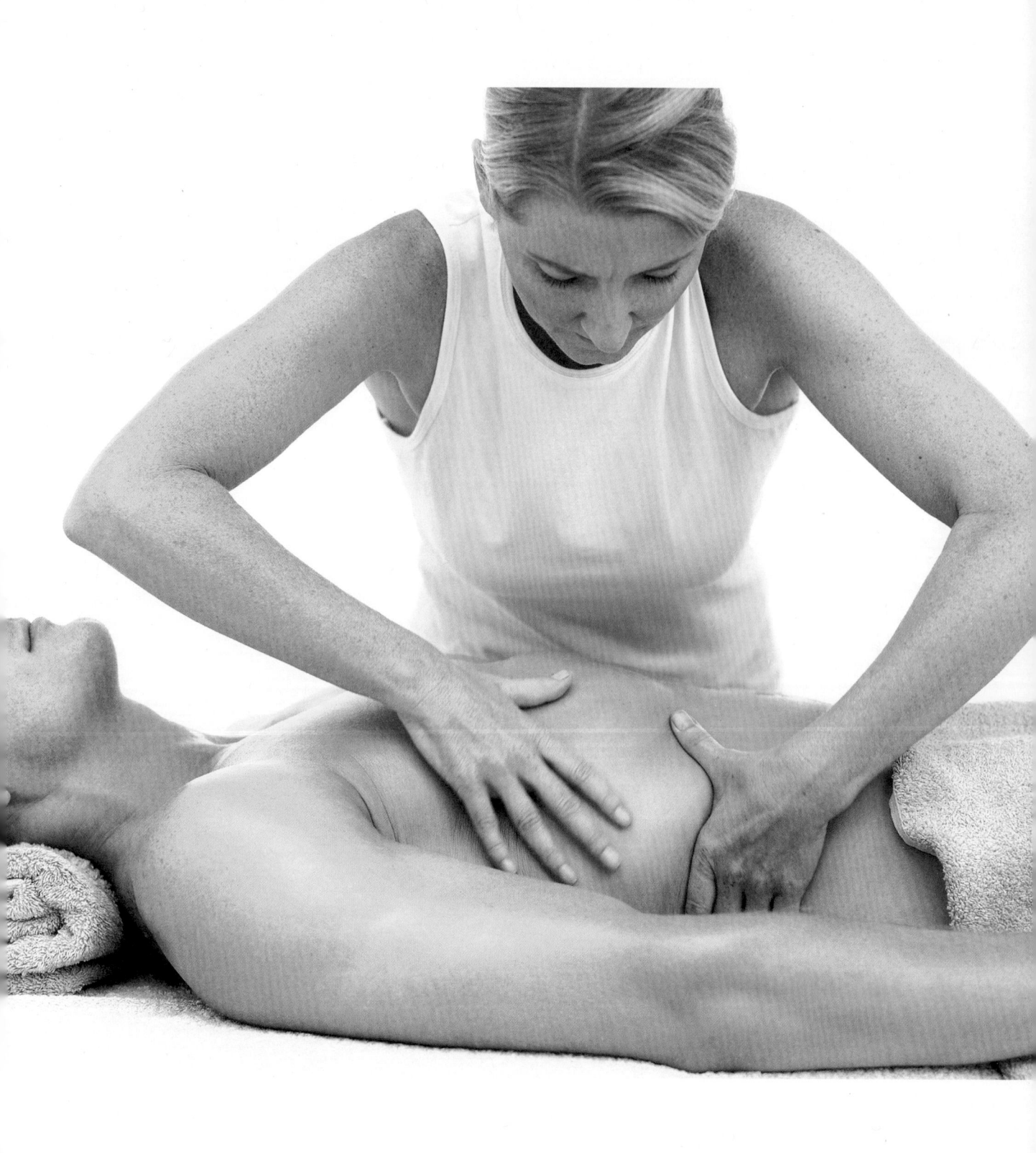

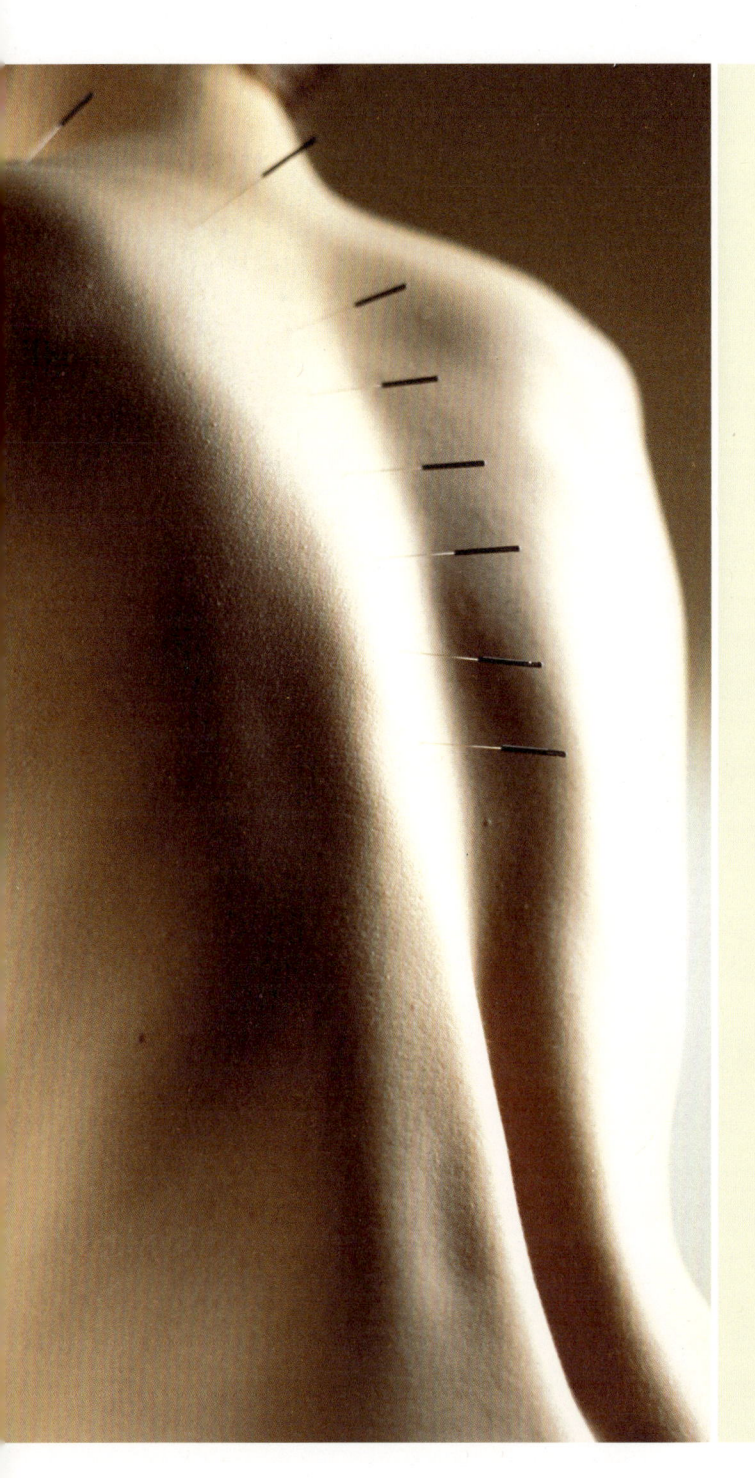

Heilung durch Berührung

Wenn uns etwas wehtut, legen wir intuitiv die Hand auf die betroffene Stelle. Berührung ist wohl eine der ursprünglichsten Formen des Heilens. Historisch lassen sich Heilverfahren, die auf Berührung mit den Händen beruhen, wie die Massage, in der griechischen, chinesischen und ägyptischen Antike bis zum Beginn der geschriebenen Sprache und teilweise darüber hinaus zurückverfolgen. Es spricht vieles dafür, dass Hand-Heilkunst auch schon lange davor praktiziert wurde.

Heilung durch Handarbeit

Bereits der Begriff Behandlung weist darauf hin, dass Heilung häufig auf Handarbeit beruht. Unter dem Gesichtspunkt der „Handarbeit" kann in der asiatischen Medizin ein breites Spektrum von Heilmethoden zusammengefasst werden, Akupunktur, Massage, manuelle Therapie und Methoden der reinen Handauflegung oder Berührung.

Man kann die denkbaren Wirkmechanismen grob einteilen in:

■ **Direkte physikalische oder physiologische Wirkung** Z. B. bei der Massage, indem die mechanische Bearbeitung des Gewebes zu einer stärkeren Durchblutung anregt. Dadurch wird die Versorgung der Muskulatur mit Sauerstoff und Nährstoffen verbessert. Der Abtransport von Stoffwechselendprodukten und Krankheitserregern über die Lymphe wird beschleunigt. Auch eine Entspannung der Muskulatur und das Auflösen schmerzhafter Fehlhaltungen scheint ein direkter körperlicher Effekt von Massagen oder Wärmeanwendungen zu sein.

■ **Körperliche Entspannung, Wohlbefinden und Stressreduktion bedingen sich gegenseitig** Körperliche Entspannung und das Lösen von Schmerzen wird meist als angenehm empfunden. Es wird eine Entspannung der gesamten Skelettmuskulatur erreicht und es werden weniger Stresshormone gebildet. Dadurch sinken Blutdruck und Herzfrequenz. Der Atem wird langsamer und tiefer und die körpereigene Abwehr gegen Krankheitserreger aktiver.

■ **Achtsamkeit für den Körper** Im Rahmen eines manuellen Therapieverfahrens oder einer Reizbehandlung, z. B. der Moxibustion oder dem Schröpfen, werden Sinneseindrücke über die Haut vermittelt. Dabei kann die Wahrnehmung von Berührung, Druck, Wärme, sanftem Schmerz, Vibration und Körperhaltung beteiligt sein. Diese körperbezogenen Sinneseindrücke können wie bei körperfokussierten Meditationstechniken eine Zuwendung zum eigenen Körper begünstigen. Ist man bereit, sich allen, auch den schmerzhaften Regionen des Körpers liebevoll zuzuwenden, dann kann das innere Abwehr und Verspannung mildern und oft auch den Schmerz lindern.

■ **Zwischenmenschliche Aspekte** Berührung ist immer in einen Beziehungsrahmen eingebunden. Der kann sehr intim sein, z. B. im erotischen Kontext, aber auch scheinbar belanglos, wie beim eng gedrängten Stehen in der U-Bahn.

Manuelle Therapie: Heißt wörtlich Therapie „von Hand". Dazu zählen beispielsweise bestimmte Grifftechniken, mit denen Verspannungen der Muskulatur gelöst werden können.

Je nach Methode scheint die Bedeutung der Wirkungsaspekte unterschiedlich gewichtet zu sein. Besonderheiten scheinen vor allem den ersten Punkt zu betreffen, die direkten physikalischen Wirkungen.

Keine gesunde Entwicklung ohne Berührung

Berührung ist für die frühe Entwicklung des Menschen lebensnotwendig. An Nagetier- und Affenbabys wurde gezeigt, dass die frühe Trennung von der Mutter die Ausschüttung von Stresshormonen steigert, die Gehirnentwicklung erheblich beeinträchtigt und auf hormoneller und genetischer Ebene ein breites Spektrum schädlicher Auswirkungen nach sich zieht, die bis ins Erwachsenenalter andauern. Diese Auswirkungen auf die weitere Entwicklung konnten in anderen Untersuchungen teilweise vermieden werden, indem die Versuchstiere berührt wurden. Sogar die rein mechanische Nachahmung des mütterlichen Leckverhaltens mit einem Pinsel hatte bei Rattenbabys einen gewissen Effekt. Verwaiste Affenbabys trugen weniger schwere psychische Störungen davon, wenn sie wenigstens eine Mutterattrappe aus Plüsch zum Kuscheln hatten.

Wenn Sie darüber nachdenken, an welche Berührungen durch Mitmenschen Sie sich erinnern und was Sie dabei empfunden haben, dann merken Sie schnell, dass die Körperstelle, an der man berührt wird, und feine Nuancen in der Art der Berührung sich erheblich darauf auswirken, was man dabei erlebt und wie lange die Erfahrung nachwirkt. Allerdings ist das nie unabhängig davon, wer einen berührt, in welchem inneren und äußeren Zusammenhang: Ein Begrüßungsbusserl ist nach Sekunden vergessen, die Erinnerung an den ersten Kuss hält ewig. Ein Schlag ins Gesicht kann für Jahre verletzen, kommt er vom Sparringspartner, lässt er einen eher kalt. Im therapeutischen Kontext ist der Zusammenhang von körperlicher Berührung und menschlicher Beziehung von großer Bedeutung.

Berührung in den ersten Lebensmonaten ist lebensnotwendig. Sie vermittelt nicht nur Geborgenheit und Schutz, sondern ist Voraussetzung für eine normale Gehirnentwicklung und die Entwicklung gesunder Schutzmechanismen gegen Stress.

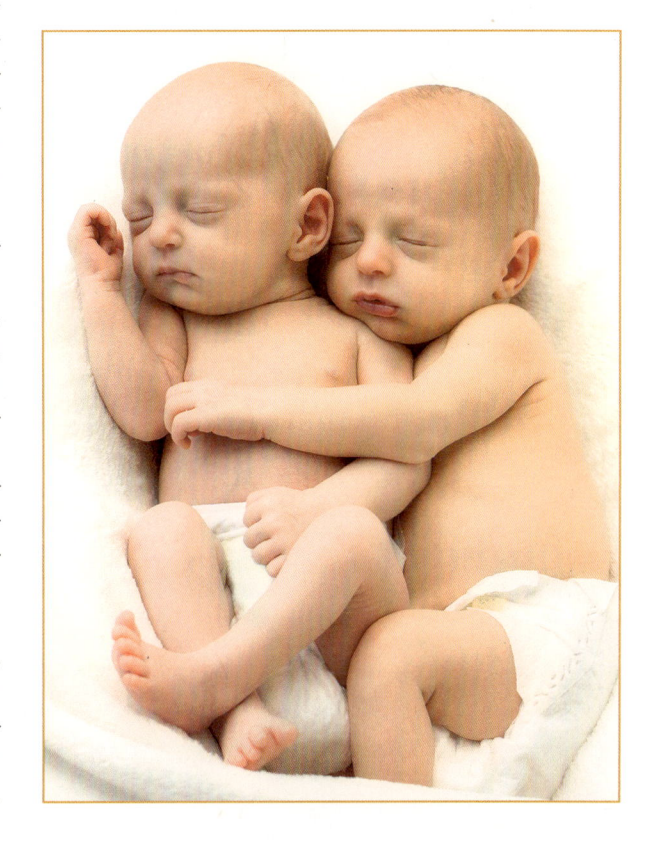

Welche Sprache versteht der Körper?

Ob durch Akupunkturnadeln, Moxazigarren oder Schröpfköpfe etwas Ähnliches bewirkt werden kann wie durch die Berührung mit der Hand, ist eine interessante, ungeklärte Frage. Konkrete Wirksamkeitsbeweise im Sinne der westlichen akademischen Medizin gibt es zu den asiatischen „Hand-Methoden" bisher nur vereinzelt. Eventuell sind die psychophysiologischen Effekte, die durch Berührung ausgelöst werden, auch kulturabhängig. Der Umgang mit körperlicher Nähe und Distanz ist je nach Kulturkreis unterschiedlich. So ist es bei uns beispielsweise normal, wenn sich auch nur einigermaßen vertraute Geschäftspartner kumpelhaft auf die Schulter klopfen. Eine solche Berührung würde im japanischen Geschäftsleben mit großer Wahrscheinlichkeit als respektlose Distanzlosigkeit und letztlich als Affront empfunden. Ob solche kulturellen Unterschiede einen Einfluss auf die Wirksamkeit asiatischer Handheilungsmethoden im Westen haben, ist unklar.

Berührung bewegt, löst und heilt

Wie eng körperliche und seelische Berührung, Bewegung und Lösung von Starrem, Angespanntem aufeinander bezogen sind und dass sie praktisch immer eine Dimension der zwischenmenschlichen Beziehung beinhalten, zeigt die sprachliche Nähe dieser Begriffe. Wir sind tief berührt, zu Tränen gerührt, etwas wird in uns angerührt, und wenn das Gefühlige zu dick aufgetragen ist, nennen wir es rührselig. Wir haben Kontakt, und auch das Wort Kontakt bedeutet, wenn man es auf seine lateinische Wurzel con-tingere zurückführt, nichts anderes als Berühren. Das deutsche Wort rühren wiederum kommt von bewegen. Dass bei Gefühlen Bewegung im Spiel ist, drückt auch der Begriff Emotion (von lat. emovere = herausbewegen) aus, der in vielen europäischen Sprachen mit seelischer Gefühls-Regung – auch hier wieder der Bezug zur Bewegung – gleichgesetzt wird. Sowohl in der östlichen wie in der westlichen Geistesgeschichte finden sich von jeher sprachliche Metaphern, in denen Bewegung und Beweglichkeit für die Wandelbarkeit und Unvorhersagbarkeit von seelischen Prozessen stehen und letztlich von allem, was wir als „Wirklichkeit" bezeichnen. Man denke nur an den Satz „Alles bewegt sich fort und nichts bleibt", den Platon Heraklit zuschrieb und der sich später verkürzt als „Alles fließt" verbreitete. Praktisch zur selben Zeit, nur etwa 5 000 km weiter im Osten, hat Buddha Shakyamuni fast wörtlich dasselbe gelehrt (Seite 182). An dem, was uns seelisch berührt, wird in besonderem Maße deutlich, dass das, was wir erleben, individuell unterschiedlich und letztlich nicht vorhersehbar ist. Wann haben Sie das letzte Mal herzhaft gelacht? Oder geweint? Mit großer Wahrscheinlichkeit war es nicht geplant. Vor diesem Hintergrund ist es vielleicht nicht von ungefähr, dass in der asiatischen Tradition Heilung praktisch immer damit gleichgesetzt wird, dass etwas vorher Gestautes oder Blockiertes gelöst, wieder in Fluss, in Bewegung gebracht wird. In der Meditation und in der Psychotherapie können spontane Gefühlsäußerungen wie Lachen oder Weinen ein lösendes, ja geradezu erlösendes, befreiendes und letztlich heilendes Geschehen anzeigen. Auch körperliche Berührung kann so etwas aus-lösen. Verschiedene Formen der Körper-Psychotherapie machen sich das zunutze.

Akupunktur und Moxa

Die Akupunktur – ein Element der chinesischen Medizin (Seite 37) – ist die mit Abstand am weitesten verbreitete asiatische Heilmethode. In Deutschland gibt es rund 30 000 Ärzte und eine unbestimmte Zahl von Heilpraktikern, Hebammen, Physiotherapeuten und anderen Heilberuflern, die zumindest gelegentlich auf diese Methode zurückgreifen. Jeder zehnte niedergelassene Arzt behandelt mit Akupunktur, 40 Prozent der niedergelassenen Orthopäden und 36 Prozent der Allgemeinmediziner. Auch unter Schmerztherapeuten ist die asiatische Nadeltechnik sehr verbreitet: Gut drei Viertel aller Schmerzkliniken bieten Akupunktur an. 6 bis 7 Millionen Menschen haben sich allein im Rahmen der Modellvorhaben der Krankenkassen in den vergangenen Jahren mit Akupunktur behandeln lassen. Etwa 15 bis 20 Millionen Akupunktursitzungen werden in Deutschland pro Jahr durchgeführt und 250 bis 300 Millionen Euro werden jährlich dafür ausgegeben.

Stechen und Brennen

Als zhenjiu bezeichnen die klassischen chinesischen Texte die beiden Therapieformen, die über Reizpunkte von außen auf bestimmte Funktionskreise (Seite 33) einwirken sollen, nämlich zhen, das Stechen mit einer Nadel – die Akupunktur – und jiu, das Erwärmen durch Abbrennen von Beifußkraut. Für jiu hat sich der japanische Begriff Moxa durchgesetzt. Zhenjiu wird als Ergänzung und Gegenstück zur inneren Therapie gesehen, das heißt zur Einnahme von Medikamenten.

Bei der klassischen Akupunktur werden dünne Nadeln in bestimmte Punkte der Körperoberfläche gestochen. Zur zusätzlichen Stimulation können die Nadeln noch etwas gedreht, geklopft oder erhitzt werden. Nach traditionellem Verständnis gilt eine Akupunktur nur als wirksam, wenn mit dem Nadeln ein De-Qi-Gefühl hervorgerufen wird. Das ist eine subjektive Empfindung, die sowohl der Behandelnde als auch der Patient haben kann. Der Behandler hat dabei möglicherweise das Gefühl, der Bereich rund um die Nadel straffe sich, als ob die Nadel von der umgebenden Haut ergriffen würde. Der Patient kann De-Qi an

Links: Setzen einer Akupunkturnadel.
Rechts: Größenvergleich mit einem gewöhnlichen Streichholz, in der Mitte eine Injektionsnadel, unten eine Akupunkturnadel.

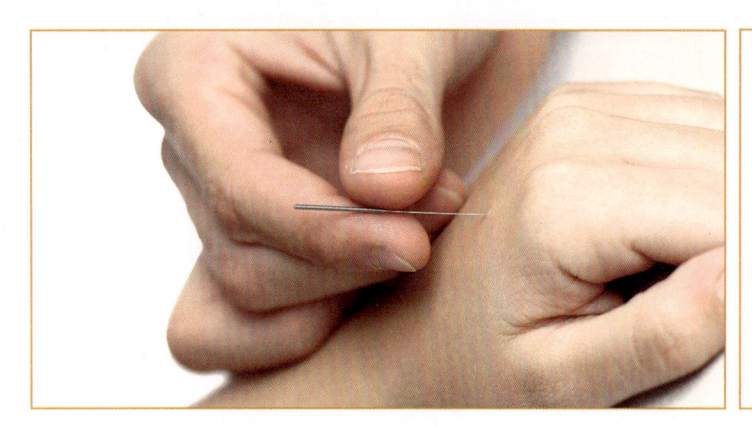
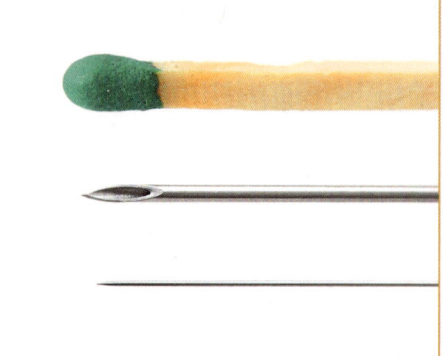

der Einstichstelle oder entlang des Meridians als Druckgefühl, Taubheit, Kribbeln, Temperaturveränderung oder schwaches Elektrisieren fühlen.

Tut das weh? Wer Akupunktur nur vom Hörensagen kennt, empfindet vielleicht einen ähnlichen Respekt davor wie beim Gedanken an die Betäubungsspritze beim Zahnarzt oder an die letzte Impfung. Die Akupunkturnadeln sind aber mit einem Durchmesser von 0,14 – 0,3 mm dünner als Injektionsnadeln. Zum Vergleich: Bei Impfungen ist eine Nadelstärke von 0,8 – 0,9 mm üblich und die Injektionsnadeln, mit denen Diabetiker sich täglich spritzen, haben einen Durchmesser von mindestens 0,25 mm. Korrekt durchgeführt, wird die Akupunktur kaum als unangenehm empfunden. Oft gelingt der Einstich der Nadeln sogar völlig schmerzfrei. Und die darauf folgende 20 – 30 Minuten dauernde Ruhephase wird in der Regel als angenehm entspannend erlebt.

Glühende Zigarren, qualmende Kegel

Für die Moxatherapie stehen verschiedene Techniken zur Verfügung. So gibt es Moxazigarren, die man in die Nähe des zu erwärmenden Punkts hält, bis dieser warm geworden ist. Um eine zu starke Erhitzung der Haut zu vermeiden, bewegt man die Moxazigarre dabei hin und her. Eine andere Möglichkeit ist es, Ingwerscheiben auf die Haut zu legen und darüber einen Kegel oder Zylinder aus getrocknetem Beifuß abzubrennen. Für die Lokalisation der Punkte gelten dieselben Prinzipien wie für die Akupunktur.

Links: Bei einer gängigen Form der Moxabehandlung werden brennende Kegel aus getrocknetem Beifuß auf Akupunkturpunkte gesetzt. Das Unterlegen von Ingwerscheiben verhindert Verbrennungen.
Rechts: Frisches Beifußkraut.

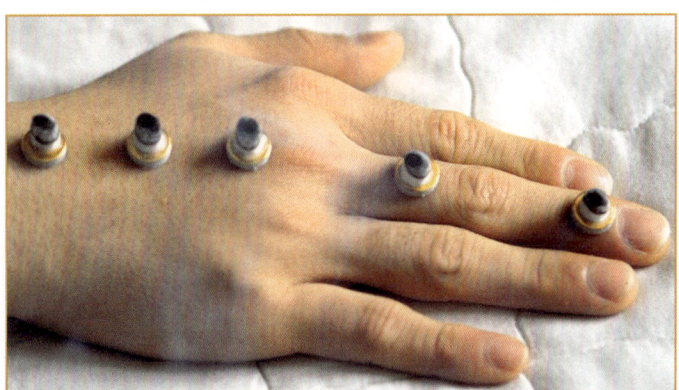

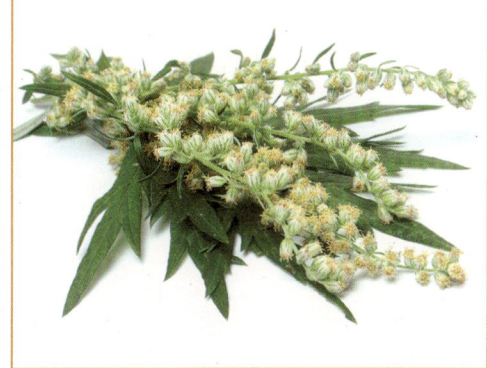

Moxa kann auch mit Akupunktur kombiniert werden. Bei einer modernen Variante wird erst eine Akupunkturnadel in die Haut gesetzt und dann ein kleiner Bausch aus fein zerstoßenem Beifußkraut, Moxawolle, auf den Griff der Akupunkturnadel gesteckt und abgebrannt. Bei einer Moxabehandlung werden einer oder mehrere Punkte erwärmt. Eine Sitzung dauert in der Regel zwischen 15 und 30 Minuten.

Den Fluss des Qi harmonisieren

Die chinesischen Zeichen für „Akupunkturpunkt" beziehungsweise der Begriff xue bedeuten „Höhle" oder „Loch". Durch diese Löcher soll nach traditioneller Auffassung das Qi, die „lebenskraftnährenden feinstofflichen Dämpfe", aus den Funktionskreisen und Leitbahnen zur Körperoberfläche fließen. Durch die Behandlung soll der Fluss des Qi harmonisiert werden. Welche Punkte dafür infrage kommen, hängt von der Diagnose ab. Dabei werden das Zusammenspiel von Yin und Yang und die fünf Wandlungsphasen anhand der individuellen Krankheitszeichen beurteilt und zu einer Diagnose zusammengefasst (Seite 33).

Links: Modell mit Akupunkturpunkten und auf die Körperoberfläche projizierten Leitbahnen.
Rechts: Ausschnitt aus einer chinesischen Akupunkturtafel.

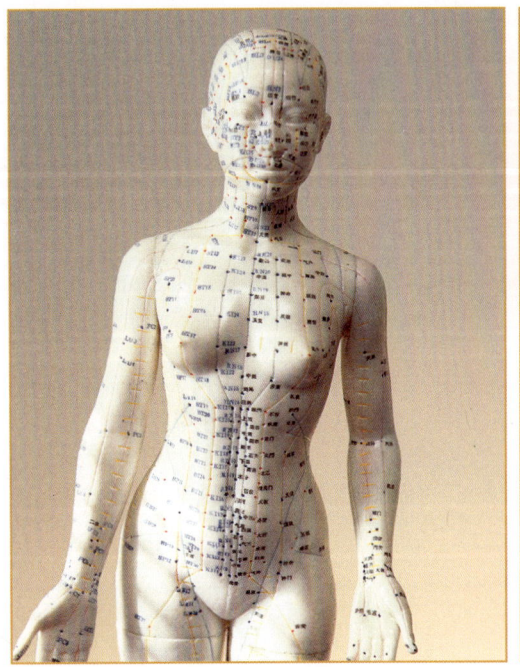

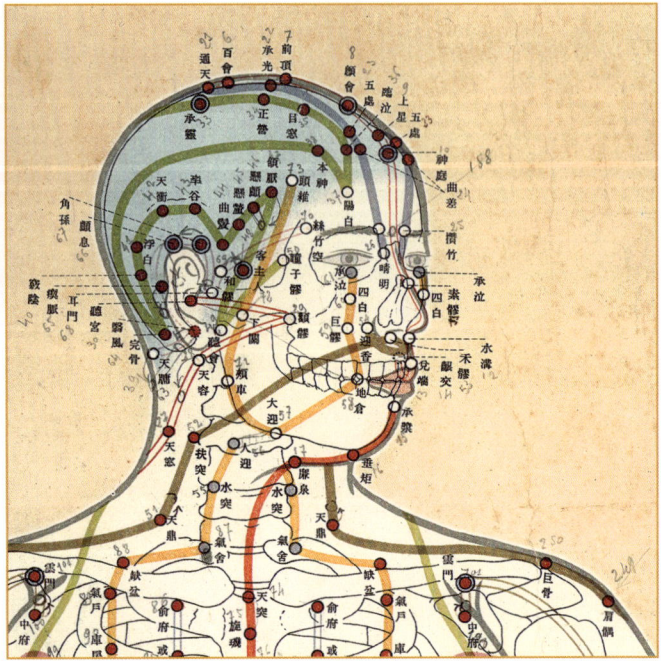

Die chinesische Medizin unterscheidet gut 360 Akupunkturpunkte, die wie die Perlen einer Kette auf Leitbahnen aufgereiht sind. Darüber hinaus werden in der Literatur zwischen 48 und mehreren hundert Extrapunkten beschrieben, die der traditionellen Lehre zufolge zwar außerhalb der Leitbahnen liegen, aber bei praktisch allen Menschen an denselben Stellen angetroffen werden. Zudem soll es „Ad-hoc-Punkte" geben, die man nur von Fall zu Fall ertasten könne. Die Leitbahnen werden oft fälschlicherweise als Meridiane bezeichnet (Seite 38).

Varianten der Nadeltechnik

Sowohl was das topografische System der Akupunkturpunkte betrifft als auch hinsichtlich der Technik des Stechens einschließlich Einstichtiefe, Verweildauer, Durchmesser und Zahl der Nadeln gibt es sehr viele verschiedene Varianten und die Praktizierenden der klassischen chinesischen Akupunktur haben dazu sehr unterschiedliche Auffassungen. Wir können hier nur die gängigsten beschreiben. So empfehlen die einen, „nur wenige, oft nur eine, äußerstenfalls vier bis fünf Nadeln gleichzeitig" zu setzen. An anderer Stelle werden „in der Regel 10–20 und bis zu 40 Nadeln" empfohlen. Der sorgfältigen Auswahl und dem exakten Treffen der richtigen Punkte wird meist eine hohe Bedeutung zugemessen. Manche Schulen vertreten sogar die Ansicht, dass eine an der falschen Stelle gestochene Nadel den Effekt aller anderen Nadeln zunichtemachen kann. Andere widersprechen dem wiederum und führen ins Feld, dass die Akupunktur ein Gleichgewicht im Körper herstellt, das durch eine falsch gesetzte Nadel nicht so leicht wieder zu zerstören ist. Die Ansprüche an die topografische Genauigkeit, mit der die Akupunkturpunkte lokalisiert werden sollen, variieren – je nach Schule und Behandler – stark. Manche legen auf ein millimetergenaues Treffen entsprechend der traditionellen Anweisungen wert, andere weisen darauf hin, dass die Lokalisation der Punkte beim individuellen Patienten – ähnlich wie der Verlauf von Nerven oder Gefäßen im Körper – oft erheblich von der Darstellung im Anatomieatlas und auf der Akupunkturtafel abweichen. Übrigens weichen sogar die verschiedenen Lehrtexte und -tafeln in der Lokalisation manches Akupunkturpunktes voneinander ab. Aus dieser Beobachtung werden unterschiedliche Konsequenzen gezogen. Man könnte sie dadurch erklären, dass es keine Punkte, sondern größere Hautgebiete in der näheren Umgebung der tradierten Akupunkturpunkte sind, die auf die Nadelung ansprechen. Eine andere Möglichkeit ist, dass die Punkte als eng begrenzte Stellen zwar existieren, jedoch individuell unterschiedlich lokalisiert sind und sie es deswegen in jedem Fall – etwa durch Betasten der Haut – genau aufzufinden gilt.

In der japanischen Akupunktur, Bestandteil der Kanpo-Medizin (Seite 44), werden besonders dünne Nadeln verwendet und nur oberflächlich gestochen. Die japanische Akupunktur ist wie die japanische Kräuterheilkunde und im Vergleich zu einigen chinesischen Varianten pragmatischer, weniger theorielastig. Dem gekonnten Erfühlen der Akupunkturpunkte durch die Haut wird in der japanischen Tradition ein besonders hoher Stellenwert beigemessen. Nicht von ungefähr war das Akupunktieren in Japan seit langer Zeit die Domäne von Blinden und Sehbehinderten.

In der zweiten Hälfte des 20. Jahrhunderts wurden eine Reihe von Mikrosystemen der Akupunktur entwickelt. Außer der Verwendung von Nadeln haben sie mit klassisch chinesischer Medizin nichts gemeinsam. Ausgangspunkt der Mikrosysteme ist die Annahme, dass ein kleines Körperareal, z. B. ein Ohr, den gesamten Körper mit seinen Funktionen in Kleinformat widerspiegelt. Die Ohrakupunktur wurde 1958 von dem französischen Arzt Paul Nogier entwickelt. Weitere Mikrosysteme sind chinesische und japanische Formen der Schädelakupunktur, die Mundakupunktur und die koreanische Handakupunktur.

Varianten der Stimulation

Die Stimulation von Reizpunkten kann neben den beiden klassischen Wegen – Nadeln und Moxa – auch durch Fingerdruck wie bei der Akupressur (Seite 158), durch Schröpfen (Seite 82) oder im Rahmen spezieller Massagetechniken (Seite 161) erfolgen.

Zudem gibt es eine Reihe moderner Varianten:

- Bei der Elektroakupunktur wird über die Nadeln mit schwachem Strom stimuliert.
- Bei der Laserakupunktur werden die Punkte jeweils 10–30 Sekunden lang mit Softlaserlicht bestrahlt.
- In ähnlicher Weise wird auch Infrarotlicht verwendet.
- Sogenannte Stoßwellen können ebenfalls zur Stimulation von Akupunkturpunkten eingesetzt werden. Die moderne Medizin verwendet Stoßwellen unter anderem zur Lösung schmerzhafter Verhärtungen an Muskeln und Sehnen. Eine sehr viel energiereichere Form wird beispielsweise zur Nieren- oder Gallensteinzertrümmerung eingesetzt.

- Eine weitere Variante ist das Aufkleben von Pflanzensamen, Stahlkügelchen oder Magneten auf Akupunkturpunkte. Sie werden dort Stunden bis Tage belassen. Ob damit eine Stimulation erreicht wird, die man mit der klassischen Akupunktur vergleichen kann, ist umstritten.

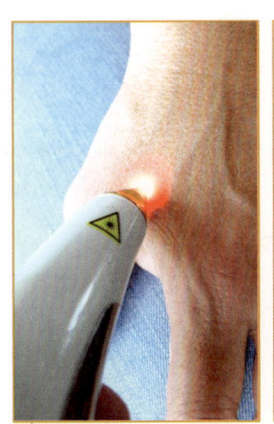 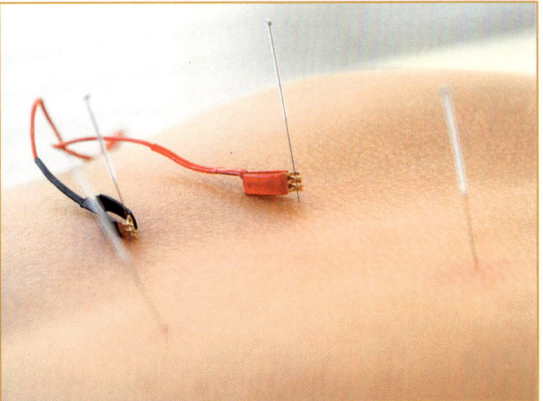

Links: Laserakupunktur.
Rechts: Elektroakupunktur.

Pragmatismus oder Schmalspurakupunktur?

Nach Auffassung vieler Akupunkteure im Westen kann eine Akupunktur nur nach einer sorgfältigen, traditionell chinesischen Diagnostik erfolgreich durchgeführt werden. Allerdings gibt es in China auch eine sehr lange Geschichte der pragmatischen Verwendung der Akupunktur ohne ausführliche Diagnostik. Im modernen China ist die Meinung immer noch weit verbreitet, dass die Akupunktur – anders als die Kräutermedizin – durchaus unabhängig von komplizierten Theorien über Funktionskreise und Wandlungsphasen – wirksam verwendet werden kann. Vermutlich hat diese Haltung dazu beigetragen, dass die Akupunktur leichter in die moderne Medizin Chinas und des Westens integriert werden konnte als andere Teile der traditionellen Heilkunde.

Ein unter deutschen Ärzten ebenfalls wegen seiner pragmatischen Einfachheit beliebtes Modell der Akupunktur vertritt der Londoner Arzt Felix Mann. Nach langjährigem Studium bei chinesischen und europäischen Akupunktur-Koryphäen hält Mann das Lehrgebäude aus Meridianen und millimetergenau lokalisierbaren Akupunkturpunkten für überflüssigen und nicht nachvollziehbaren Ballast. In vielen Fällen reicht es nach seinem Verständnis völlig aus, innerhalb eines größeren Areals eine einzige Nadel zu setzen, etwa innerhalb eines bestimmten Nervenversorgungsgebietes oder manchmal sogar an einer beliebigen Stelle des Körpers. Zur stärkeren Stimulation setzt Mann bei Bedarf die von ihm 1963 entwickelte Periostakupunktur ein. Dabei schiebt der Behandler die Nadel bis zur Knochenhaut, dem Periost, vor und klopft leicht darauf. Besondere Risiken, die über die der herkömmlichen Akupunktur hinausgehen, sind nicht bekannt.

Naturwissenschaftlich erklärbar?

Kann man mit naturwissenschaftlichen Methoden die Wirkungen der Akupunktur im Körper nachweisen und ein schlüssiges Erklärungsmodell für deren Wirksamkeit ableiten? Obwohl bis heute viele Versuche unternommen wurden, die Wirkung der Akupunktur mit großen Studien zu belegen und zu erforschen, wie die Wirkung zustande kommt, ist dies noch immer nicht gelungen. Ein Teil der Misserfolge bei dem Versuch, biologische Akupunktureffekte messbar zu machen, scheint auf interkulturellen Missverständnissen (Seite 21) zu beruhen, wie der Vorstellung, der Fluss des Qi sei als elektrischer Strom messbar. Teilweise wurden hier Begriffe, die eher als Metaphern verstehbar und plausibel sind, aus dem Zusammenhang eines jahrtausendealten Theoriesystems herausgerissen. So wurden diese Begriffe viel zu wörtlich genommen und fehlgedeutet, z. B. als messbare Phänomene, wie Strom, Licht oder Wärme, oder die Begriffe wurden von vornherein falsch aus Originaltexten übersetzt. Immerhin führte der Fehlschlag der oben erwähnten Studien zur weitgehenden Überwindung der gröbsten Missverständnisse.

Viele TCM-Praktizierende sind davon überzeugt, dass sie Akupunkturpunkte durch die Haut als Vertiefung tasten können. Daraus entstand die Vorstellung, man habe es dabei mit Löchern in den Bindegewebsschichten zu tun und sie müssten einen anderen, durch die Haut messbaren, elektrischen Widerstand aufweisen als andere Körperstellen. Diese Vermutungen haben sich als haltlos erwiesen und scheinen Ergebnis eines solchen Missverständnisses zu sein: Akupunkturpunkte konnten weder durch Leichenuntersuchungen noch durch mikroskopische Untersuchungen von Gewebe sichtbar gemacht werden, noch konnte ihre Existenz durch Spannungsmessungen bewiesen werden.

Dass die Leitbahnen und die meisten anderen Bestandteile des traditionellen chinesischen Medizinsystems bei einer Sektion nicht zum Vorschein kommen, war den chinesischen Gelehrten spätestens zur Zeit der Song-Dynastie (960–1279) sehr wohl bewusst. Es störte sie aber nicht. Sie schienen auf eine solche Art von Beweisen keinen Wert zu legen. Von Bedeutung waren die alten Aufzeichnungen, die Weisheit der erfahrenen Gelehrten und die Bestätigung aus der Praxis. Das geht aus einer Einleitung der drei kaiserlichen Gelehrten der Song-Dynastie, Lin Yi, Gao Bao-heng und Sun Qi-guang zu einem Akupunktur-Handbuch hervor, das etwa auf 282 n. Chr. datiert wird, dem „systematischen Klassiker der Akupunktur" von Huang-fu Mi.

Viele Erklärungsansätze ohne schlüssiges Gesamtkonzept

Ein wenig ertragreicher bei der Suche nach naturwissenschaftlicher Plausibilität der Akupunktur waren Forscher, die sich die rasante Entwicklung der Neurobiologie zunutze gemacht haben, dem Wissenschaftszweig, der sich mit der Funktionsweise des Nervensystems einschließlich Gehirn und Rückenmark befasst. Enormen Aufwind bekam dieser Forschungszweig in den letzten 20 Jahren durch die Forschung auf dem Gebiet der Neurotransmitter. Das sind Botenstoffe, die Signale zwischen Nervenzellen weiterleiten. Zudem ermöglicht die moderne Informations- und Bildgebungstechnologie eine immer höher aufgelöste und dreidimensionale Darstellung von Strukturen sowie physikalischen und biochemischen Funktionszuständen des Gehirns.

Was die neurobiologische Akupunkturforschung bisher zutage gebracht hat, ähnelt einem großen Blumenstrauß von sehr unterschiedlichen Effekten, die bisher nicht in einen schlüssigen Gesamtzusammenhang münden. So löst das Nadelstechen Veränderungen an verschiedenen Stellen des Nervensystems aus – von der Einstichstelle bis zu den schmerzverarbeitenden Zentren im Gehirn. Im Bereich der Einstichstelle wurde eine vermehrte Ausschüttung durchblutungsfördernder und schmerzdämpfender Substanzen beobachtet. Anderen Studien zufolge werden im Rückenmark reflexartige schmerzhemmende Mechanismen aktiviert und im Gehirn Endorphine, eine Art körpereigener Schmerzmittel, freigesetzt. Die Verlässlichkeit der Ergebnisse und ob die Effekte für die therapeutische Wirksamkeit der Akupunktur von Bedeutung sind, wird von manchen Wissenschaftlern infrage gestellt.

Zusammenspiel von Nerven, Gehirn und Psyche

Die Interpretation von neurobiologischen Effekten ist aus verschiedenen Gründen schwierig. So finden diese in extrem komplexen Netzwerken und Regelkreisen statt. Die Art und Weise, wie Schmerz-Impulse aufsteigend über das Rückenmark ans Gehirn weitergeleitet werden, hängt auch davon ab, was sich in dem Moment im Gehirn abspielt. Das wiederum unterliegt in hohem Maße der Einstellung und psychischen Befindlichkeit des Patienten.

Diese Feinheiten sind insofern von Bedeutung, als vieles mittlerweile dafür spricht, dass die entscheidenden Effekte der Akupunktur psychophysiologischer Natur sind; das heißt die Linderung der körperlichen Beschwerden würde dann über eine Veränderung der psychischen Verfassung vermittelt. Dies würde eine ganze Reihe komplexer Faktoren einschließen, so die Erwartung des Patienten, dessen bisherige Erfahrungen mit ähnlichen Therapiemethoden oder die Arzt-Patienten-Beziehung. Einen Teil dieser psychophysiologischen Effekte fasst die medizinische Forschung unter dem Begriff Placeboeffekte (Seite 15) zusammen. Ob die gesamte Wirkung der Akupunktur auf Placebo-Effekten beruht, ist nach wie vor Gegenstand einer lebhaften wissenschaftlichen Diskussion.

Stärker als Schmerztabletten und doch „nur" Placebo?

Auf einen starken psychophysiologischen Effekt der Akupunktur weist die Beobachtung hin, dass es bei einem Großteil der Indikationen, die als Domäne der Akupunktur gelten und bei denen die Wirksamkeit teilweise in Studien belegt wurde (Seite 151), um Krankheiten oder Beschwerden handelt, die vor allem die Psyche betreffen oder an deren Entstehung psychische Faktoren einen entscheidenden Anteil haben können. Dazu zählen Schmerzen, Übelkeit, Reizblase und Reizdarmsyndrom, Schlafstörungen, Sucht, Angststörungen und Depression.

Es gibt aber noch einen Grund, warum die Wissenschaftler meinen, die Akupunktur und die Psyche hängen eng zusammen. Es hat sich nämlich gezeigt, dass eine Scheinakupunktur von Patienten oft deutlich besser wirkte als die Standardbehandlung, z. B. die Gabe einer Kopfschmerztablette. Und: Die Scheinakupunktur erwies sich in vielen Studien der „echten" Akupunktur ebenbürtig.

Die Suche nach dem idealen Placebo – eine Odyssee

Gerade weil nach wie vor unklar ist, was letztlich bei einer Akupunktur wirkt, konnte auch noch nicht das ideale Placebo gefunden werden. Wüsste man, dass es nur auf das Treffen der richtigen Punkte ankommt, dann wäre das Stechen in falsche Punkte ein geeignetes Placebo – vorausgesetzt die behandelte Person kann nicht – etwa weil sie schon einmal akupunktiert wurde – erahnen, ob sie „richtig" oder „falsch" gestochen wird.

Wenn man dagegen annimmt, dass es vielmehr auf die Reizstärke oder das Stechen an sich ankommt, dann ist es schon schwieriger, ein geeignetes Placebo zu finden. In den bisherigen Studien wurden die Nadeln dazu durch stumpfe Gegenstände ersetzt, stumpf genug, um nicht durch die Haut zu dringen. Ein neuerer Ansatz sind die Teleskopnadeln, die sich beim Stechen verkürzen und die Haut nicht durchdringen. In der Regel bekommen die Patienten nicht mit, ob sie mit echten oder Schein-Nadeln behandelt werden. Auch für diese Placebo-Varianten gilt: Als wirkliche Scheinakupunktur könnte man sie erst dann bezeichnen, wenn der Wirkmechanismus der echten Akupunktur bekannt wäre. Eventuell genügt eine mechanische Reizung ohne Durchdringen der Haut, wie bei der Akupressur, um eine Wirkung zu erzielen.

Und es gibt noch eine Schwachstelle der Teleskopnadeln: Selbst wenn der Patient nicht bewusst mitbekommt, ob er mit einer echten Nadel gestochen oder nur zum Schein genadelt wird, könnte es sein, dass die Inszenierung einer (Schein-)Nadelung körperliche Wirkungen hervorruft. Grund dafür könnte eine Konditionierung des Nervensystems sein, die durch die Inszenierung „abgerufen" wird. Theoretisch könnten diese der Wirkung einer echten Nadelung nahekommen. Wenn man das gedanklich weiterspinnt, könnten als Voraussetzung für solche Konditionierungen vorherige Erfahrungen mit Nadelstichen – etwa durch Impfungen oder Näharbeiten – ausreichen. Die ideale Versuchsperson für eine placebokontrollierte Akupunkturstudie wäre dann jemand, der noch nie im Leben Kontakt mit einem spitzen Gegenstand hatte.

Ein Hinweis darauf, dass Konditionierungseffekte zumindest bei einem Teil der Patienten eine Rolle spielen könnten, ist das Auftreten von De-Qi-Empfindungen (Seite 138) bei einem – wenn auch kleinen – Teil der Patienten, die mit Scheinakupunktur behandelt werden.

Eine der wichtigsten Lehren der Hirnforschung ist, wie komplex, wandelbar und anpassungsfähig das Organ aus etwa 100 Milliarden Nervenzellen ist, das wir in unserem Kopf tragen. Entsprechend komplex und gleichzeitig hoch differenziert können Placebo-Effekte sein. Sie können sogar gezielt auf eine bestimmte Körperregion wirken. So wurde in einer Studie durch das Auftragen einer Placebo-Creme an einer bestimmten Körperstelle eine gezielte Ausschüttung von Endorphinen im Nervensystem bewirkt, sodass nur diese Stelle gegenüber Schmerzreizen unempfindlicher wurde. Wenn Eltern ihren Kindern, die sich wehgetan haben, aufs „Aua" pusten oder ein Pflaster daraufkleben, dann lässt sich das also durchaus durch modernste Wissenschaft rechtfertigen.

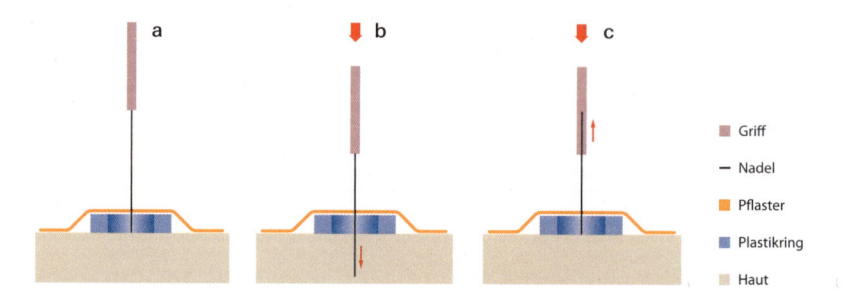

In manchen klinischen Akupunkturstudien werden Teleskopnadeln als Placebo eingesetzt. Ein auf die Haut aufgeklebtes Pflaster und ein darunter angebrachter Plastikring kaschieren zusätzlich, ob eine echte oder eine Placebonadel gesetzt wird. Das Pflaster wird mit der Nadel durchstochen (a) und wenn es sich dabei um eine Plazebonadel handelt, dann berührt diese mit ihrem stumpfen unteren Ende die Haut nur von außen und verschwindet mit ihrem oberen Ende im hohlen Nadelgriff (c). Die echte Nadel dringt in die Haut ein (b). Der Nadelgriff ragt bei beiden Nadelvarianten nach dem Einstechen gleich weit über das Pflaster hinaus. Im Idealfall kann weder der Patient noch der Arzt unterscheiden, ob eine echte oder nur eine Placebonadel verwendet wird.

Akupunkturnadeln erscheinen der Behandlung von Erwachsenen allerdings angemessener als Pusten und haben eine höhere Chance, vom Patienten akzeptiert zu werdén. Doch, sind sie nichts weiter als ein Trostpflaster?

Ausgeprägter psychophysiologischer Effekt

In einer ganzen Reihe von Studien mit teilweise sehr großen Patientenzahlen erwies sich die Scheinakupunktur der „echten" Akupunktur ebenbürtig; zudem waren beide Varianten einer Nicht-Behandlung oder der Standardtherapie z. B. mit Medikamenten überlegen (Seite 246). Das traf z. B. für die über 1 100 Patienten mit chronischen Schmerzen der Lendenwirbelsäule zu, die im Rahmen der deutschen GERAC-Studie behandelt wurden, aber auch auf Patienten mit Migräne, Spannungskopfschmerz oder chronischen Schmerzerkrankungen. Die Ergebnisse dieser Untersuchung sind ein weiteres Indiz dafür, dass Akupunktur bei bestimmten Indikationen, z. B. in der Schmerztherapie, eine sehr wirksame Methode darstellt, gleichzeitig aber auch dafür, dass die Wirkung überwiegend oder ausschließlich psychophysiologisch vermittelt ist. Dabei scheint es in einigen der gut untersuchten Indikationsgebiete kaum von Relevanz zu sein, ob man entsprechend der TCM in bestimmte Punkte oder Leitbahnen sticht und ob man überhaupt die Haut mit Nadeln durchsticht oder dies nur fingiert. Das wurde vor kurzem in ersten Studien mit einer weiterentwickelten Form von Teleskopnadeln bestätigt. Mit diesen neuen Nadeln sollen Studien ermöglicht werden, in denen nicht einmal der Behandler weiß, ob er mit der Nadel die Haut durchdringt oder nicht. Eine erste Studie an gesunden Personen, die kontrollierten Schmerzreizen ausgesetzt wurden, zeigte, dass der schmerzlindernde Effekt dieser Nadeln genauso gut war wie die der echten Akupunkturnadeln. Auch ob und wie stark die Versuchspersonen ein De Qi fühlten, hatte keinen Einfluss auf die Schmerzlinderung. Die Vorstellung, dass die Wirksamkeit der Akupunktur an De Qi gebunden ist, konnte also zumindest in dieser Studie nicht bestätigt werden, müsste aber noch in weiteren Studien überprüft werden.

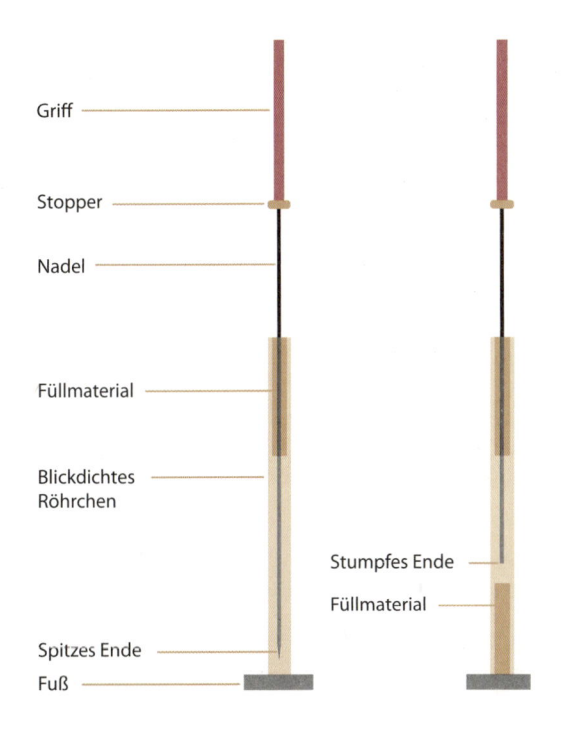

Echte Nadel. Scheinnadel.

Griff

Stopper

Nadel

Füllmaterial

Blickdichtes Röhrchen

Stumpfes Ende

Füllmaterial

Spitzes Ende

Fuß

Droge Arzt als Wirkungsverstärker

Die Begleitumstände jeder Behandlung, von der Kopfschmerztablette bis zum Hühneraugenpflaster, können sich erheblich auf Erfolg oder Misserfolg auswirken. Eine zentrale Rolle spielt dabei die Qualität der Beziehung zwischen Behandler und Patient. Die Annahme, dass eine Arzt-Patienten-Beziehung, die von Wohlwollen und Vertrauen getragen ist, die Wirksamkeit der Scheinakupunktur und wahrscheinlich jeder Behandlung erheblich verstärken kann, unterstützt das Ergebnis folgender Studie: Dafür wurden Patienten mit Reizdarmsyndrom ausgewählt, einer Erkrankung, die mit chronischen Verdauungsbeschwerden einhergeht und zumindest zu einem großen Teil auf komplexen Wechselwirkungen zwischen psychischen und körperlichen Faktoren beruht. Für die Annahme, dass psychische Aspekte bei dieser Erkrankung eine bedeutende Rolle spielen, spricht , dass viele – etwa 40 von 100 – der Betroffenen in Arzneimittelstudien auf Placebo ansprechen und dass Psychotherapie oft Linderung verschafft. Um den Placeboeffekt, der mit einer Scheinakupunktur (mit Teleskopnadeln) einhergeht, näher zu analysieren, teilten US-amerikanische Forscher Patienten mit Reizdarmsyndrom nach dem Zufallsprinzip in drei Gruppen ein. In einer Gruppe erhielten die Patienten Scheinakupunktur, in der zweiten Gruppe wurde

Chinesischer Arzt fühlt einer Patientin den Puls - Darstellung aus dem 19. Jahrhundert.

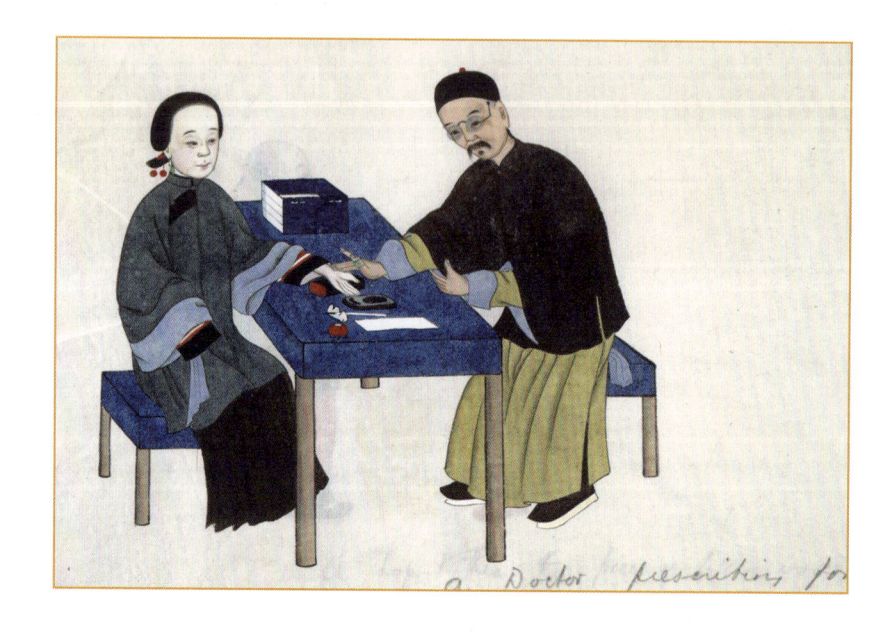

die Behandlung um ein Gespräch ergänzt, in dem der Arzt dem Patienten menschliche Wärme und Aufmerksamkeit schenkte und ihn ermutigte, in die Wirksamkeit der Behandlung zu vertrauen. Eine dritte Gruppe wurde auf die Warteliste gesetzt und blieb ohne Behandlung. Den größten Effekt auf die Krankheitssymptome hatte die „emotional verstärkte" Scheinakupunktur, gefolgt von der alleinigen Scheinakupunktur. Diese war wiederum überlegen gegenüber der Nicht-Behandlung.

Behandler, Behandelter und Behandlung – eine Einheit?

Körperliche Berührung oder gar kleine Verletzungen und das Eindringen eines medizinischen Instruments in den Körper ziehen unter bestimmten Bedingungen erhebliche Wirkungen auf die Psyche des Patienten nach sich. Aspekte des körperlichen Eingriffs sind bei einem körperzentrierten Verfahren wie der Akupunktur kaum zu trennen von Aspekten der seelischen Berührung und der Beziehung zwischen Behandler und Patient. Eine solche Trennung würde der Sichtweise traditioneller Medizinsysteme Asiens übrigens diametral widersprechen.

Ein Arzt, der von seiner Methode überzeugt ist und von dem Wunsch beseelt, den Patienten zu helfen, erzielt sicher andere Heilungserfolge als der Kollege, der vor allem mit wenig Aufwand viel Geld verdienen will. Ob der Patient seine Tablette von einer Person erhält, die weiß, ob es das Medikament ist oder das Placebo, wirkt sich – vor allem unbewusst – auf die Haltung des Patienten und damit auf den Therapieerfolg aus. Um die Wirkung einer Therapie abzüglich dieser Effekte in Doppelblindstudien (Seite 237) „sauber getrennt" zu untersuchen, ist eine Verblindung des Behandlers notwendig. Das ist aber bei der Akupunktur kaum realisierbar, denn der Behandler muss ja wissen, ob er in echte oder Scheinakupunkturpunkte stechen soll. Und Techniken, die dem Behandelnden verbergen sollen, ob er eine echte Nadel verwendet oder eine, die Haut nur berührt, sind wie oben beschrieben immer noch keine perfekten Placebos. Der Akupunkturroboter, der die Nadeln vollautomatisch setzt, ist – glücklicherweise – auch noch nicht erfunden …

Akupunktur oder Schein – Das Gehirn reagiert anders

In einer weiteren aktuellen Studie wurde zweierlei bestätigt: Zum einen, dass die Erwartung des Patienten einen sehr ausgeprägten Einfluss auf die – in diesem Fall schmerzlindernde – Wirkung der Behandlung hat. Zum anderen, dass dieser Einfluss entsprechend der Erwartung auf eine bestimmte Körperregion fokussiert sein kann. Was die schmerzlindernde Wirkung betrifft, wurde kein bedeutsamer Unterschied zwischen „echter" und Schein-Akupunktur – in diesem Fall mit einer Art Teleskopnadeln – gefunden. Während die Studienteilnehmer experimentellen Schmerzreizen ausgesetzt waren, wurden sie mit Kernspintomografie untersucht. Mit dieser Methode kann man feststellen, welche Teile des Gehirns zum Zeitpunkt der Untersuchung besonders aktiv sind. Ergebnis der Studie war, dass die echte Akupunktur stärker als Placebo die Aktivität von Gehirnarealen reduzierte, die mit der Codierung der Schmerzintensität zu tun haben, das heißt in denen das Gehirn einschätzt, wie stark der Schmerzreiz ist. Die Placebo-Akupunktur hingegen scheint eher über Teile des Gehirns zu wirken, die emotionale Komponenten der Schmerzwahrnehmung ausführen, das heißt Areale, deren Aktivität mit den Emotionen – etwa Angst, Wut, Traurigkeit – zu tun hat, die in Verbindung mit Schmerz auftreten können. Manche Forscher sehen sich durch diese und weitere Studien in ihrer Vermutung unterstützt, dass die Akupunktur zumindest in der Schmerztherapie nicht ausschließlich über Placeboeffekte wirkt. Sie vermuten weitere Wirkkomponenten, die Schmerzsignale aus dem Rückenmark auf ihrem Weg ins Gehirn abschwächen. Bei Schmerzpatienten scheint die echte Akupunktur zudem anders auf das Gehirn zu wirken, als bei gesunden Versuchsteilnehmern. Allerdings sind sich die Wissenschaftler noch nicht einig, wie die Ergebnisse dieser Studien zu bewerten sind.

Was das rechnende Pferd lehrt

Manche Befürworter der Akupunktur behaupten, diese beruhe nicht auf Suggestion; der Beweis dafür sei, dass im Experiment bei Tieren eine Schmerzstillung mit Akupunktur möglich ist. Doch dieses Argument stimmt nicht. Zum einen können tiermedizinische Studien nie die Wirksamkeit einer bestimmten Methode beim Menschen beweisen. Zum anderen trifft die Behauptung nicht zu, Tiere seien einer Suggestion nicht zugänglich. Psychologe Paul Watzlawick etwa hat mit dem „Rechnenden Pferd" illustriert, wie fein die Empfänglichkeit von Tieren für nonverbale Signale des Menschen sein kann. Die Zirkus- und Jahrmarktattraktion „Rechnendes Pferd" besteht darin, dass der Dompteur seinem Gaul ein Schild mit einer Rechenaufgabe vor die Schnauze hält. Daraufhin stampft das Tier so oft mit dem Vorderhuf, bis die richtige Zahl erreicht ist. Ist das rechnende Pferd ein Trick? Ja und nein. Ja, insofern dem Publikum vorgegaukelt wird, das Pferd würde Arithmetik beherrschen. Das ist nicht der Fall. Nein, insofern es nicht weniger verblüffend ist, wie empfindlich die „Antennen" des Pferdes für die nonverbalen Signale des Dompteurs sind. Signale, deren Aussendung dieser nicht einmal selbst bemerkt. Das Pferd bekommt in Sekundenbruchteilen mit, ob der Dompteur ein weiteres Stampfen erwartet oder nicht. Wie das Pferd das „macht", ist weitgehend unklar. Ganz neue neurobiologische Erklärungsansätze ergeben sich aus der Entdeckung der Spiegelneurone. Vielleicht tut es der Akupunktur gar keinen Abbruch, wenn ihre Befürworter zumindest die Möglichkeit einräumen, dass – so die Formulierung der Anästhesisten und Schmerztherapeuten Wolfram Stör und Dominik Irnich – „ein nicht unwesentlicher Anteil der Wirkung als psychophysiologisches Phänomen aufzufassen ist".

Es zeigt sich immer deutlicher, dass die Koppelung von Verstand, Gefühl und Körper für das menschliche Denken und Handeln eine enorme Bedeutung hat. Somit taucht die Frage auf, ob die Akupunktur aufgrund ähnlicher Mechanismen heilt, wie das Pferd „rechnet"? Ob derjenige, der gestochen wird, deshalb reagiert, weil der Akupunkteur und er selbst eine solche Reaktion erwarten? Der Körper scheint in der Tat mitzudenken, darauf weist die Hirnforschung hin.

Parallelen zu Entspannungsverfahren, Meditation und Körpertherapie

In der konkreten Ausführung der Akupunktur lassen sich Parallelen zur Körpertherapie und Entspannungsverfahren ausmachen:

- die besondere Aufmerksamkeit und körperliche Zuwendung des Therapeuten zu seinem Patienten in einer ruhigen, entspannten Atmosphäre
- ein ausführliches und einfühlsames Gespräch vor Beginn der Behandlung
- eventuell ein leichter Schmerz beim Nadeleinstich, der das Bewusstsein auf den Körper lenkt und von vielen als Bestandteil einer „echten" medizinischen Behandlung wahrgenommen wird
- die nachfolgende Ruhephase.

Sollte die Akupunktur hauptsächlich über allgemein entspannende und stressreduzierende Effekte wirken, bleibt die Frage offen, inwiefern dann die Akupunktur und die Moxatherapie durch ein gutes Gespräch mit der besten Freundin, durch Entspannungs- oder Meditationsübungen, durch ein heißes Bad, einen Saunagang oder andere Wärmeanwendungen ersetzt werden könnten. Auch unter dem Kosten-aspekt sind das wichtige, aber bislang ungeklärte Fragen.

Hoch wirksame Therapie oder Quacksalberei?

An der Frage, ob man die Akupunktur nun – angesichts der eher ernüchternden Ergebnisse der bisherigen Forschung – endgültig auf dem großen medizinhistorischen Müllhaufen entsorgen oder als eine der wirksamsten Placebo-Behandlungen überhaupt nutzen darf und soll, scheiden sich die Geister. Insbesondere in Situationen, in denen herkömmlichen Behandlungsmethoden nicht in Frage kommen, bei-spielsweise weil der Patient sie nicht verträgt, erscheint es aber schlicht-weg menschlich und nahe liegend, eine solche Alternative einzusetzen.

Spirituelle Akupunktur, Chakren-Akupunktur und Energie-Medizin

„Spirituelle Akupunktur" ist keine Neuerfindung der Me-thode. Zweifellos hatte die chinesische Medizin immer einen engen Bezug zu spiritu-ellen Vorstellungen und Prakti-ken. Seit der maoistischen Periode jedoch wurden diese in China systematisch aus der offiziellen Lehre und medizinischen Praxis verbannt (Seite 37). Mit dem aus dem Westen stammenden Begriff spirituelle Akupunktur ist eine Verbindung der Akupunktur mit Atemtherapie und medita-tiven Techniken wie Qigong (Seite 211) gemeint. Die dazu zählende Chakren-Akupunk-tur wurde in den letzten

20 Jahren von Gabriel Stux, Vorsitzender der Deutschen Akupunkturgesellschaft, ent-wickelt. Dabei wird das indische System der Chakren (Seite 205) mit der chinesi-schen Akupunktur verknüpft. Zusätzlich zu den nach chine-sischen Gesichtspunkten aus-gewählten Punkten werden weitere, sogenannte Chakren-Punkte genadelt. Dadurch soll eine „Öffnung" der zugeord-neten Chakren und eine An-regung des Energieflusses in ihnen erreicht werden. Die Chakren-Akupunktur ist eine Methode der Energie-Medi-zin. Dabei werden traditionell asiatische Vorstellungen von

einer universellen Lebensenergie mit westlichen Vorstellungen des 20. Jahrhunderts von therapeutisch nutzbaren Energien in Verbindung gebracht. Mit ihrer Öffnung für eine spirituelle Sichtweise wird im Westen eine Seite der Akupunktur wiederbelebt, die – allerdings in sehr unterschied-

licher Form – schon immer integraler Bestandteil letztlich aller traditionellen Heilsysteme war (Seite 21). Da bislang keine geeigneten Studien dazu durchgeführt wurden, kann die Wirksamkeit der Chakren-Akupunktur aus Sicht der EBM (Seite 234) derzeit nicht beurteilt werden.

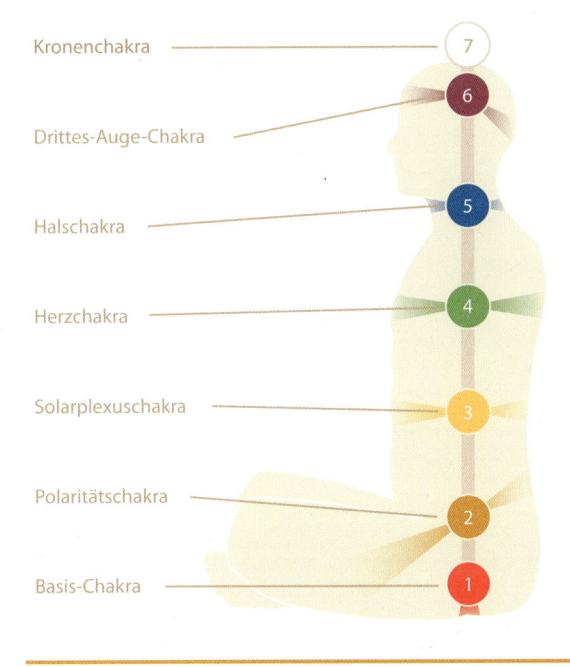

Kronenchakra — 7

Drittes-Auge-Chakra — 6

Halschakra — 5

Herzchakra — 4

Solarplexuschakra — 3

Polaritätschakra — 2

Basis-Chakra — 1

Bei der Chakrenakupunktur geht man davon aus, dass die sieben Chakren, die in der Körperachse liegen, mit Punkten an der Köperoberfläche in Verbindung stehen, die teilweise Akupunkturpunkten der traditionellen chinesischen Medizin entsprechen.

Sicher und gut verträglich

Nebenwirkungen treten bei etwa jedem zehnten Patienten auf, der mit Akupunktur behandelt wird. Sie sind in der Regel harmlos und von kurzer Dauer. Zu den häufigsten Nebenwirkungen zählen Schmerzen beim Einstechen, kleine Blutergüsse und leichte Blutungen. In selte-

Besonders wenn Sie sich im Rahmen einer Asienreise einer Akupunkturbehandlung unterziehen wollen, sollten Sie sich vorher vergewissern, dass dabei sterile Nadeln verwendet werden. Sterile Einmalnadeln erkennen Sie daran, dass sie in einem luftdichten Briefchen verpackt sind, das erst unmittelbar vor der Verwendung geöffnet

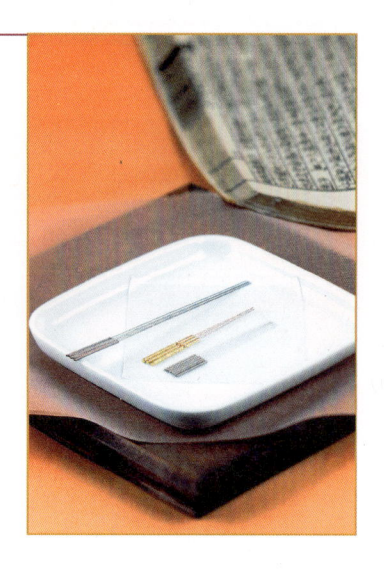

nen Fällen ist es durch falsche Handhabung zum Abbrechen von Akupunkturnadeln gekommen; manche mussten daraufhin chirurgisch entfernt werden. Ernste Komplikationen wie Infektionen, Organverletzungen und Todesfälle wurden berichtet. Das ist extrem selten und beruht häufig auf unsachgemäßer Anwendung der Nadeln. So ist die Übertragung von Infektionskrankheiten wie AIDS oder Hepatitis zwar denkbar, durch die Verwendung von Einmalnadeln mittlerweile aber praktisch ausgeschlossen. Wenn sie von einem Fachkundigen durchgeführt wird, kann die Akupunktur insgesamt als relativ sichere Methode eingestuft werden. Vorsicht ist geboten bei Patienten mit Blutgerinnungsstörungen oder der Einnahme von blutgerinnungshemmenden Medikamenten

Besonderheiten moderner Akupunktur-Varianten

Für die Elektroakupunktur gelten besondere Beschränkungen. Sie sollte nicht bei Menschen mit Herzschrittmacher oder bei Epilepsie-Patienten angewandt werden.

Vor allem bei der Ohrakupunktur werden auch Dauernadeln eingesetzt. Diese sind mit Reißnägeln vergleichbar und werden nach Fixierung mit einem Pflaster üblicherweise mehrere Tage getragen. Das Infektionsrisiko ist bei dieser Variante höher als bei der klassischen Akupunktur. Man kann es mit dem Infektionsrisiko eines Piercings vergleichen. Entscheidend sind dabei möglichst keimfreies Arbeiten mit sterilen Handschuhen, Einmalnadeln und einer sorgfältigen Desinfektion der Einstichstelle.

Stimulationsvarianten ohne Nadeln, z. B. Laser- oder Stoßwellenakupunktur oder das Aufkleben von Stahlkügelchen auf die Haut, sind bei korrekter Anwendung ohne nennenswertes Risiko und können für Menschen mit ausgeprägter Angst vor Nadeln oder für Kinder eine verträgliche und akzeptable Alternative darstellen. Bei Kindern unter 14

Jahren empfehlen wir grundsätzlich, auf solche schmerzfreien Varianten der Akupunktur auszuweichen.

Akupunktur als Kassenleistung?

Seit 1. Januar 2007 zahlen die gesetzlichen Krankenkassen die Kosten der Akupunkturbehandlung bei zwei Indikationen, nämlich bei chronischen Schmerzen der Lendenwirbelsäule oder infolge einer Kniegelenksarthrose. Die Kosten für zehn Sitzungen pro Jahr werden übernommen; in Ausnahmefällen können fünf weitere Sitzungen beantragt werden. Bei einer ganzen Reihe weiterer Krankheiten und Beschwerden, z. B. Kopfschmerzen oder Suchterkrankungen, bei denen die Kosten für Akupunktur in der Vergangenheit unter bestimmten Bedingungen erstattet wurden, ist im Rahmen der gesetzlichen Krankenversicherung keine Kostenübernahme mehr möglich.

Nur Ärzte, die sich speziell weitergebildet haben, nicht aber Heilpraktiker, können die oben genannten Leistungen über die Krankenkasse abrechnen. Ärzte, die Akupunktur abrechnen wollen, müssen die Zusatzbezeichnung Akupunktur erwerben und sich in Interdisziplinäre Schmerztherapie und Psychosomatische Grundversorgung weiterbilden. Insgesamt bedeutet das 360 Stunden Weiterbildung, davon 200 in Akupunktur. Die meisten Akupunkturfachgesellschaften halten das für unzureichend und fordern ein Minimum von 350 Stunden, um die Methode, einschließlich der traditionellen chinesischen Diagnostik, sorgfältig zu erlernen. Etwa 4 000 der insgesamt über 30 000 Ärzte, die in Deutschland Akupunktur anbieten, verfügen über ein solches erweitertes, sogenanntes B-Diplom.

Alle Therapien, also auch Akupunkturbehandlungen, die Heilpraktiker durchführen, werden bei gesetzlich Versicherten nur dann erstattet, wenn diese eine entsprechende Zusatzversicherung für Heilpraktikerbehandlungen (Seite 26) abgeschlossen haben.

Bei privaten Krankenversicherungen sind die Regelungen sehr unterschiedlich. Oft werden die Kosten für Akupunkturbehandlungen ohne Einschränkung erstattet. Manche Versicherungen übernehmen die Kosten aber nur bei bestimmten Anwendungsgebieten. Auch die Behandlung durch Heilpraktiker ist nicht immer abgedeckt. Erkundigen Sie sich vor der Behandlung bei Ihrer Krankenversicherung.

Akupressur und Jin Shin Jyutsu

Eine Variante zur Stimulation von Akupunkturpunkten mit Nadeln (Seite 138) ist der Druck mit den Fingern auf die entsprechenden Punkte, die Akupressur. Stimuliert wird mit der Fingerkuppe, mit dem Fingernagel oder mit speziellen Griffeln, kreisend oder in Längsrichtung zur Leitbahn. In der Regel wird ein Punkt 30 Sekunden bis zwei Minuten lang massiert. Dann wechselt man zu einem anderen Punkt. Wie alt diese Methode ist und was vorher da war, das Nadeln oder die Fingerdrucktechnik, ist unklar. Möglicherweise ist die Akupressur aus Techniken des Qigong hervorgegangen. Selbstmassagetechniken sind in vielen Qigong-Übungen integriert. So heißt die dritte Form der Acht-Brokat-Übungen im Sitzen „Klopfe mit den Fingern auf die Yuzhen-Punke". Dabei hält man aufrecht sitzend beide Hände im Nacken und schnippt mit den Zeigefingern wiederholt auf bestimmte Punkte am Hinterkopf. Die Übung soll nach Auffassung von Qigongpraktizierenden „die Funktion der Sinnesorgane verbessern und den Kopf klären".

Bei anderen Qigong-Übungen wird die Selbst- oder Fremdmassage von Akupunkturpunkten, je nach Situation, unterstützend einge-

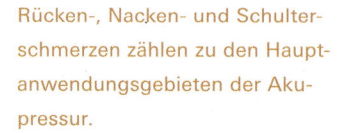

Rücken-, Nacken- und Schulterschmerzen zählen zu den Hauptanwendungsgebieten der Akupressur.

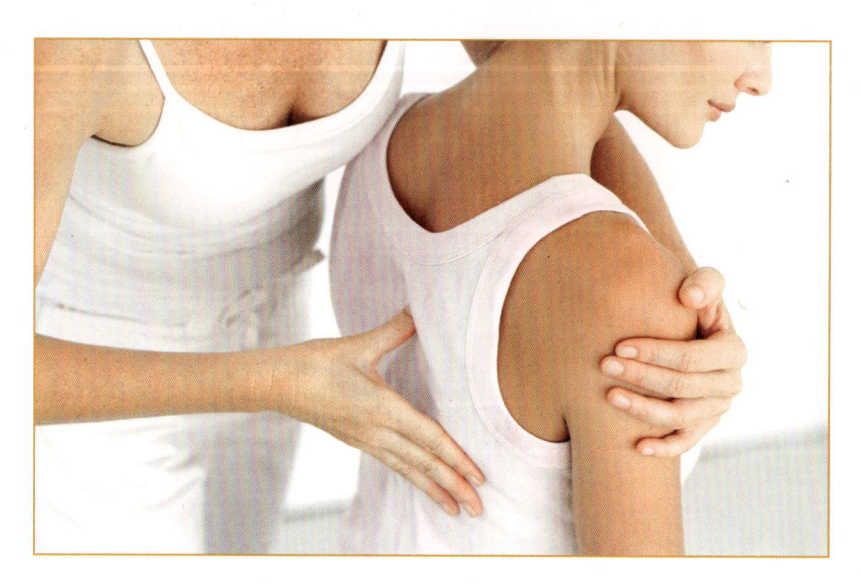

setzt, um den Fluss des Qi zu erleichtern. Auch in den alten chinesischen Massagetechniken Tuina und Anmo (Seite 168) spielt der Fingerdruck auf bestimmte Punkte eine wichtige Rolle. In China ist die Akupressur als Hausmittel gegen leichte Unpässlichkeiten wie Kopfschmerzen, verstopfte Nase oder leichte Verdauungsschwierigkeiten beliebt und verbreitet. Dr. Gabriel Stux, Vorsitzender der Deutschen Akupunkturgesellschaft, nennt als Hauptanwendungsgebiete leichte bis mittelschwere Schmerzzustände wie Kopfschmerzen, Gesichts- und Zahnschmerzen, Nacken-, Schulter- und Rückenschmerzen, Schlaflosigkeit, Nervosität, innere Unruhe, Übelkeit, Brechreiz, Seekrankheit, Verstopfung und Menstruationsstörungen. Für die Einschätzung möglicher Wirkmechanismen und hinsichtlich der Grenzen dessen, was man mit den Forschungsmethoden der westlichen Medizin beurteilen kann, gilt für Akupressur und verwandte Verfahren wie Jin Shin Jyutsu Ähnliches wie für die Akupunktur und prinzipiell auch dasselbe wie für alle berührenden und massierenden Verfahren (Seite 161). Da es sich dabei um praktisch nebenwirkungslose Methoden handelt, steht der Verwendung als Hausmittel bei leichten Befindlichkeitsstörungen oder als zusätzliche Behandlung zu einer ärztlich verordneten Therapie nichts im Wege.

Jin Shin Jyutsu

Die Gründungslegende des Jin Shin Jyutsu erinnert an die von Reiki (Seite 171) und enthält viele Anknüpfungen an Japans mythologische Welt. Auch beim Jin-Shin-Jyutsu darf die Rolle des meditativen Rückzugs auf einen Berg nicht fehlen. Der Legende zufolge litt Jiro Murai (1886–1961) unter einer lebensbedrohlichen fieberhaften Erkrankung und zog sich eine Woche in die Berge zurück. Dort habe er Heilung und tiefe Inspiration erlebt und wollte die heilenden Kräfte weiter erforschen. Die von ihm entwickelte Methode nannte er Jin Shin Jyutsu. Jin heißt Tugend, Shin Göttlichkeit und Jyutsu Kunst. Eine Übersetzung von Jin Shin Jyutsu ist „Die göttliche Heilkunst, die durch den mitfühlenden Menschen wirkt". Durch die Amerikanerin Mary Burmeister (1918–2008) gelangte die Methode Mitte der 1950er Jahre in den Westen.

Pannenhilfe für den menschlicher Körper?

Das Konzept von Jin Shin Jyutsu geht – wohl in Anlehnung an das Leitbahn-Konzept der TCM – davon aus, dass eine universelle Lebensenergie durch den Körper zirkuliert und durch bestimmte innere oder äußere Einflüsse blockiert werden kann. Jin Shin Jyutsu-Praktizierende gehen von 26 „Sicherheits-Energieschlössern" aus, die über den ganzen Körper verteilt seien. Durch Berührung der entsprechenden Punkte an der Körperoberfläche sollen Blockaden aufgespürt werden. Der Behandelnde soll dann durch das Auflegen von Fingerspitzen beider Hände – Mary Burmeister verglich sie mit den beiden Starterkabeln bei der Kfz-Pannenhilfe – auf bestimmte Körperstellen die Energie wieder zum Fließen bringen. Nimmt er das „rhythmische Pulsieren der Sicherheitsenergie wahr", dann zeige dies, dass „Harmonie und Gleichgewicht" wiederhergestellt sind.

Die Sprache, mit der Burmeister diese Vorgänge beschrieb, mutet teilweise sehr mechanistisch an. Ob die dabei zugrunde liegenden Konzepte aus der Physik richtig verstanden wurden, ist fraglich. So lässt sich beispielsweise die Vorstellung von einer „blockierten Energie" beim besten Willen nicht mit den Erkenntnissen der Physik in Einklang brin-

Back to the roots und energiemedizinische Anleihen bei Wilhem Reich

Eine Variante des Jin Shin Jyutsu ist Jin Shin Do. Es wurde von der US-amerikanischen Psychotherapeutin Iona Marsaa Teeguarden entwickelt. Teeguarden war Schülerin von Burmeister und später von Dr. Haruki Kato, dem Nachfolger von Jiro Murai. Teeguarden hat sich – angeblich im Sinne der ursprünglichen Methode von Murai – wieder stärker an das traditionelle System der chinesischen Medizin angelehnt, mit Leitbahnen, fünf Wand-

lungsphasen und den klassischen Akupunkturpunkten. Außerdem integrierte Teeguarden Übungen aus dem Qigong und Teile aus der umstrittenen Psychologie von Wilhelm Reich (1897–1957).

Dementsprechend nennt Teeguarden ihre Methode auch Bodymind Acupressure, was man als körperlich-mentale Akupressur übersetzen könnte. Jin Shin Do ist den Methoden der Energiemedizin (Seite 154) zuzurechnen.

gen, weder der klassisch Newton-Mechanik noch der modernen Quantenphysik. Vielleicht ist das aber gar nicht entscheidend, sondern es handelt sich einfach um Bilder als unbeholfene Umschreibung von etwas, was letztlich gar nicht in Worten ausgedrückt werden kann. Wo die alte chinesische Medizin Bilder aus dem Alchemie-Labor verwendete (Seite 213), kommen die bildhaften Vergleiche heute eben aus der Autowerkstatt.

Jin Shin Jyutsu und das davon abgeleitete Japanische Heilströmen können ebenso wie die Akupressur als Selbst- und Fremdbehandlung durchgeführt werden. Ähnlich wie beim Shiatsu (Seite 169) wird in der Regel am bekleideten Körper gearbeitet.

Massage – mehr als Muskelkneten

Das gezielte Bearbeiten des Körpers mit den Händen zählt zu den ältesten Behandlungsverfahren der Menschheit. Eines der frühesten schriftlichen Dokumente, in dem die Massage im medizinischen Zusammenhang erwähnt ist, stammt aus China, nämlich der vermutlich über 2 000 Jahre alte Klassiker des gelben Ahnherrschers (Seite 98). Auch auf Tongefäßen aus der ägyptischen und griechischen Antike ist der Vorgang der Massage dargestellt. Das deutsche Wort Massage wurde erst Ende des 18. Jahrhunderts aus dem gleichbedeutenden französischen masser entlehnt und geht wohl auf das arabische massa zurück, was berühren, betasten, heißt. Auch sprachwissenschaftlich gibt es Hinweise auf morgenländische Ursprünge der wohltuenden Knetung.

In der Tat spielen Massagetechniken und Massage-ähnliche Techniken in der traditionellen Medizin ganz Asiens eine wichtige Rolle. Sie dienen überwiegend der vorbeugenden Gesundheitspflege. In der Behandlung von Krankheiten werden sie meist in Kombination mit anderen Verfahren eingesetzt. In China und Japan ist es das Fließen der „nährenden Dämpfe" Qi (Seite 140), in Indien die Lebenskraft Prana (Seite 205), die mit einer solchen Behandlung beeinflusst werden sollen. Massiert wird nicht nur mit den Händen, sondern auch mit Ellenbogen, Knien und Füßen.

Asia-Massage auf Kassenrezept? Die Kosten für Massagen übernehmen Krankenkassen in der Regel, wenn sie ärztlich verordnet sind und der Behandlung einer Erkrankung des Bewegungsapparates dienen, wie bei Schmerzen der Wirbelsäule, Muskeln oder Gelenke. Nur staatlich geprüfte Masseure und Physiotherapeuten dürfen auf Kassenrezept massieren. Viele davon praktizieren asiatische Behandlungsalternativen oder kombinieren diese mit klassisch westlichen Methoden. Dann können sie auch asiatische Massagen abrechnen. Einige Krankenkassen bieten Kurse in asiatischen Verfahren wie etwa Shiatsu an.

„Einrenken" der Halswirbelsäule ist lebensgefährlich

Massage ist ein sehr nebenwirkungs- und risikoarmes Verfahren, sieht man von Extremvarianten wie der chinesischen Feuermassage ab. Das trifft grundsätzlich auch auf die in diesem Kapitel beschriebenen asiatischen Massagestile zu. Von einem sollten Sie jedoch unbedingt Abstand nehmen: schnelle, chiropraktische Manipulationen an der Halswirbelsäule, meist eine kurze Drehung durch den Masseur, oft gefolgt von einem Knacken. Ein Geräusch, das so manchem einen Schauer über den Rücken jagt.

Solche Manipulationen können schweren Schaden anrichten, wie auch das Ausüben von ungewöhnlich starkem Druck, z. B. durch den Einsatz des vollen Körpergewichts des Masseurs oder die Bearbeitung der Wirbelsäule mit den Füßen. Bisher nicht entdeckte Defekte an Bandscheiben, Wirbelkörpern oder Blutgefäßen können dem Patienten dann zum Verhängnis werden. Es kam schon zu jahrelang anhaltenden, Schleudertrauma-ähnlichen Nackenschmerzen über Nervenschäden bis hin zu zwar seltenen, aber verheerenden Folgen wie Querschnittslähmung oder Schlaganfällen mit Lähmungen und Sprachstörungen oder gar Todesfolge. Fragen Sie Ihren Masseur also lieber vor Beginn der Behandlung, was er genau mit Ihnen vor-

hat, und weisen Sie ihn ausdrücklich darauf hin, dass Sie mit chiropraktischen Manipulationen der Halswirbelsäule nicht einverstanden sind. Asienreisende können sich dafür eine entsprechende Redewendung zurechtlegen, z. B. auf Englisch:
Please note that I disagree with and distance myself from all and any chiropractic applications involving sudden twisting and stretching movements as well as the application of considerable pressure through body weight such as the use of the feet by the practitioner.

Vorsichtige lassen sich das schriftlich bestätigen oder verschieben die Behandlung bis auf die Rückkehr nach Hause, wo ihnen wieder ein staatlich geprüfter Masseur oder Physiotherapeut und der Rat eines Orthopäden zur Verfügung steht. Besonders hoch ist das Verletzungsrisiko an der Halswirbelsäule. Aber auch im Brust- und Lendenwirbelbereich können chiropraktische Manipulationen

schädigen, besonders, wenn versäumt wurde, sich durch geeignete bildgebende Untersuchungverfahren der Wirbelsäulen-Stabilität zu vergewissern.

Übrigens wird bei chiropraktischen Verfahren kein ausgerenktes Gelenk eingerenkt, sondern durch eine schnelle Dehnung des Muskel- und Bandapparats das Zusammenspiel von Nerven, Muskeln und Gelenkkapseln in ein neues Gleichgewicht gebracht. Was bei einem solchen Eingriff knackt, ist unklar.

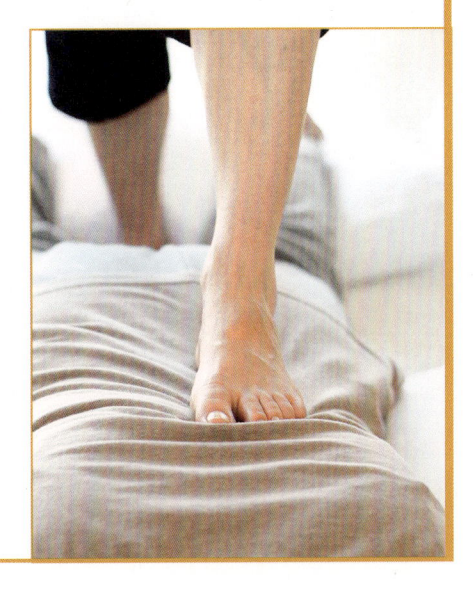

Asiatische Masseure bearbeiten ihre Kunden nicht nur mit den Händen, sondern beispielsweise auch mit Ellenbogen, Knien und Füßen.

Dieses Kapitel beschränkt sich auf die Beschreibung der Massage in vier asiatischen Medizintraditionen, die hierzulande eine gewisse Bekanntheit und Beliebtheit erfahren, wohl wissend, dass das nur eine kleine Auswahl der vielfältigen Massagekultur Asiens ist. Unerwähnt bleiben dabei etwa die Besonderheiten der Massage in Thailand, Korea oder Vietnam. Dort finden sich allerdings in aller Regel die Elemente von Massagetechniken wieder, die für indische, tibetische oder chinesische kennzeichnend sind, wenn auch in länderspezifisch etwas anderer Gewichtung und Kombination. So kann man in der Thai-Massage beispielsweise Elemente aus der ayurvedischen Massage und aus einer buddhistisch geprägten Medizin wiederfinden, wie sie in Tibet praktiziert wird.

Massage – nicht nur warme Stirngüsse

Auf keiner Wellnesshotel-Broschüre und auf keinem Indienreiseprospekt darf er fehlen: Der berühmte Stirnguss mit warmem Öl, der vielen als Inbegriff von Ayurveda gilt. Ayurveda auf eine warme Stirnölung zu reduzieren, ist in etwa so, als wolle man die westliche Medizin mit Aspirin® gleichsetzen. Bei der Pancakarma-Behandlung stellen der Ölguss – meistens nicht nur über die Stirn, sondern den ganzen Körper – und die darauffolgende Massage die angenehmeren Abschnitte dar. Den Kern der Pancakarma-Behandlung bilden Verfahren, die der Entgiftung dienen sollen, wie etwa Einläufe oder das gezielt hervorgerufene Erbrechen. Die Massage diente, ebenso wie Schwitzkuren und andere eher angenehme Anwendungen, lediglich der Vorbereitung auf solche ausleitenden Verfahren, hat sich aber mittlerweile – besonders im südindischen Kerala – als eigenständige Methode entwickelt, die wahlweise mit praktisch allen anderen Behandlungsformen kombiniert wird.

Einreibung zum Ausgleich der Doshas

Hinweise auf die große Bedeutung der Massage, besonders für den Erhalt der Gesundheit, finden sich bereits in den antiken Medizintexten Indiens, wie etwa in Sushrutas Kompendium. Vaghbatas „Herz der acht Glieder" rechnet die Selbstmassage zumindest von Kopfhaut, Ohren und Füßen sogar zu den empfohlenen täglichen Prozeduren, ebenso wie die sportliche Betätigung. Vaghbata schreibt der Massage Wirkungen gegen das Altern und gegen Müdigkeit zu. Sie soll den Dosha

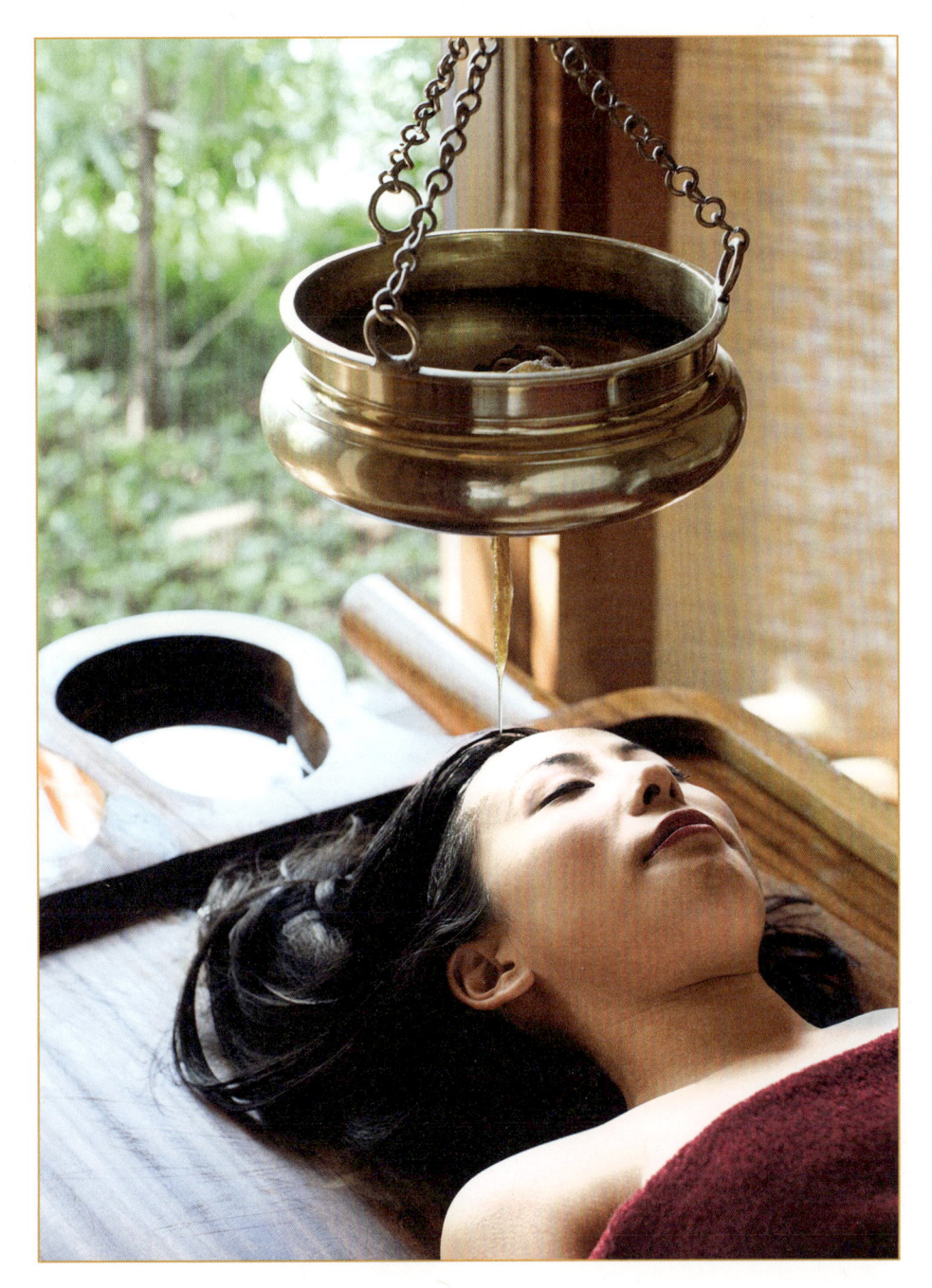

Der Stirnguss mit warmem Öl ist nur eine von sehr vielen ayurvedischen Methoden.

Vata (Wind) (Seite 49) ausgleichen, die Sehkraft stärken, die Leibesfülle, Vitalität und gutes Aussehen fördern. Ungeeignet sei die Massage wiederum im direkten Anschluss an abführende Maßnahmen oder bei Verdauungsstörungen. Auch bei „Menschen voller Kapha (Schleim)" rät Vaghbata von Massage ab. Das ist wohl auf der Ansicht begründet, der Dosha Kapha begünstige Fettleibigkeit und das würde durch die nährende Qualität des Massageöls gefördert. Durch die Wahl bestimmter Öle könne man diesen Effekt aber vermeiden. Nach genauen Beschreibungen von Massagetechniken oder bildhaften Darstellungen sucht man in den alten Schriften vergeblich. Vielleicht wurde das Entscheidende mündlich weitergegeben oder vorgemacht. Heute werden in Indien sehr unterschiedliche Techniken und Konzepte vermittelt. Dabei gibt es große regionale Unterschiede. In der Regel spielt aber der Ausgleich der Doshas eine zentrale Rolle; in manchen Varianten werden zusätzlich bestimmte Vitalpunkte berücksichtigt, wie die Chakren aus dem Yoga. Andere Techniken sind wiederum der Akupressur oder Tuina sehr ähnlich.

Individuelle Öl-Zubereitung in stundenlanger Handarbeit

Wie jedes Klischee birgt auch der Ölguss ein Körnchen Wahrheit: In der Tat legt die ayurvedische Medizin viel Wert auf die Zubereitung der Öle und Essenzen, mit denen der Patient während der Massage großzügig eingerieben wird. Die genaue Technik der Massage tritt demgegenüber eher in den Hintergrund oder dient nur dazu, das Massagemittel in die Haut einzuarbeiten. Die individuelle Zubereitung eines Massageöls kann Stunden bis Tage in Anspruch nehmen. Die Zutaten werden je nach gewünschter Wirkung auf die Doshas variiert. Bei der Navarakkiz-

Links: Charakteristisch für die ayurvedische Massage ist die üppige Verwendung kostbarer Öle.

Rechts: Bei einer beliebten Variante werden Stoffsäckchen mit Kräutern oder auch mit gekochtem Milchreis verwendet.

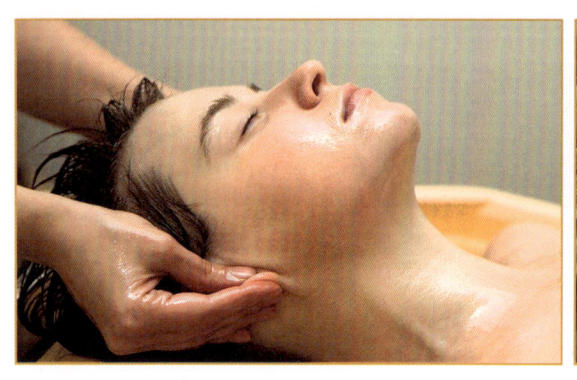
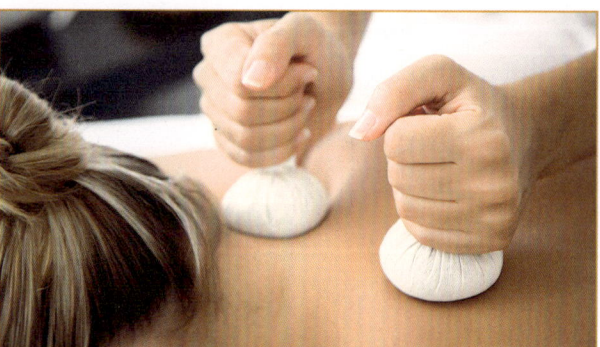

hi-Massage wird mit Stoffbeutelchen massiert, die gekochten Milchreis enthalten. Als Dhara wird die Technik bezeichnet, bei der eine Flüssigkeit, das heißt Öl, oder unterschiedliche Zutaten in Milch oder Buttermilch gekocht, aus einem Gefäß auf den Körper des Behandelten rinnt. Abhyanga ist eine Ganzkörpermassage – oft durch mehrere Massierende gleichzeitig. Es gibt auch Trockenmassagen, etwa für Menschen mit fettiger Haut. Dazu wird entweder ein Seidenhandschuh verwendet, duftende Kräutersäckchen oder -pulver. Die Dauer einer ayurvedischen Massage kann sehr variieren, von 20 Minuten bis zu zwei Stunden.

Aus Sicht der westlichen Arzneimittelkunde ist eine gewisse Wirkung der äußerlich aufgetragenen ayurvedischen Mittel auf Hautfunktionen sowie Gewebedurchblutung und eine Entspannung der Muskulatur denkbar. Die Wärme des Öls könnte solche Effekte unterstützen. Es ist aber schwer zu sagen, was bei der ayurvedischen Massage letztlich am meisten Gewicht hat: Ist es die Wirkung der äußerlich aufgetragenen Essenzen, die Wärme des Öls oder ist es die Berührung durch die massierende Person mit all ihren körperlichen und seelischen Aspekten? Allein das Wissen darum, dass eigens für ihn ein teures Öl aufwendig zubereitet wird, dürfte zudem die Heilungserwartung des Patienten erheblich beflügeln und seine Bereitschaft erhöhen, die Behandlung als hilfreich im Bezug auf seine Beschwerden zu erleben (Seite 129).

Massage in der tibetischen Medizin

Viele Ähnlichkeiten lassen eine enge Verwandtschaft von tibetischer und ayurvedischer Massage vermuten. Wie in der indischen wird die Massage in der tibetischen Heilkunde vornehmlich als Maßnahme der vorbeugenden Gesundheitspflege verstanden. Dr. Khenrab Gyamtso, Dozent an der Tibetischen Medizinischen und Astrologischen Hochschule in Dharamsala, Nordindien, rechnet die Massage zusammen mit medizinischen Bädern und Umschlägen zu den sanften der ergänzenden Therapien. Bei bestimmten Krankheiten stellt sie nach Auffassung tibetischer Ärzte die wirksamste äußerliche Therapie dar. Der Hauptnutzen soll darin liegen, „dass sie das Leben verlängert, die Sinnesorgane schärft und die Haut glatt und strahlend macht". Sie soll die Qualität von Sperma und Blut verbessern sowie Alterskrankheiten, Angstzuständen, Schlaflosigkeit, Ermüdung und rLung-Krankheiten (Seite 60) entgegenwirken. Auch die Gegenanzeigen erinnern an ayurvedische Empfehlungen: So soll Massage bei Verdauungsschwierigkeiten, Bad-kan-Krankheiten, Ödemen und Vergiftungen nicht angewendet werden.

Der Auswahl des geeigneten Mittels – Öl oder Salbe – wird in der tibetischen Massage eine mindestens so hohe Bedeutung beigemessen wie in der indisch-ayurvedischen. Manche Fachleute meinen, die Auswahl des verwendeten Mittels in der tibetischen Massage sei sogar wichtiger als die Technik. Man unterscheidet dabei zwischen 13 Massageölen und 14 medizinischen Salben. Bei bestimmten Behandlungen werden ausgewählte Punkte am Körper mit unterschiedlichen Pflanzenpasten in einer bestimmten Reihenfolge massiert. Auch Massagen mit Kräutersäckchen, die vorher in warmes Öl getunkt wurden, sind beliebt.

Da die tibetische Massage vor allem dazu dient, das medizinische Öl in die Haut einzureiben, ist sie in der Regel sehr sanft und verwendet überwiegend Streichbewegungen. Die Massagedauer variiert zwischen einer halben und zwei Stunden.

Chinesische Massage – Tuina und Anmo

In die Massagemethode Tuina sind viele Elemente des nährenden Qigong, Qigong yangsheng (Seite 69), eingeflossen. Bei Tuina geht es wie beim Qigong darum, das Gleichgewicht von Yin und Yang wiederherzustellen. Dabei wird das Zusammenspiel der fünf Wandlungsphasen berücksichtigt, der Fluss von Qi und Blut soll – bei Tuina durch gezielte Massage – angeregt und Xie-Qi, schlechtes Qi, ausgetrieben werden. Die Leitbahnen und Punkte, die dabei massiert werden, und deren Position entsprechen nicht immer genau den in der Akupunktur verwendeten. Zusätzlich werden Punkte außerhalb der Leitbahnen, sogenannte Ashi-Punkte massiert. Das chinesische Wort Ashi ist wie das Deutsche Aua oder Autsch eine lautmalerische Schmerzäußerung. Punkte, die beim Draufdrücken schmerzen, zeigen nach Verständnis der chinesischen Medizin Orte des gestauten Qi an.

Der Begriff Tuina setzt sich aus Tui = „mit der Hand schieben" und Na = „mit der Hand mit Kraft nehmen" zusammen. Genau genommen sind das zwei von acht Grundtechniken: Tui, Na, An, Mo, Gun, Qian, Da, Dong. Neben diesen Techniken können auch Vibrationsmassage, die Stimulation von Akupunkturpunkten mit dem Fingernagel sowie Ziehen, Schütteln oder Rotieren der Gliedmaßen zur Anwendung kommen. Es ist üblich, spezielle Massagestifte oder -roller zu verwenden. Eine chine-

Tui: schieben
Na: mit Kraft nehmen, ziehen
An: nach unten drücken oder schieben
Mo: reiben
Gun: rollen wie Wellen
Qian: heranziehen, „wie an einem Strick, an dem man einen Ochsen zieht"
Da: schlagen
Dong: bewegen

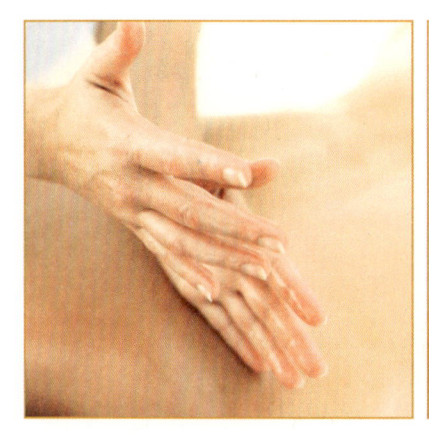
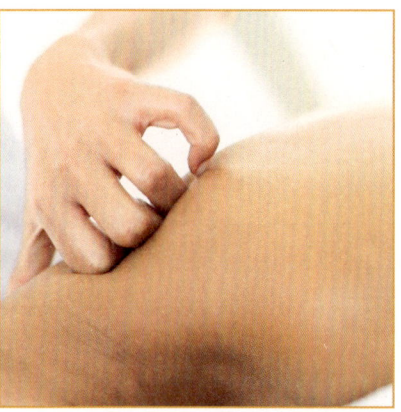

Ausgefeilte Massagetechniken wie etwa Handkantenschläge oder vibrierendes Kneifen spielen in der chinesischen Massage ein viel wichtigere Rolle als in der ayurvedischen oder tibetischen. Bei letzteren steht die Wirkung der Einreibe-Mittel wie Ölen, Salben oder Kräutern im Mittelpunkt.

Lassen Sie sich nicht flambieren!
Eine Variante von Tuina ist die chinesische Feuermassage. Brennender Kräuterschnaps wird auf den Patienten gegossen und die massierende Person löscht das Feuer mit den Händen. Die Technik lässt eine Verwandtschaft zu Moxibustion und Kauterisierung erahnen. Das Verfahren hat außerhalb Chinas nie recht Fuß gefasst und ist auch dort weitgehend aus der Mode gekommen. Selbst bei bereitstehendem Feuerlöscher ist von einem Behandlungsversuch aus unserer Sicht abzuraten. Wer es heiß mag, sollte lieber in die Sauna gehen. Auch heiße Umschläge sind eine sicherere Alternative.

sische Massage dauert je nach Indikation etwa 15 bis 45 Minuten. An Mo heißt drücken und reiben. In Südchina nennt man die traditionelle Massage eher Tuina, in Nordchina eher Anmo. Meist ist mit beiden Begriffen etwa dasselbe gemeint. Mancherorts werden aber als Anmo eher Selbstbehandlungstechniken und Akupressur bezeichnet, die von medizinischen Laien praktiziert werden. Tuina meint dann eine komplexere, meist ärztliche Form, die chiropraktische Maßnahmen und die Behandlung von ausgerenkten Gelenken und gebrochenen Knochen umfassen kann. Im Folgenden wird Tuina als allgemeiner Begriff für traditionell chinesische Massage verwendet.

Spezielle Massagemittel wie Kräuterzubereitungen auf der Basis von Pflanzenöl oder Milch kommen auch bei Tuina gelegentlich zur Anwendung, allerdings wird ihnen nicht so viel Bedeutung zugemessen wie bei den indischen und tibetischen Verfahren.

Shiatsu – Ein japanisches Verfahren zwischen Massage und bewegtem Qigong

Wie sehr die traditionelle Medizin Japans (Seite 39) von China aus geprägt wurde, zeigt sich beim Thema Massage. Ein amtlicher Kommentar aus dem Jahr 833 zum Yoro-Kodex beweist, dass damals äußerliche Therapie und Massage zu den Pflichtfächern des Medizinstudiums gehörten. Massage wurde als An-Ma bezeichnet und beruhte auf dem chinesischen Anmo. Der Begriff Shiatsu taucht im 20. Jahrhundert zum ersten Mal auf, und zwar im Titel des 1919 erschienenen Buchs Shiatsu-Ho des Japaners Tamai Tempaku, der Kenntnisse aus Tuina und Qigong – genauer gesagt den in Japan als Do-In geläufigen Daoyin-Übungen (Seite 212) – miteinander verband. Im Jahr 1925 stellte Toru Namikoshi ein differenziertes System der Shiatsu-Behandlung vor und gründete eine Shiatsu-Schule. Die heute am weitesten verbreiteten Shiatsu-Stile gehen auf das Zen-Shiatsu von Shizuto Masunaga (1925–1981) zurück, einem Schüler von Namikoshi. Masanuga erweiterte das Leitbahnen-System der chinesischen Medizin und betonte die Behandlung entlang der Leitbahnen stärker als die Massage einzelner Punkte.

Im Einklang mit dem Atemrhythmus des Klienten

Zu den Grundtechniken des Shiatsu gehören Druck mit der ganzen Hand oder den Fingern, Dehnungen sowie passive schwingende, schaukelnde oder rotierende Bewegungen. Der Behandelnde soll dabei möglichst wenig mit Muskelkraft arbeiten, sondern mit dem eigenen Körpergewicht und im Einklang mit dem Atemrhythmus des Klienten. Nach Shiatsu-Verständnis heißt es, der Behandler solle aus dem eigenen Dantian heraus arbeiten. Damit ist der unterste Dantian (Seite 213) aus dem Qigong, ein Qizentrum im Unterbauch, gemeint. Ähnlich wie bei Reiki betonen viele Shiatsu-Lehrer das daoistische Prinzip der Absichtslosigkeit – des Wu Wei seitens der behandelnden Person.

Dehnungen, bei denen die behandelnde Person ihr Körpergewicht einsetzt, gehören zu den Grundtechniken des Shiatsu.

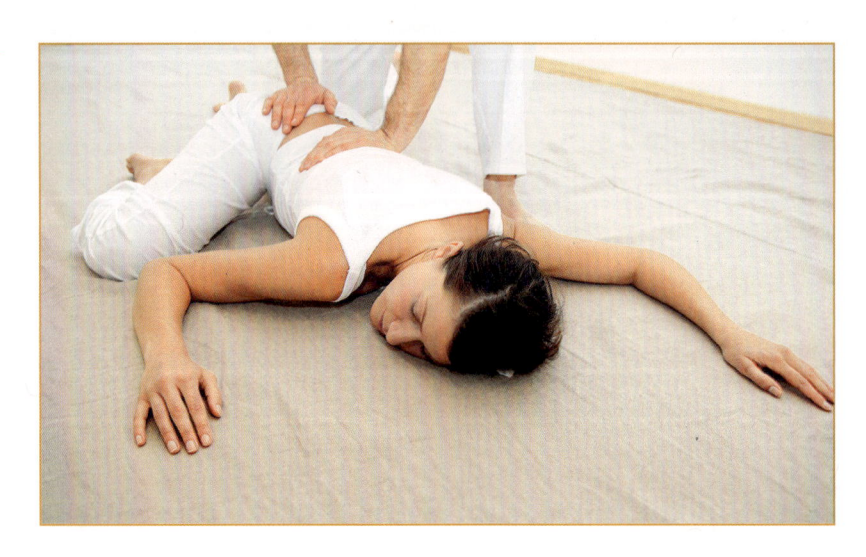

Wie läuft eine Shiatsu-Stunde ab?

Bei den meisten heute gängigen Shiatsu-Formen wird trocken – ohne Öl – gearbeitet. Anders als bei Tuina können Sie daher in der Regel Ihre Kleidung anbehalten. Für eine Shiatsu-Behandlung werden Sie zunächst aufgefordert, sich locker und entspannt hinzulegen, meistens auf eine Matte am Boden. Knie und Nacken werden mit einem Kissen abgestützt. Zu Beginn der Behandlung nimmt der Shiatsu-Therapeut mit seinen Händen Kontakt zu Ihnen auf und versucht, den Zustand Ihres Körpers unter den Aspekten von Yin und Yang und dem Fluss des Qi zu erspüren. Auf dieser Basis gestaltet er die Behandlung. Je nachdem, über welche Leitbahn er Sie behandeln will, bittet er Sie, sich auf den Bauch, auf eine Seite oder auf den Rücken zu legen oder sich hinzusetzen. Die Behandlung dauert etwa eine Stunde. Danach folgen einige Minuten Entspannungsphase und ein Gespräch, in dem Ihnen der Shiatsu-Therapeut Übungen oder Verhaltensempfehlungen mitgibt.

Reiki

Was heute im Westen gemeinhin unter Reiki verstanden wird, ist im Wesentlichen eine Methode der Handheilung. Der Behandler legt dabei seine Hände auf verschiedene Körperstellen des Patienten oder lässt sie darüber schweben. Genau genommen ist diese Hand-Heilmethode nur ein Teil von Reiki und heißt Tenohira, japanisch „Handteller".

Die Ursprünge – mehr als nur Handauflegen

Die Reiki-Methode wurde von Mikao Usui (1865–1929) entwickelt. Usui gehörte einer Samurai-Familie an und wurde von Kind an in den japanischen Kampfkünsten Daito ryo und Aiki jutsu unterrichtet, verwandt mit den Kampfkünsten Jiu Jitsu und Aikido. Bereits als Kind erhielt Usui regelmäßige Unterweisungen in einem Tendai-buddhistischen (Seite 39) Kloster. Daher ist es sehr wahrscheinlich, dass er schon früh mit Kiko, der japanischen Form des Qigong, vertraut war. Shugendo, ein 666 in Japan gegründeter Orden, der schamanistische, shintoistische, daoistische und buddhistische Sichtweisen in sich vereinte, übte vermutlich ebenfalls einen wichtigen Einfluss auf Usuis Weltsicht aus.

Erleuchtungserfahrung auf dem heiligen Berg

Um Usuis Lebenswerk und Lebensweg ranken sich viele Legenden. Eine Geschichte erzählt wie Usui nach einer längeren Periode der Meditation und des Fastens auf dem heiligen Berg Kurama eine Erleuchtungserfahrung machte. Daraufhin soll Usui die Heilkraft von Reiki entdeckt haben. Heute spricht vieles dafür, dass Usui die Reiki-Methode mit dem Ziel entwickelt hat, Menschen zu innerem Frieden und zur Erleuchtung zu führen. Die Fähigkeit, andere zu heilen, war möglicherweise nur ein Nebeneffekt. Auf ihrem Weg in die USA wurde die spirituelle Lehre Reiki immer mehr auf ihren Heilungsaspekt reduziert, als „Energiemedizin" (Seite 154) verstanden und mit Elementen aus Yoga und westlicher Esoterik angereichert. Das Interesse westlicher Reiki-Praktizierender galt mehr dem Erlernen bestimmter Heiltechniken als der meditativen Selbstergründung. Im Reiki wird, ähnlich wie im Buddhismus, der Übertragungslinie eine hohe Bedeutung beigemessen. Das heißt, man geht davon aus, dass das Wissen über Generationen von Menschen weitergetragen wurde, die dieses Wissen verkörpert und gelehrt haben. Sowohl die japanische als auch die westlichen Übertragungslinien von Reiki berufen sich auf eine lückenlose Übertragung der Lehre, beginnend mit deren Gründer, Mikao Usui, bis zu heutigen Lehrenden.

Die Fünf Elemente der Reiki-Methode

Frans und Bronwen Stiene, Gründer des International House of Reiki in Australien, beschreiben fünf Elemente der Reiki-Methode.

1. Die fünf Lebensregeln (Gokai): Von Usui ist überliefert, dass er seine Schüler anhielt, morgens und abends Folgendes zu rezitieren:

Gerade heute ..../ ... sei nicht ärgerlich. / ... sorge dich nicht. / ... sei dankbar. / ... arbeite fleißig. / ... sei freundlich zu deinen Mitmenschen.

Es wird vermutet, dass Usui diese Regeln dem 1915 in Japan erschienenen Buch von Dr. Bizen Suzuki „Prinzipien der Gesundheit" entnommen hat. Ihre Zielrichtung steht der buddhistischen Ethik sehr nahe, könnte aber auch auf konfuzianische Einflüsse hindeuten.

2. Die Einstimmungen (Reiju), auch Einweihungen oder Ermächtigungen: Im Rahmen eines Reiju-Rituals wird eine enge Verbindung zwischen Lehrer und Schüler aufgebaut. Im Westen ist dieses Ritual oft mit Vorstellungen von einer magischen Energieübertragung oder einer Öffnung von Energiekanälen verknüpft. Es ist allerdings unwahrscheinlich, dass das Usuis ursprünglicher Sichtweise entspricht.

Die sowohl in westlichen als auch in der japanischen Übertragungslinie autorisierte Reiki-Lehrerin Ute Wehrend-Segers beschreibt das Reiju-Ritual als etwas, das es dem Schüler ermögliche, sich mit der Quelle in sich selbst rückzuverbinden. Das entspricht einer mystischen Sicht, die im Mahayana-Buddhismus eine zentrale Rolle spielt, nämlich die Sicht, dass alles eins ist und Abgetrenntheit letztlich eine Illusion, die unser Geist erzeugt. „Keinesfalls gibt es [Reiju] dem Schüler irgendetwas Neues oder von ihm Verschiedenes", betont Wehrend-Segers. Ähnlich wie in tantrisch-buddhistischen Zuflucht- oder Segensermächtigungs-Ritualen scheint es auch bei Reiju eher darum zu gehen, zu erkennen, dass es die Trennung zwischen Lehrer und Schüler letztlich nicht gibt. In diesem Sinne kann und muss nichts von dem Lehrer auf den Schüler übertragen werden.

3. Symbole und Mantras (Jumon und Shirushi): Auch in diesem Teil der Reiki-Methode werden deren Wurzeln im Mahayana-Buddhismus deutlich. Manche Symbol-Schriftzeichen wiederum erinnern an daoistische Schutz- und Kraftzeichen. Jedes Reiki-Symbol ist einem bestimmten Mantra zugeordnet, das wiederum mit einem Buddha wie z. B. Amithaba oder der weiblichen Buddha Kannon in Verbindung steht. Die Symbole werden mit der Haupthand auf Gegenstän-

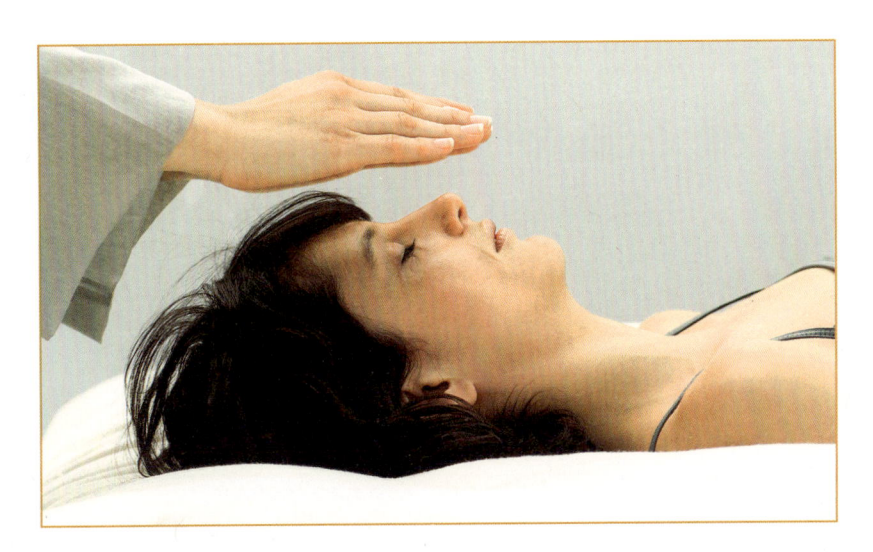

Der Behandler wählt die Körperregionen, über die er seine Hände hält, intuitiv aus oder er folgt einem bestimmten Schema.

Eines der Kraftsymbo-
le im Reiki ist dem
Buddha Avaloki-
teshvara gewidmet,
dem Buddha des
grenzenlosen Mitge-
fühls. Avalokiteshvara
wird auch in weibli-
cher Form verehrt, in
China als Guanyin
(Kuanyin, Gongcheng)
und in Japan als Kan-
zeon oder in der Kurz-
form Kannon. Im Reiki
ist das Symbol mit der
Bedeutung „Verbun-
denheit, Eins-sein"
der Göttin Kannon
gewidmet. Hier eine
Kannon-Darstellung
aus dem 19. Jahrhun-
dert (Sammlung für
Völkerkunde, Univer-
sität Zürich).

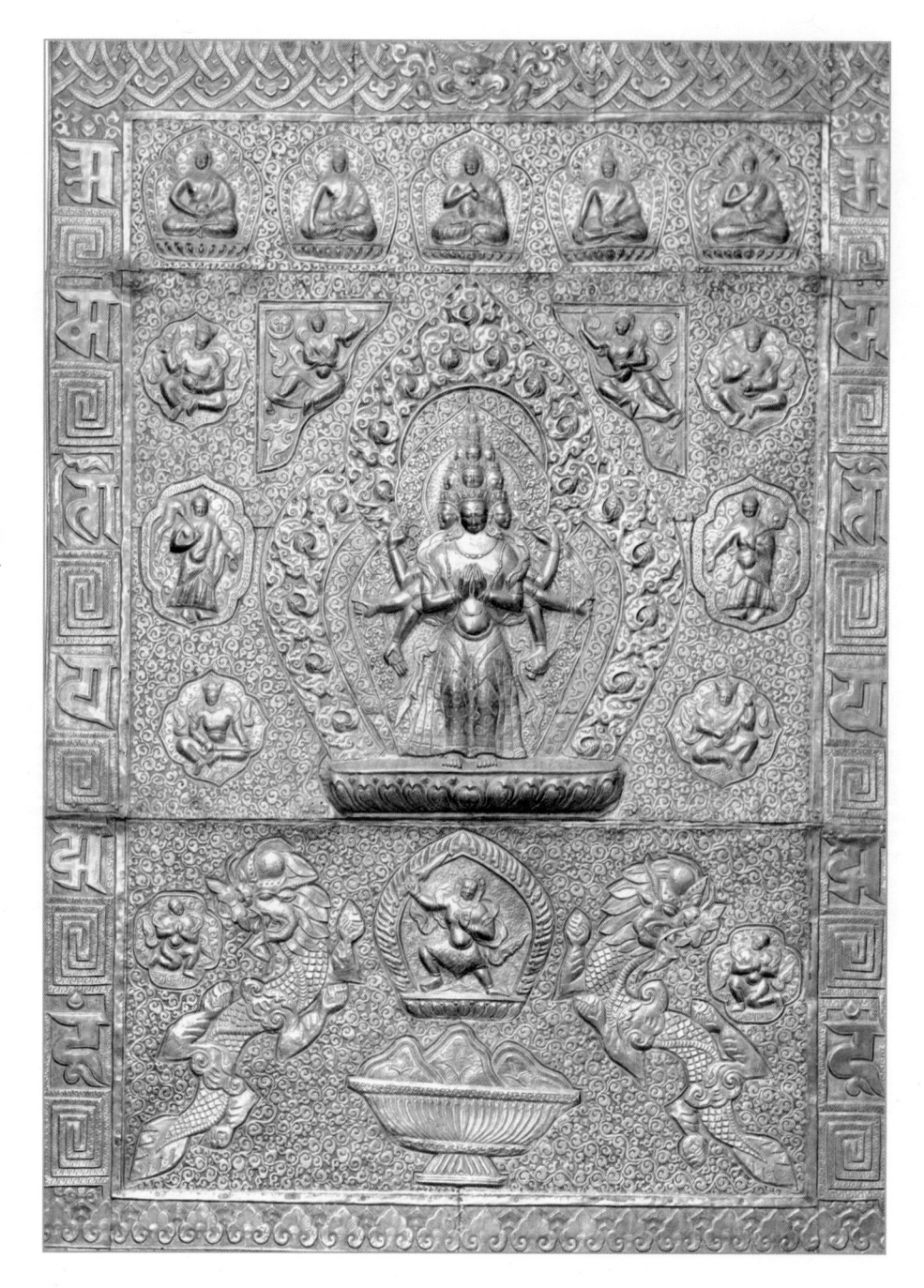

de, Körperteile oder in die Luft gezeichnet. Anschließend wird mit den Händen Reiki gegeben. Die diesen Praktiken zugeschriebenen Wirkungen sind vielfältig. Sie sollen beispielsweise vor Gefahren schützen, die Wundheilung begünstigen, Lebensmittel entgiften oder Stress auflösen. Ein eigenes Symbol und Mantra ist dem gewidmet, was in westlichen Reiki-Schulen als Fernheilung oder Fern-Reiki verstanden wird.

Die grundsätzliche Bedeutung dieses Symbols in Japan lautet „Verbundenheit, Eins-Sein". Darin zeigt sich ein Unterschied zwischen Reiki West und Reiki Ost, denn Reiki wird aus Sicht der japanischen Praktizierenden nicht in die Ferne gesendet. Vielmehr geht es in der japanischen Reiki-Tradition darum, mithilfe der Symbole und Mantras einen Bewusstseinszustand der mystischen Verbundenheit zu erreichen. „Wir werden eins mit dem Empfänger und in dieser tiefen Verbundenheit kann durch Reiki-Energie Heilung geschehen", erklärt Wehrend-Segers.

4. Handheilung (Tenohira): Da diese – zusammen mit der „Fernheilung" den Teil bildet, der hier meist unter Reiki verstanden wird, ist der nachfolgende Teil dieses Kapitels Tenohira gewidmet. Der Einfachheit halber wird dabei die im Westen gängige, wenngleich nicht ganz korrekte, Gleichsetzung von Tenohira und Reiki übernommen.

Die Hände werden im Verlauf der Behandlung über bestimmte Körperstellen gehalten oder sanft aufgelegt. Sie verbleiben einige Minuten dort. Dann wird eine andere Stelle gewählt. Bei der Auswahl der Körperregionen folgt der Behandler entweder seiner Intuition oder einem Schema, das sich an dem vorliegenden Gesundheitsproblem orientiert. Meist wird mit Positionen am Kopf begonnen. Weitere klassische Positionen liegen auf Brust, Bauch und Rücken, Zusatzpositionen an Hals, Beinen und Füßen. Zudem können bei lokalisierten gesundheitlichen Problemen, wie Schmerzen oder Verletzungen, die betroffenen Körperregionen einbezogen werden. Eine Selbstbehandlung ist möglich und wird in vielen Schulen den Behandlern als eine Art Training empfohlen.

Eine wichtige Grundannahme der Reiki-Heilkunst ist, dass der Behandelnde Qi nicht aus sich heraus erzeugt. Er soll vielmehr als Kanal für das universell vorhandene Qi wirken. Nach diesem Verständnis wird aus dem Reiki-Praktizierenden auch keine Energie abgezogen.

In der japanischen Reiki-Tradition werden drei Qi-Zentren unterschieden, die Diamanten. Der obere Diamant im Bereich der Stirn repräsentiert die geistige Ebene, das Himmels-Qi. Der untere Diamant, Tanden oder Hara, unterhalb des Nabels steht für das Erd-Qi und die körperliche Ebene. Der mittlere Diamant in der Mitte der Brust ist der Punkt, an dem der heilsame Ausgleich zwischen Himmels- und Erd-Qi erfolgen soll. Die Lage der drei Diamanten entspricht dabei ziemlich genau der Lokalisation der Dantians im Qigong (Seite 213).

5. Meditative Übungen zur Selbstreinigung und Selbstentwicklung (Kokyo-Ho): Zu den Meditationstechniken, die in der japanischen Reiki-Tradition praktiziert werden, zählen bestimmte Lichtvisualisierungen, Körperübungen und Atemtechniken sowie Methoden der meditativen Sammlung durch gezieltes Fokussieren der Aufmerksamkeit. Bei der Gassho-Meditation beispielsweise werden die Handflächen auf Brusthöhe aneinandergelegt. Der Aufmerksamkeitsfokus richtet sich auf den Punkt, an dem sich die beiden Mittelfinger-Kuppen berühren. Diese Geste tiefer Ehrerbietung, der Hingabe, der Sammlung und des Sich-Zentrierens wird in ganz Asien im religiösen Kontext verwendet und im Alltag als besonders respektvolle Form des Grußes. Eine ähnliche Bedeutung scheint das Falten der Hände in der christlichen Gebetstradition zu haben. Eine andere, asiatische Interpretation ist das Zusammenkommen von Gegensatzpaaren, die mit der linken und rechten Körperhälfte in Verbindung gebracht werden.

Für den Hunger nach Ritualen: Reiki in Esoterik-Sauce

Bei meiner Recherche bin ich auf eine Vielzahl von Reiki-Formen gestoßen. Unter den 230 Varianten – wahrscheinlich gibt es noch einige mehr – fanden sich so kurios klingende Namen wie Engelsflammen-Reiki, Christkind-Reiki, Ägyptisches Reiki, Erotik-Reiki, Alchemie-Reiki oder Elektrisches Reiki. Vermutlich wurde bereits jede esoterische oder spirituelle Technik, einmal im Westen aufgetaucht, mit Reiki kombiniert und daraus eine neue Form kreiert. Manche Reiki-Neuschöpfungen verorten ihre Kraftquelle bei populären Gurus wie Osho oder Amma. Andere beziehen sich auf Gottheiten oder Geistwesen aus unterschiedlichsten religiösen, spirituellen und spiritistischen Traditionen. Wieder andere kombinieren Reiki mit Astrologie, okkulten Techniken zur Ergründung früherer Leben oder Orakeln aus der Kristallkugel. Es ist fraglich, ob Usui seine Methode in den heutigen Reikiformen wiedererkennen würde. Der Begriff Reiki wird für alles verwendet, was im Entferntesten mit der angeblichen Beeinflussung von „Energien" zu tun hat. Sehr verbreitet ist die Durchmischung der Reikitechnik mit Ansätzen aus dem Yoga. So wurde das japanische und wahrscheinlich auf den Daoismus zurückgehende System der drei Diamanten – im Qigong Dantian – in den meisten westlichen Schulen durch das indische System der sieben Chakren ersetzt. Die Reiki-Meridianbehandlung scheint ein traditioneller Bestandteil der Methode zu sein. Dabei legt der Behandler seine Fingerspitzen auf bestimmte Punkte, die aus dem System von Akupunktur und Qigong stammen. Wie erwähnt, hat Usui diese Behandlungsvariante vermutlich aus Kiko, der japanischen Form des Qigong entnommen.

Wissenschaftlich plausibel?

Wäre Reiki einfach eine Methode der liebevollen Berührung, der Entspannung und der spirituellen Bewusstseinserweiterung, dann könnte das Kapitel hier enden. Da Reiki-Behandlungen und -Kurse aber vor allem im Westen mit allen Mitteln des Marketings für viel Geld als asiatische Heilmethode beworben und verkauft werden und weil es – oft selbsternannte – Reiki-Meister gibt, die für sich beanspruchen, so ziemlich alle Krankheiten vom Krebs über die Schizophrenie bis zum Filzlausbefall heilen zu können, notfalls via Fernheilung, erscheint ein kritischer Blick dringend notwendig. Da Reiki als universelle Energie beschrieben wird, glauben viele Reiki-Praktizierende, diese Energie sei mit den Methoden der modernen Physik nachweisbar. Je nach Ausrichtung wird dabei von biomagnetischen oder bioelektrischen Feldern gesprochen, manche sind der Ansicht, dass der menschliche Körper von einer biomagnetischen Aura umgeben sei, die man durch die Reiki-Behandlung beeinflussen könne. Es kursieren sogar Gerüchte über per Reiki „geheilte" Computer und die Quantenphysik ist eine beliebte Projektionsfläche für all das, was nicht messbar ist und doch wirklich erscheint. Indes, weder die Kirlianfotografie (siehe unten), noch physikalische Messverfahren konnten der Kraft Qi auf die Spur kommen. Es liegt sehr nahe, dass hier ein transkulturelles Missverständnis vorliegt: die mehr oder weniger naive Gleichsetzung des jahrtausendealten asiatischen Begriffs Qi mit „Energie" im Sinne der Physik.

Physikalisch darstellbare Aura? Um praktisch alle Gegenstände und alle Lebewesen herum finden ständig schwache elektrische Entladungen statt, die mit der Kirlianfotografie sichtbar gemacht werden können. Die Farbe der Entladungsmuster ändert sich je nach Stromstärke. Diese wiederum hängt von sehr vielen unterschiedlichen Faktoren

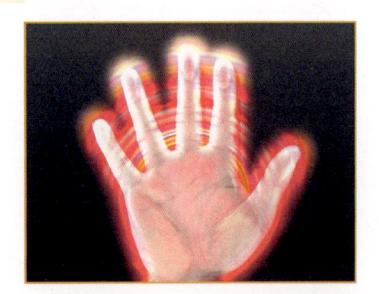

Aura, elektrische Entladungen sichtbar gemacht mit der Kirlianfotografie, keine geheimnisvolle kosmische Energie.

ab, wie Feuchtigkeit, Druck und Zusammensetzung der Umgebungsluft, die Nähe und physikalische Beschaffenheit anderer Gegenstände oder Personen sowie des sich entladenden Objekts selbst. Mit der „kosmischen Energie" oder einer geheimnisvollen Aura hat das nichts zu tun.

Viel plausibler erscheint die Annahme, dass eventuelle heilsame Effekte von Reiki über psychophysiologische Mechanismen vermittelt werden, ähnlich wie das für die Akupunktur ausgeführt wurde. Geht Reiki mit körperlicher Berührung einher, dann könnten die Effekte denen ähneln, die im Kapitel Massage diskutiert wurden. Wird die Hand ohne Berührung über den Patienten gehalten, dann könnten Konditionierungen und Erwartungen stärker im Vordergrund stehen.

Wenn Sie der Person Ihrer Träume zum ersten Mal im Restaurant bei Kerzenlicht gegenüber sitzen, wird das Herzklopfen schon deutlich stärker, wenn sich Ihre Hände noch nicht berührt, sondern nur angenähert haben. Voraussetzung ist, dass zumindest noch eine Kerze brennt, um das Geschehen erkennbar zu machen. Apropos: Auch das rechnende Pferd (Seite 152) konnte nur „rechnen", wenn es seinen Dompteur sehen konnte. Als weitere Sinneswahrnehmung, die das Gefühl der Annäherung befördert, kommt noch die Wärme der sich nähernden Hand in Frage. Nicht zu vergessen der Aspekt des Beziehungs-Kontextes (Seite 18), in dem die Nähe stattfindet. Letzterer dürfte die einzige plausible Erklärung für Phänomene sein, die von manchen Reiki-Praktizierenden als Fernheilung gedeutet werden: Bereits der Gedanke an das Treffen mit der geliebten Person bringt das Herz in Wallung. Der Kranke, der weiß, dass jemand an ihn denkt und mit ihm mitfühlt, erfährt unter Umständen eine Linderung seiner Angst und wachsendes Vertrauen, mit seiner Krankheit zumindest besser umgehen zu können. Die damit verbundene Stressreduktion kann mitunter den Krankheitsverlauf günstig beeinflussen. Und ob man dazu eine spezielle Technik wie Reiki benötigt oder ob es eine von vielen Möglichkeiten ist, Liebe und Verbundenheit über die Entfernung hinweg auszudrücken, ist sehr fraglich. Die einen mögen Fern-Reiki, die anderen bevorzugen Grußkarten oder einen liebevollen Telefonanruf, wieder andere kombinieren vielleicht alle drei.

Ein Indiz dafür, dass der Wirkmechanismus von Reiki ein psychophysiologischer sein könnte, ist die Beobachtung, dass die „Reiki-Meister", die nicht für sich beanspruchen, alle Krankheiten garantiert heilen zu können, oft an erster Stelle über positive Erfahrungen mit Reiki in der

Behandlung von Schmerzerkrankungen, Schlaf- und Verdauungsstörungen berichten, Krankheiten, bei denen die Psyche oft eine entscheidende Rolle spielt. Bei psychischen Erkrankungen wie Depressionen und Angststörungen beteuern Reiki-Praktizierende die Wirksamkeit der Methode. Psychophysiologische Effekte sind meist komplex und subtil. Sie entziehen sich oft einer detaillierten Beobachtung und Analyse. Aspekte der Beziehung zwischen Behandelndem und Patient verdienen dabei besondere Beachtung.

Wichtige Vorsichtsmaßnahmen

Wenn Sie es mit Reiki versuchen wollen, sei es als Meditations- oder Entspannungstechnik, sei es, um herauszufinden, ob Sie Ihr allgemeines Wohlbefinden damit steigern können, dann empfehlen wir Ihnen die Beachtung folgender Vorsichtsmaßnahmen: Erkundigen Sie sich genau, welche Ausbildung die Person hat, von der Sie sich behandeln lassen wollen. Leiden Sie unter Beschwerden, bei denen Sie nicht sicher ausschließen können, dass sie auf eine körperliche oder psychische Erkrankung hinweisen, dann suchen Sie den Rat eines Arztes oder Psychotherapeuten.

Fragen Sie Ihren Behandler:
- Welche Form von Reiki praktiziert er?
- Wo hat er diese gelernt?
- Ist er Mitglied in einer nationalen oder internationalen Reiki-Vereinigung?
- Wenn ja, in welcher?
- Gehört er einer religiösen Gruppierung an, der Sie nicht vertrauen oder die Ihren eigenen religiösen Überzeugungen widerspricht?
- Schließt diese Reiki-Form andere Behandlungsmethoden mit ein?

Manche Reiki-Behandler werden Ihnen das Blaue vom Himmel versprechen. Dabei und selbstverständlich auch für andere Heilverfahren gilt die Faustregel: Je voller jemand den Mund nimmt, desto mehr Skepsis ist angesagt. Niemand kann jemals garantieren, mit irgendeiner – vielleicht noch so wirksamen – Methode einen bestimmten Menschen zu heilen.

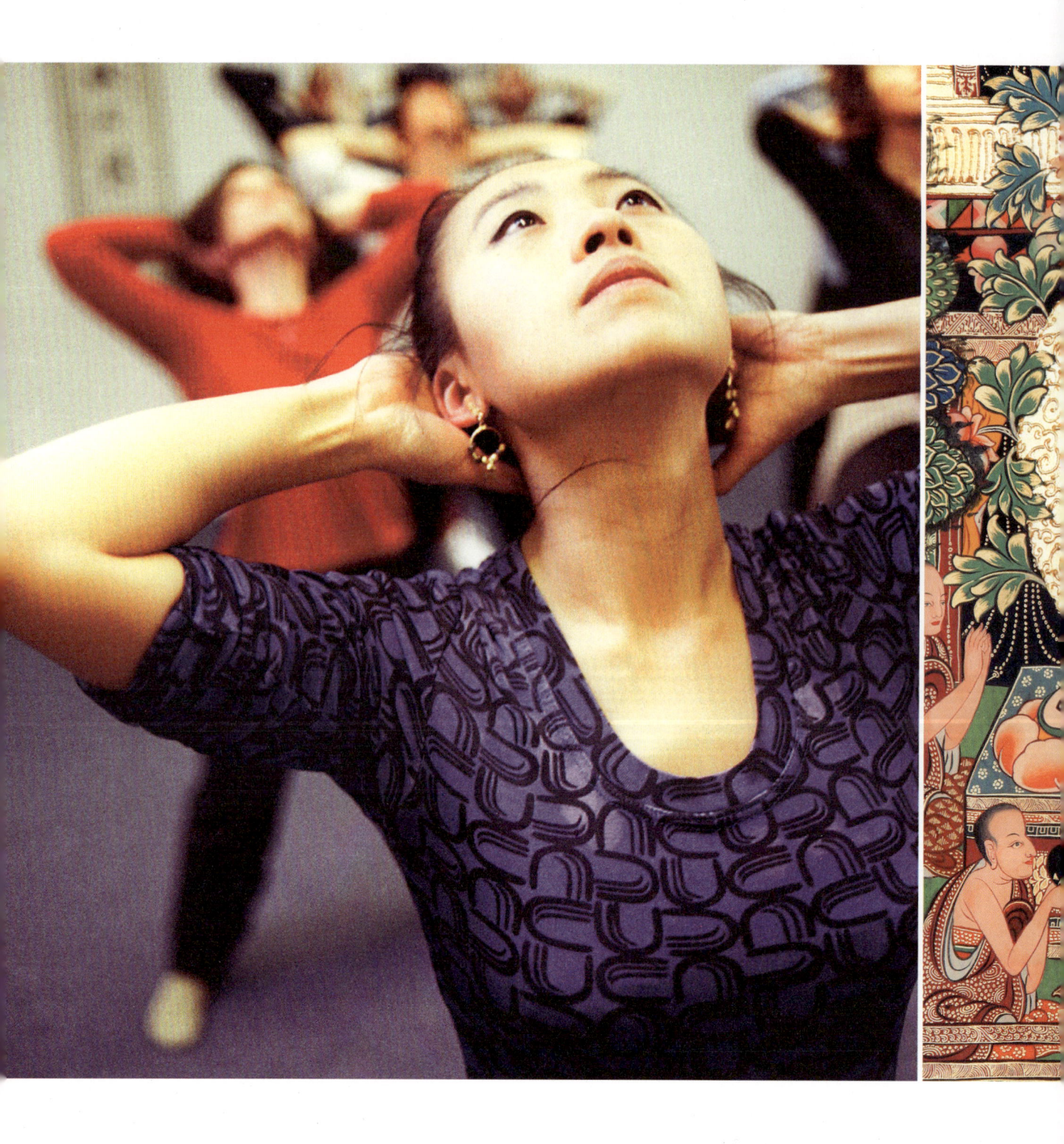

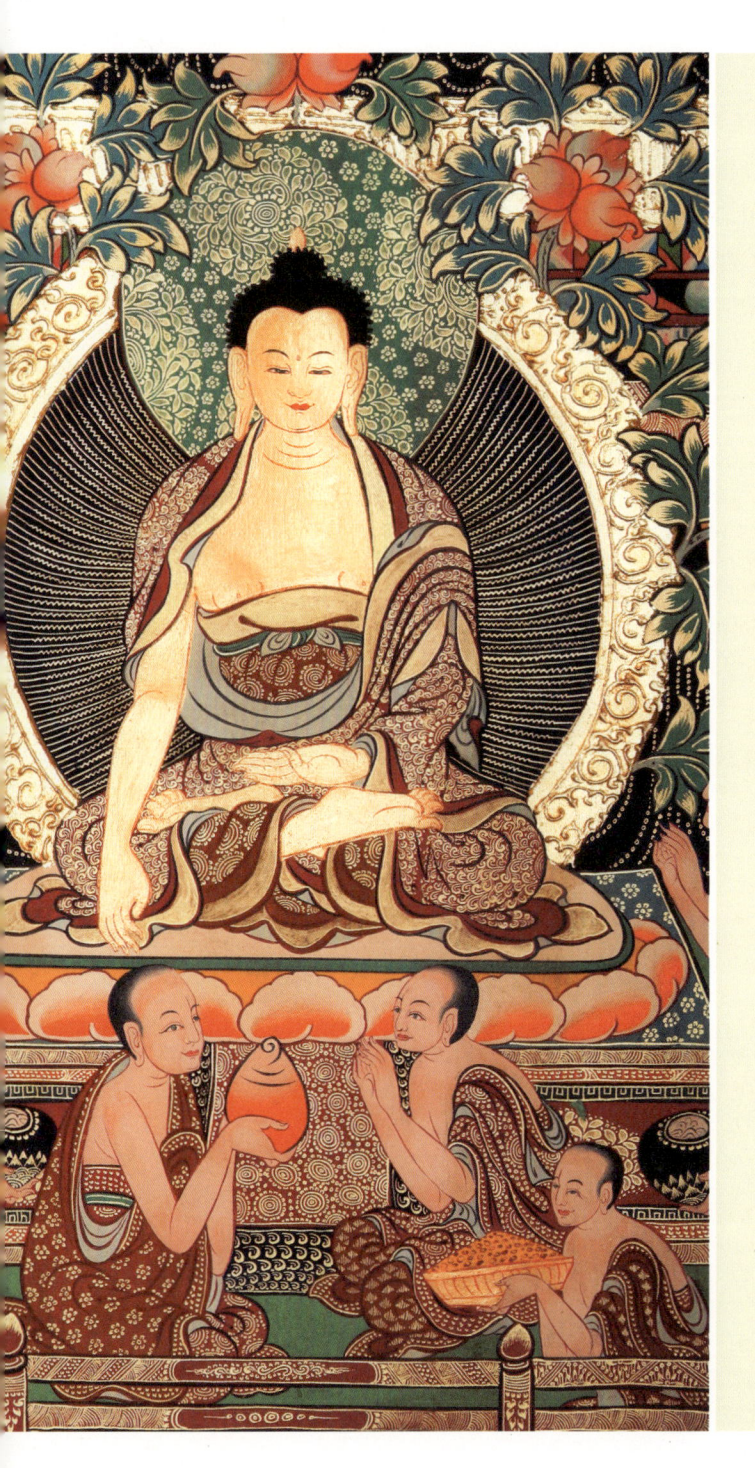

Meditation und Entspannung

Stilles Sitzen im vollen Lotussitz, Körper und Geist zur Ruhe kommen lassen, das ist eine Form der Meditation, aber eben nur eine. Meditation kann sehr viel mehr bedeuten. Wenn man den Begriff sehr weit fasst, dann haben Sie sicher schon öfter meditiert. Zum Beispiel, wenn Sie beim Hören Ihrer Lieblingsmusik, alles um sich herum vergessen konnten. Kinder meditieren in diesem Sinne oft, weil sie noch über die Gabe verfügen, in einer Tätigkeit aufzugehen, ohne sich ablenken zu lassen. Diese Fähigkeit kann man verlernen oder sich darin üben. Um die Methoden, die dafür zur Verfügung stehen, geht es hier.

Was ist Meditation?

Es würde nun den Rahmen des Kapitels um ein Vielfaches überschreiten, wenn auch nur die ganz groben Hauptrichtungen der asiatischen Denktraditionen und der darin praktizierten Meditationstechniken dargestellt werden sollten. Um uns der Frage anzunähern, was Meditation überhaupt ist, verwenden wir in diesem Kapitel den Buddhismus und einige der darin enthaltenen Meditationsformen als Beispiel. Wohl wissend, dass Meditation mehr ist. So sind zum Beispiel Yoga oder Qigong ebenfalls Meditation.

Antwortversuch am Beispiel Buddhismus

Schaut man in einer Buchhandlung über die Buchrücken des Bereichs Meditation und Buddhismus, fällt auf, dass die Mehrzahl dieser Bücher das Wort „Glück" im Titel führen. Aus Marketingsicht ist das verständlich. Über die Qualität erlaubt es aber keine Schlussfolgerungen, denn im günstigsten Fall wird einem beim Lesen solcher Bücher folgendes klar: Schaut man nach, worum es wirklich geht in den alten Schriften, dann ist das Glücksversprechen der Buchtitel, wenn auch nicht ganz falsch, so doch höchstens die halbe Wahrheit.

Die Ursprungslegende des Buddhismus ist ein gutes Beispiel dafür. So war es nämlich die Begegnung mit einem alten, einem kranken und einem toten Menschen, die vor 2 500 Jahren den jungen, reichen Prinzen Siddharta Gautama aus seinem ausschweifenden Leben jäh herausgerissen haben soll. Plötzlich sah der verwöhnte Prinz, dass sein bisheriges Leben in Saus und Braus nicht ewig dauern würde, und dass Leben auch Leiden und Vergänglichkeit bedeutet.

Das selige Lächeln eines Wanderasketen soll es dann gewesen sein, was ihn darauf hoffen ließ, dass es im Leben doch noch etwas anderes gäbe als materielle Reichtümer, etwas Beständiges und Tragfähiges. Siddharta machte sich daraufhin auf die Suche nach diesem „Etwas". Nach vielen Jahren der Wanderschaft und strengster Askese stellte er fest, dass auch diese ihm nicht aus dem ewigen Kreislauf von Glück und Leid heraushalf und er führte daraufhin ein maßvolles, aber nicht mehr übertrieben asketisches Leben. Schließlich erlangte Siddharta im nordindischen Bodhgaya unter einem Baum sitzend „volles Erwachen".

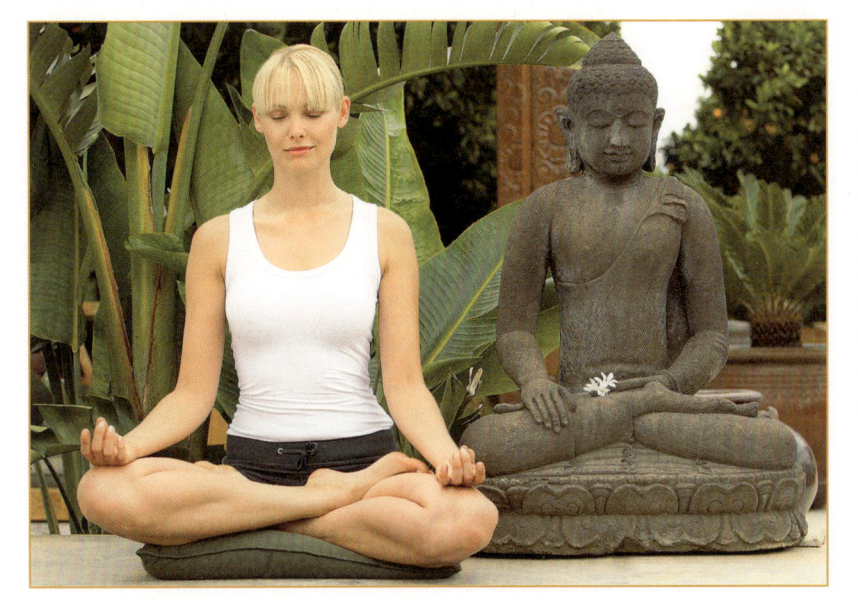

Sich wie ein Buddha hinsetzen, die Augen schließen und unverzüglich mit seligem Lächeln dahinschmelzen. So stellen sich viele Menschen im Westen Meditation vor. Angenehme Zustände in der Meditation setzen aber beharrliches, jahrelanges Üben voraus und treten auch dann nicht auf Knopfdruck ein.

Erwachen im buddhistischen Sinn wird weniger treffend als Erleuchtung bezeichnet. Was es genau ist, könne man, so buddhistische Texte, nicht in Worten ausdrücken und jemand, der es nicht selbst erfahren habe, könne es sich nicht vorstellen. Aus Mitgefühl entschloss sich Siddharta Gautama, nach seinem Erwachen Buddha Shakyamuni genannt, zu predigen. Den alten Sutren zufolge beschäftigte sich seine erste Lehrrede mit dem Leiden und seinen Ursachen. Die erste Wahrheit Buddhas hieß: Es gibt Leiden. Punkt. Da wird nichts beschönigt.

Buddha als Arzt

Buddha wird oft mit einem Arzt verglichen und er stellt seine Diagnose auf Basis der Fakten: Es gibt Leiden. Er unterscheidet acht Arten von Leiden.

Der Arzt Buddha fragt als Nächstes nach der Krankheitsursache und das nennt man im Buddhismus die zweite Wahrheit: Das Leiden hat eine Ursache.

Mit der dritten Wahrheit stellt er die Prognose und die lässt hoffen: Wir können uns vom Leid befreien.

Die vierte Wahrheit schließlich nennt das Heilmittel: Es gibt einen Weg dahin, den achtfachen Pfad. Die Essenz dieses Pfades fasst der

Acht Arten von Leiden:

1. Geburt ist Leiden.
2. Altern ist Leiden.
3. Krankheit ist Leiden.
4. Sterben ist Leiden.
5. Verlieren, was man gerne hat, ist Leiden.
6. Nicht bekommen oder erleben, was man gerne möchte, ist Leiden.
7. Bekommen oder erleben, was man nicht möchte, ist Leiden.
8. Nie sicher sein vor zukünftigen Leiden ist Leiden.

Prognose: Voraussichtlicher Verlauf einer Krankheit und deren Heilungschancen.

Buddha mit den Worten zusammen: „Tue Gutes, meide das Böse und kläre deinen Geist." Mit dieser Methode soll eine Heilung von den drei Geistesgiften, Gier, Hass und Verblendung, in die Wege geleitet und damit die Ursache des Leidens behoben werden. Wer nicht mehr dauernd alles anders haben will, als es ist, und nicht mehr krampfhaft versucht, die Dinge festzuhalten, die er haben will, erlebt eine immer tiefer gehende Befreiung, so die Verheißung des Buddhismus. Ein Schlüssel dazu ist das Einüben von Achtsamkeit (Seite 194) und heilsamem Handeln, getragen von Mitgefühl mit sich selbst und anderen.

Der achtfache Pfad umfasst folgende Elemente:

rechte Einsicht

rechte Einstellung

rechtes Handeln

rechte Rede

rechter Lebenserwerb

rechtes Bemühen

rechte Achtsamkeit

rechte Sammlung

Das ist nicht als Leiter gedacht, an der man sich Schritt für Schritt hochhangelt, sondern wird als Rad mit acht Speichen dargestellt, von denen jede einzelne das Gesamtgefüge mit trägt.

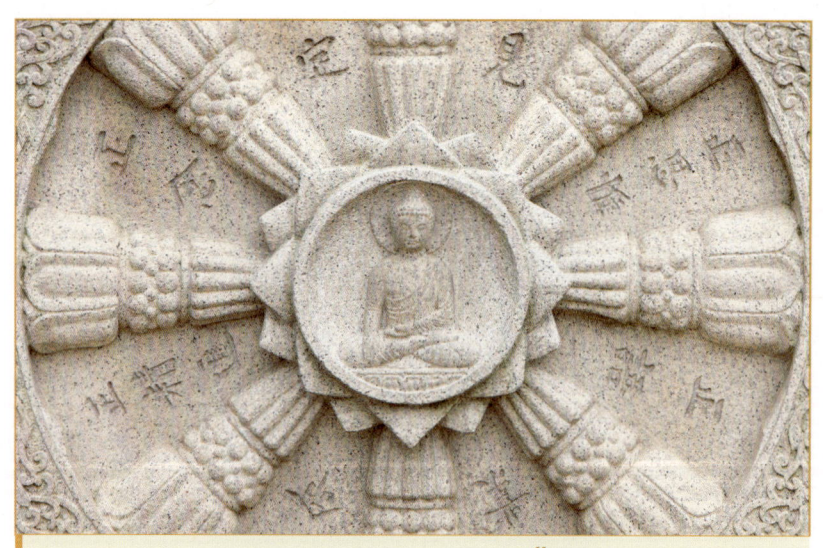

Dalai Lama: „Das Leiden an Ängsten beruht auf verzerrter Wahrnehmung."

„In der buddhistischen Psychologie ist Angst zunächst ein normaler Teil unseres Geistes, der zu Wachheit und Spannung beitragen kann", erklärt der Dalai Lama. Leiden Menschen aber unter Ängsten, dann beruhe dieses Leiden auf einer falschen Sichtweise, einer verzerrten Wahrnehmung der Wirklichkeit. Der Biochemiker und buddhistische Mönch Matthieu Richard illustriert das an einem Beispiel: Wenn Sie eine Felswand wütend anschreien und beschimpfen, dann können Sie sehr unterschiedlich mit dem Echo Ihrer Eskapade umgehen. Jeder, der sich klar darüber ist, dass die Felswand nichts von ihm will, wird über das Phänomen lachen. „In unserer Verblendung verhalten wir uns allerdings oft wie jemand, der mit jedem Schimpfwort, das vom Felsen zurückkommt, immer aufgebrachter wird. So schaffen wir durch unsere verzerrte Sichtweise Leiden", erklärt Richard.

Im Buddhismus wird darauf hingewiesen, dass Gefühle, die aus dem entstehen, was wir erleben, nicht im Objekt stecken, sondern unsere emotionale Antwort sind. Dass heißt, der Wohlgeschmack steckt nicht im Kuchen. Und wenn uns jemand nervt, dann ärgern wir uns.

Es heißt, man könne lernen, diese Mechanismen mit der Zeit zu erkennen, nach und nach heilsamere Reaktionsweisen entwickeln und dadurch weniger leiden. Regelmäßige Meditation sei ein Weg aus diesen leidvollen Verstrickungen. „Allerdings gibt es die Erleuchtung nirgends umsonst, sondern nur durch beharrliches Üben", betont Richard.

Meditation und Medizin sind verwandt

Was heißt überhaupt Meditation? Diese Frage ist nicht so einfach zu beantworten. Unser deutsches Wort meditieren ist aus dem lateinischen Verb meditari entlehnt und man könnte es als „nachdenken, sinnend betrachten" übersetzen. Insofern liegt die eher umgangssprachliche Verwendung des Wortes, in der Art wie „über diesen Vertragsentwurf muss ich erst mal meditieren", gar nicht so weit neben der ursprünglichen Bedeutung, „geistig abmessen". Sie stammt aus der indogermanischen Wurzel med, was „messen, ermessen" heißt, aber auch die Bedeutungen von „wandern, abschreiten, abstecken" umfasst. Neben meditieren stammen noch eine Vielzahl anderer deutscher Worte von med ab. Darunter die Muße und der Medicus, der Arzt, genau genommen der „klug ermessende, weise Ratgeber".

In der christlichen Tradition war das, was heute unter Meditation verstanden wird, eher mit dem lateinischen Begriff contemplatio, Kontemplation, belegt. Diesen Begriff verwendeten die christlichen Mystiker für die tiefe Wesensschau, ein geistiges Schauen ohne Festhalten an Konzepten. Heute haben sich die Bedeutungen von „Meditation" und „Kontemplation" vermischt, teilweise sogar umgekehrt und „Meditation" dient heute als Überbegriff über beide. Als solcher wird der Begriff in diesem Buch verwendet.

Meditieren heißt üben, sich vertraut machen

Die buddhistischen Schriften fassen die meditativen Übungen unter dem Sanskrit- und gleich lautenden Pali-Begriff bhavana zusammen, das bedeutet „eine Entwicklung anstoßen", „kultivieren". Im buddhistischen Zusammenhang ist damit gemeint, dass mithilfe bestimmter Übungen ein offenes Herz und ein klarer Geist gedeihen können. In den tibetischen Schriften ist bhavana mit gom übersetzt. Das ist ein Wort aus der Alltagssprache und heißt etwa „sich mit … vertraut machen", „… lernen". Hier wird also der Aspekt der Meditation betont, der mit aktivem Üben und schrittweisem Lernen zu tun hat, so wie man ein Musikinstrument lernt oder Reiten. Regelmäßiges Üben wird in allen Traditionen als eine Grundvoraussetzung für Fortschritte auf dem spirituellen Weg angesehen. Ähnlich wie man Klavierspielen nicht lernt, indem man Partituren liest, lernt man die Meditation nicht alleine aus Büchern.

Wie und wo kann man meditieren lernen?

Wenn Sie Interesse daran haben, Meditation zu erlernen, dann steht Ihnen ein sehr vielfältiges Kursangebot zur Verfügung. Vorträge können ein guter Einstieg sein, wenn Sie zunächst einmal unverbindlich in eine bestimmte Richtung hineinschnuppern wollen. Wenn Sie dann ein gutes Gefühl haben, können Sie ein ein- oder zweitägiges Meditationsseminar besuchen und mit der regelmäßigen Praxis zu Hause beginnen. Viele Lehrer empfehlen, mit einer kurzen, etwa 10–15 Minuten, aber regelmäßigen Meditationspraxis zu beginnen und nach einigen Monaten langsam zu steigern. Die empfohlene Dauer einer Meditationssitzung variiert in verschiedenen Schulen erheblich. Sehr verbreitet ist eine Dauer von 25–30 Minuten, ein- oder mehrmals täglich. Mehrtägige Meditationsseminare können dazu dienen, die Praxis zu vertiefen, sich neu zu motivieren und Fragen mit dem Lehrer zu klären.

Wie lange es dauert, bis Sie mit genügend Übung „richtig" meditieren können, kann Ihnen niemand sagen. Ein Grund dafür ist, dass das
Bestreben, es richtig zu machen, bereits ein Hindernis für das Meditieren darstellt. Trotzdem kann man es üben. Die Fortschritte hängen von
sehr vielen inneren und äußeren Faktoren ab. Vielleicht stellen Sie erst
nach ein paar Jahren regelmäßiger Praxis und nur rückblickend fest,
dass Sie ein bisschen ausgeglichener sind, ruhiger auf schwierige Situationen reagieren, weniger Angst oder Wut erleben oder zufriedener und
geduldiger mit sich und anderen geworden sind.

Stilles Sitzen ist nur eine von vielen Formen

Der Begriff Meditation wird oft mit der Vorstellung verknüpft,
dass jemand im Lotussitz für eine längere Zeit regungslos verharrt. Zwar
gibt es buddhistische Schulen, wie das Soto-Zen, in denen das stille Sitzen die bestimmende Meditationsform ist. Trotzdem ist es nur eine von
sehr vielen Formen und in der Regel wird sie ergänzt, etwa durch Gehmeditation. Hier nur fünf Beispiele gängiger Formen:

Stille Meditation Kann im Lotussitz – padmasana – oder Schnei-
dersitz auf einem Meditationskissen praktiziert werden, aber auch sitzend, liegend oder stehend. Der Körperhaltung wird je nach Meditati-
onsschule mehr oder weniger Bedeutung beigemessen. Man kann mit
oder – was viel schwieriger ist – ohne Meditationsobjekt meditieren. Ein
gängiges Objekt, auf das die Aufmerksamkeit fokussiert wird, ist das He-
ben und Senken der Bauchdecke bei frei fließendem Atem. Gegenstände, auf die man den Blick richtet, können ebenfalls als Objekt dienen.

Gehmeditation Man geht dabei alleine oder in der Gruppe in viel-
fachen Wiederholungen eine festgelegte Bahn. Unterschiedliche Geh-
tempos sind möglich. Als Meditationsobjekt dient z. B. das Spüren des
Bodens mit den Fußsohlen.

Geleitete Meditation Dazu nimmt man eine stabile und entspannte Haltung ein und wird von der anleitenden Person durch die Meditation geführt. Bei einer Form, der analytischen Meditation, kann man
einer Frage systematisch auf den Grund gehen, etwa anhand eines
konkreten Erlebnisses aus dem Alltag, das man sich noch einmal ver-
gegenwärtigt. Mit etwas Vorübung in meditativer Sammlung kann
man dann seine spontanen Gedanken und Gefühle beobachten. Mit einiger Übung kann man solche analytischen Meditationen selbständig
durchführen.

Sprechen oder Singen von heiligen Texten Ein Großteil der alten indischen Weisheitstexte sind in Versform abgehalten und viel mehr als poetische Rezitationstexte gedacht denn als akademische Lehrtexte. Sehr verbreitet ist die häufig wiederholte Rezitation von Mantren. Das sind kurze Anrufungen an eine bestimmte Gottheit oder an das Potenzial des Erwachens. Eine weitere Form ist das Singen oder Tönen einer heiligen Ursilbe wie die Silbe OM. OM, AUM ausgesprochen, wurde bereits 500 v. Chr. in den Upanishaden als jener Klang beschrieben, der das gesamte Universum umfasst. In späteren Formen des Vedanta und im Buddhismus steht OM für den nichtdualen Aspekt der Wirklichkeit und die Natur des Geistes. Dass Klänge und Musik das Herz öffnen können, ist eine sehr alte Weisheit und wird z. B. in der Musiktherapie genutzt.

Visualisierung Dabei kann man sich vor seinem geistigen Auge den Anblick von Buddha oder einer bestimmten Gottheit ins Bewusstsein rufen. Im Hinduismus gibt es Visualisierungstechniken, die dazu dienen sollen, sich der heilenden Kraft einer Gottheit zu öffnen. Im tantrischen Buddhismus werden die visualisierten Buddhamanifestationen als Spiegel der eigenen Buddha-Natur verstanden, das heißt, der in allen Menschen vollkommen vorhandenen Fähigkeit, zu erwachen. Heilsame Kräfte, wie sie von Buddha Amithaba oder von der weiblichen Buddha Tara ausgehen sollen, werden als verschiedenfarbiges Licht visualisiert.

Reiseführer durch die Welt des Buddhismus

Die Welt des Buddhismus ist vielfältig und die unterschiedlichen Lehrtraditionen erscheinen mitunter verwirrend. Hier ein paar häufig verwendete Begriffe zur Orientierung:

Ganz grob kann man die buddhistischen Schulen in drei Hauptrichtungen einteilen: früher Buddhismus, Mahayana und Vajrayana.

Diese drei Richtungen sind in eben dieser Reihenfolge auseinander hervorgegangen.

Die jüngeren enthalten die Kernaussagen der älteren Schulen, die aber teilweise neu interpretiert werden. Sie werden auch als die drei Fahrzeuge bezeichnet, die zum Ufer des Erwachens tragen sollen:

Theravada, „Schule der Alten", ist die einzige der 18 Schulen des frühen Buddhismus, die es noch gibt. Theravada beruft sich überwiegend auf die Lehrreden von Buddha Shakyamuni. In den jüngeren Schulen wird der Theravada-Buddhismus – eher abwertend – als Hinayana, „kleines Fahrzeug" bezeichnet. Damit wird darauf angespielt, dass das volle Erwachen aus Sicht der alten Schule nicht potenziell für alle Wesen erreichbar ist, sondern nur für eine kleine Schar besonders begnadeter und fleißig übender Adepten; in den Frühzeiten des Theravada war damit die klösterliche Gemeinschaft, Sangha, gemeint. Der Theravada-Buddhismus wird heute vor allem in Süd- und Südostasien praktiziert. Eine im Westen verbreitete Theravada-Strömung nennt sich Vipassana.

Das Mahayana, „großes Fahrzeug", geht davon aus, dass alle Wesen bereits Buddhas sind, also in ihrem wahren Kern schon erwacht. Die Übungen haben die Aufgabe, zu dieser Erkenntnis zu führen. Die Motivation ist die des Bodhisattva, „erwachtes Wesen", der aus Mitgefühl gelobt, so lange nicht ins Nirvana einzugehen, bis alle Wesen befreit sind. Hauptverbreitungsgebiete des Mahayana sind Ost- und Zentralasien. Der japanische Zen-Buddhismus, der im chinesischen Chan-Buddhismus wurzelt, und der japanische Tendai-Buddhismus, der im chinesischen Tientai wurzelt, sind Formen des Mahayana.

Eine besondere Ausformung des Mahayana ist das Vajrayana, „Diamantfahrzeug" auch tantrischer Buddhismus genannt. Die mystische Sicht des Vajrayana geht davon aus, dass letztlich alles als Übungsweg zum Erwachen dienen kann. Elemente aus dem vorbuddhistischen Volksglauben, Rituale, Mantren und bildhafte Darstellungen von Buddhas und Gottheiten werden – immer mit dem Hinweis auf die Mahayana-Weisheit der sunyata, „Leerheit" (Seite 227) – in den Vajrayana-Formen verwendet. Diese Formen haben sich vor allem in der Himalayaregion, der Mongolei, den angrenzenden Gebieten Zentralasiens und zu einem geringeren Teil in China und Japan durchgesetzt. Das Vajrayana

Nirvana: Auslöschung, Ende des leidvollen Kreislaufs von Geburt und Tod.

wird auch Lamaismus ge-
nannt. Das tibetische Wort
Lama bedeutet „Lehrer/Lehre-
rin". Der Begriff Lamaismus
kommt daher, dass dem Lama
im tibetischen Vajrayana eine
besonders hohe Bedeutung
beigemessen wird. Der Begriff
ist zwar nicht abwegig, aber
doch irreführend, da der tibetische Buddhismus nicht nur
aus Lama-Verehrung besteht.

Ruhiges Verweilen und tiefe Einsicht

Meditation wird wie Kette und Schuss bei einem Gewebe von
zwei Grundaspekten getragen, die – je nach Meditationstechnik – unterschiedlich stark betont sein können: Auf Sanskrit heißen sie samatha
und vipassana. Samatha bedeutet ruhiges Verweilen. Ein Bild dafür ist
ein Glas mit trübem Wasser. Wenn man es ständig in Bewegung hält,
bleibt es trüb. Stellt man es hin, kommt das Wasser nach ein paar Sekunden zur Ruhe. Lässt man es dann noch eine Weile stehen, dann sinken
alle Verunreinigungen langsam auf den Boden. Das Wasser wird
schließlich klar. Das Bild steht dafür, wie sich der Geist letztlich von allei-

Eine gewisse Neugier und Experi-
mentierfreude ist schon notwendig, um sich selbst auf einem
Meditationskissen wiederzufinden
und tief aus dem Bauch heraus
AAAAH oder HUUUUM zu tönen.
Frauen scheinen solchen meditativen und körperbetonten Methoden gegenüber aufgeschlossener
zu sein als Männer. Manche Mütter und Väter kennen so etwas
schon vom Geburtsvorbereitungs-
kurs. In Yoga- oder Meditations-
kursen sind Frauen in der Regel
deutlich in der Überzahl.

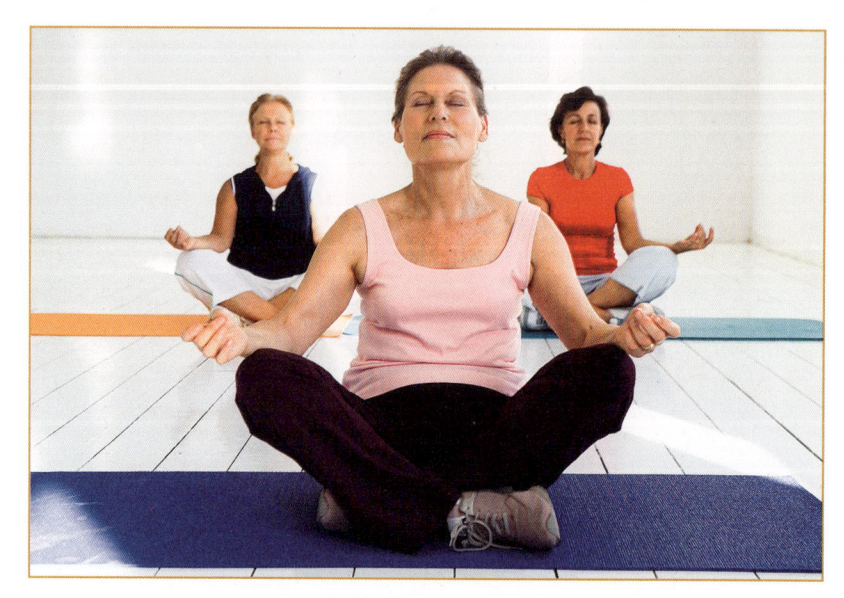

ne klärt, wenn man sich ruhig hinsetzt und aufhört, dauernd herumzu-
zappeln, äußerlich und mit zunehmender Übung auch innerlich in einen
Zustand der Ruhe findet. Was man erreicht, ist nicht etwa ein schläfriger
Dämmerzustand, sondern im Gegenteil ein Zustand entspannter Wachheit und Achtsamkeit. Das wurde mit modernster Hirnforschungs-Tech-
nik belegt: Wenn Geübte sich in einen Zustand tiefer samatha begeben,
dann schwingen alle Teile ihres Gehirns im Gleichtakt der Gamma-Akti-
vität, einer bestimmten Hirnwellen-Frequenz, die mit sehr hoher Wachheit und Aufmerksamkeit einhergeht.

Die Klärung des Geistes durch samatha ist eine Voraussetzung für
vipassana, das heißt tiefe Einsicht oder tiefes Schauen. Vipassana hat
unterschiedliche Aspekte, die je nach buddhistischer Schule mehr oder
weniger stark betont werden. Zum einen ist damit die Einsicht in die drei
Daseinsmerkmale gemeint. Das heißt, man erkennt, dass alle Phänomene unbeständig sind, nicht dauerhaft zufrieden stellen und nicht aus sich
selbst heraus existieren. Ein anderer Aspekt von vipassana ist, dass man
den Raum entdeckt, in dem alle Gedanken, Gefühle und Wahrnehmungen entstehen, man entdeckt – so heißt es – die Natur des Geistes.

Kann Meditation heilen?

„Buddha als Arzt", „sprachliche Verwandtschaft von Meditation
und Medizin", das führt zu der Frage, ob Meditation sich auch gesund-
heitlich positiv auswirkt – sei es auf psychische oder körperliche Leiden.

Die meisten Meditationsformen sind dafür gedacht, spirituelle
Reifung zu kultivieren, und nicht, Krankheiten zu heilen. „Buddha als
Arzt" ist ein Bild, eine religiöse Metapher für jemand, der alles heilen
kann, was uns leiden macht. Andererseits wird Krankheit im ganz realen
Sinn – vom Schnupfen über Kopfschmerzen bis zum Krebs – als eine der
acht Leidensformen genannt und in der stark buddhistisch geprägten
Medizin Tibets gelten die drei Geistesgifte als die drei Krankheitsursachen. Wer Befreiung von Gier, Hass und Verblendung erreicht, müsste
damit Krankheit vermeiden können. Oder leidet er nur nicht mehr so
sehr unter der Tatsache, dass er krank werden kann? Dazu gibt es unter
Buddhisten in Ost und West sehr unterschiedliche Auffassungen. Die
Vorstellung, dass eine erwachte Person vor allen schädlichen Einflüssen
auf der Körperebene gefeit ist, widerlegte bereits Buddha Shakyamuni
höchstpersönlich und unfreiwillig: Er starb an einer Fleischvergiftung.

Heilende Effekte auch aus Sicht der Wissenschaft?

Wie wirkt Meditation auf der Ebene des Körpers und der Biologie? Die Liste der Wirkungen auf körperliche Prozesse, die überwiegend an gesunden Versuchspersonen gefunden wurden, ist lang. So konnte die Ausschüttung von Stresshormonen reduziert, bestimmte Prozesse der Immunabwehr aktiviert und die Wundheilung beschleunigt werden. Das sind allerdings alles Wirkungen, die auch durch die Gabe eines Placebos erreicht werden können.

Ob die biologischen Effekte von Meditation also auf der Meditation selbst beruhen oder vielmehr auf der Erwartung, dass sie hilft, lässt sich schwer sagen. Zudem sind die Effekte methodisch außerordentlich schwer zu untersuchen, weil man kaum nur zum Schein meditieren kann, ohne es selbst zu merken … Tatsache ist, dass Meditation auf Psyche und Körper wirkt. Auch wenn man nicht genau weiß, warum und wie. Die Frage, ob Meditation als Behandlung für bestimmte psychische oder körperliche Erkrankungen taugt, kann mangels geeigneter Studien bislang nicht beurteilt werden (Seite 251).

Noch komplizierter wird es, wenn man versucht, den Wechselwirkungen zwischen Körper und Seele auf die Schliche zu kommen. Psychische Gesundheit und Lebensfreude entfalten eine enorme Schutzwirkung auf den Körper. Aber auch andersherum können körperliche Faktoren zu mehr psychischem Wohlbefinden beitragen. Für den Faktor Bewegung wurde das bereits in mehreren Studien belegt. Sport senkt das Stresshormonlevel und lindert die Symptome psychischer Erkrankungen wie Depressionen oder Angststörungen.

Dass die Körperhaltung nicht nur Ausdruck der seelischen Verfassung sein kann, sondern diese auch beeinflusst, wissen nicht nur Körpertherapeuten und Hirnforscher, sondern wusste schon der mittelalterliche Gelehrte und christliche Heilige Thomas von Aquin, der sagte: „Gesundheit ist weniger ein Zustand als eine Haltung. Und sie gedeiht mit der Freude am Leben."

Meditation erfordert eine stabile Psyche. Seriöse Meditationslehrer betonen, dass Meditation kein Ersatz für Psychotherapie ist. Meditieren setze eine gewisse psychische Stabilität voraus, denn in der Meditation können durch den Blick nach innen auch unangenehme und verdrängte Erfahrungen und Gefühle noch einmal deutlicher zum Vorschein kommen. Eine gute Anleitung und der Austausch mit anderen

Meditierenden können über manche schwierige Phase hinweghelfen. Dr. Jack Kornfield, amerikanischer Psychologe, Psychotherapeut und Meditationslehrer, warnt außerdem davor, die Sitzpraxis, mit ihrer Betonung auf Konzentration und Loslösung, dazu zu verwenden, „sich weiter zu verstecken und den Geist regelrecht von den schwierigen Bereichen des Herzens und des Körpers abzutrennen".

„Man muss seinen Verstand nicht an der Tür abgeben"

In allen Beziehungen zwischen Lehrenden und Lernenden, Heilenden und Suchenden, Priestern und Gläubigen sind Machtgefälle und Abhängigkeit im Spiel. Das kann unproblematisch sein, wenn es beiden hinreichend bewusst ist, sie bereit sind, Verantwortung für sich selbst zu übernehmen und Grenzen zu respektieren. Seitens der „Mächtigeren" kann die Abhängigkeit missbraucht werden, in sexuelle oder finanzielle Ausbeutung münden oder in geltungssüchtige Größenphantasien.

Die buddhistische Meditationslehrerin Sylvia Wetzel betont: „Man muss seinen Verstand nicht abschalten, wenn man sich in ein Meditationsseminar oder ein Retreat begibt."

Bereits in den alten buddhistischen Schriften wird empfohlen, den Lehrer sehr eingehend zu prüfen, bevor man sich für ihn entscheidet. Zur Prüfung können unter anderem die ethischen Leitlinien des Buddhismus selbst dienen.

Die Empfehlung, das eigene Urteilsvermögen nicht an der Tür zur Meditationshalle abzugeben, dürfte einen gewissen Schutz vor spirituellen Gruppierungen bieten, die von destruktiven Grundstrukturen geprägt sind, wie großer Gruppendruck, gegenseitige Bespitzelung in Sachen „Rechtgläubigkeit" und Abschottung nach außen.

Der Berufsverband Deutscher Psychologinnen und Psychologen e. V. hat Kriterien erarbeitet, anhand derer solche destruktiven Gruppierungen erkannt werden können. Sie sind in einer kostenlosen Broschüre zusammengefasst, die Sie unter www.bdp-verband.de/bdp/archiv/psychokulte.pdf herunterladen können.

Übrigens soll bei Osho (Seite 204) an der Tür der Meditationshalle ein Schild angebracht gewesen sein, worauf geschrieben stand: „Schuhe und Verstand ablegen!" Es ist nicht überliefert, wie viele seiner Jüngerinnen und Jünger das brav befolgt haben …

Achtsamkeitsbasierte Stressreduktion

Die Mindfulness-Based Stress Reduction (MBSR), zu deutsch „achtsamkeitsbasierte Stressreduktion", ist keine asiatische Heilmethode im eigentlichen Sinn. Trotzdem soll die Methode hier kurz beschrieben werden, denn zum einen basiert sie im Wesentlichen auf buddhistischen Meditationstechniken und Übungen aus dem Hatha-Yoga (Seite 298), zum anderen genießen achtsamkeitsbasierte Verfahren in der medizinischen und psychotherapeutischen Fachwelt so große Beachtung wie kaum eine andere Meditationsform. Spezielle Psychotherapieverfahren, so die Mindfulness-Based Cognitive Therapy (MBCT), haben ihre Kernelemente aus der MBSR übernommen.

Die MBSR wurde Ende der 1970er-Jahre von dem US-amerikanischen Medizinprofessor Jon Kabat-Zinn entwickelt. Unter Achtsamkeit versteht er, alles was man wahrnimmt, zur Kenntnis zu nehmen ohne es – positiv oder negativ – zu bewerten. Kabat-Zinn bezeichnet sich selbst nicht als Buddhist. Er erklärt, Achtsamkeit sei zwar historisch gesehen eine buddhistische Praxis, die man letztlich jedoch als grundlegende menschliche Fähigkeit begreifen könnte – unabhängig von Glaubensrichtung oder Weltanschauung.

Integration der Übungen in den Alltag

Ein klassisches MBSR-Programm läuft über acht Wochen in Gruppen von höchstens 30 Personen. Die Gruppensitzungen finden wöchentlich statt und dauern zwischen zwei und zweieinhalb Stunden. Zusätzlich wird täglich zu Hause geübt, um die Achtsamkeit in den Alltag zu integrieren. Schließlich kann jede Lebenssituation dazu verwendet werden, sich in Achtsamkeit zu üben. Ein ganztägiges Seminar, der „Tag der Achtsamkeit", dient der Vertiefung, dem Austausch mit den Mitübenden und der Klärung von Fragen.

Zu den formalen Übungen der MBSR zählen Atemmeditation, Hatha-Yoga und Body-Scan, dabei richtet man die entspannte Aufmerksamkeit auf eine bestimmte Körperregion und „scannt" dann damit langsam Schritt für Schritt den gesamten Körper durch.

Befreiung von eingefahrenen Mustern

Das Ziel von Achtsamkeitsübungen ist es, laut Kabat-Zinn, den „Autopilot auszuschalten". Damit ist gemeint, dass starre, unflexible Verhaltens- und Denkmuster, die das Leben schwierig machen, weil die Realität ihnen selten gehorcht, aufgegeben werden, zugunsten einer gleichmütigen und entspannten Wachheit und Offenheit für alles was kommt. Dadurch könne emotionales Gleichgewicht und – psychisches wie körperliches – Wohlbefinden kultiviert werden.

Aufmerksam, aber immer nur halb

„Wir leben in einem Zeitalter der kontinuierlichen Teil-Aufmerksamkeit: E-Mail, Mobiltelefone und andere Technologien dringen in fast jeden Moment unseres Alltagslebens", sagt Kabat-Zinn. Achtsamkeitsübungen böten daher die Chance, wieder eine Kultur der ungeteilten Aufmerksamkeit zu etablieren, was sich unter anderem in der Medizin positiv auswirken könne. Kabat-Zinn ist überzeugt davon, dass Ärzte, die sich in Achtsamkeit üben, mehr von ihren Patienten mitbekommen und zielsicherer entscheiden, was zu tun ist. Wie bei anderen Meditationsverfahren gibt es eine große Zahl von Hinweisen darauf, dass MBSR körperliche Wirkungen nach sich zieht, wie eine verminderte Ausschüttung von Stresshormonen oder Aktivierung der Immunabwehr. Da man weiß,

Achtsamkeit im Hier und Jetzt: Ein weiser Mann wurde einmal gefragt, warum er trotz seiner vielen Aufgaben immer so glücklich sein könne. Da sagte der Mann: „Wenn ich stehe, dann stehe ich, wenn ich gehe, dann gehe ich, wenn ich sitze, dann sitze ich, wenn ich esse, dann esse ich, wenn ich liebe, dann liebe ich …"

Da fielen ihm die Fragesteller ins Wort und sagten: „Aber das tun wir doch auch! Was aber machst du darüber hinaus?"

Der Mann antwortete nur: „Wenn ich stehe, dann stehe ich, wenn ich gehe, dann gehe ich, wenn ich …"

Wieder sagten die Leute: „Das tun wir genauso!"

Da entgegnete ihnen der Mann: „Nein! Wenn ihr sitzt, dann steht ihr schon, wenn ihr steht, dann lauft ihr schon, wenn ihr lauft, dann seid ihr schon am Ziel."

(Quelle unbekannt)

wie sehr Stress die psychische und körperliche Gesundheit beeinträchtigen kann, lassen sich gesundheitserhaltende Effekte der MBSR zumindest vermuten. Ob sie für die wirksame Behandlung bestimmter Erkrankungen ausreicht, bleibt weiterhin ungeklärt (Seite 257).

Yoga

Spielen Sie gerne Scrabble? Dann ist Ihnen, wenn Sie verzweifelt eine Verwendung für ihr Y suchten, sicher schon das Wort mit vier Buchstaben eingefallen. Yoga ist in Deutschland mittlerweile zu einem alltäglichen Begriff geworden und fast jedes Kind kann sich etwas darunter vorstellen. Wenn Sie in das Programm ihrer örtlichen Volkshochschule (VHS) schauen, dann werden Sie von der Fülle an Kursen förmlich erschlagen. Und dabei sind die VHS bei Weitem nicht die einzigen Einrichtungen, in denen Yoga unterrichtet und geübt wird. Wie viele Menschen in Deutschland Yoga praktizieren, kann man nur sehr vage schätzen. Die Angaben schwanken zwischen einer und fünf Millionen. Etwa 80 Prozent der Yoga-Praktizierenden sind Frauen. Bei den Lehrenden ist die Geschlechterverteilung ähnlich. Aber vielleicht wächst das männliche Interesse am Yoga nun, da sogar die deutsche Fußballnationalmannschaft ihren eigenen Yoga-Trainer hat. Und auch unter den Pop- und Filmstars schwören nicht nur Frauen wie Madonna oder Cindy Crawford, sondern auch Männer wie Sting oder Willem Dafoe, auf Yoga.

Kleiner Wegweiser durch das Yoga-Labyrinth

In einem Kapitel über die Geschichte und Hintergründe des Yoga ist es unvermeidbar, von den verschiedenen Yoga-Richtungen aus Vergangenheit und Gegenwart zumindest einige zu erwähnen.

Damit Sie nicht den Überblick verlieren, hier die wichtigsten. Da die hier genannten Richtungen teilweise auseinander hervorgegangen sind und sich dann mehr oder weniger selbständig weiterentwickelt haben, können sie nicht immer klar voneinander abgegrenzt werden. Es gibt zudem Yoga-Formen, die man nicht eindeutig einer der genannten Hauptrichtungen zuordnen kann.

- **Asthanga Yoga** Achtgliedriger Yoga, eine Urform des Yoga, die ethische Regeln, Meditation, Atemübungen – Pranayama – und Körperübungen – Asanas – beinhaltet. Heute versteht man unter Asthanga Yoga auch eine Yoga-Richtung mit starker Betonung von akrobatischen und ästhetischen Aspekten. Seite 201–202
- **Raja Yoga** Andere Bezeichnung für den Achtgliedrigen Yoga mit starken religiösen

Elementen, vor allem aus dem Vedanta. Seite 203–204
- **Hatha Yoga** Heute ein Überbegriff für Yogaformen, die den Schwerpunkt auf Asanas legen. Ein Großteil der im Westen praktizierten Yoga-Richtungen zählt zum Hatha Yoga. Seite 200–201
- **Iyengar Yoga** Eine der populärsten Formen des Hatha Yoga. Seite 200–201
- **Bikram Yoga** Zeitgenössisches Hatha Yoga bei 35–40 °C. Seite 204–205
- **Kundalini Yoga** Form mit starken Einflüssen aus dem shaktischen Tantrismus. Visualisierung, Pranayama und andere Meditations- und Körpertechniken dienen dazu , die weibliche Urkraft Shakti zu aktivieren. Seite 205–206

Erleuchtung oder Körperpflegeprodukt?

Wer heute einen Yoga-Kurs bucht, sucht dort in aller Regel weder Erleuchtung noch Einsicht in sein wahres Selbst noch seinen spirituellen Guru. Die meisten sehen Yoga zunächst nur als wohltuende und gesundheitsfördernde Kombination aus Entspannung und körperlicher Betätigung. Viele versprechen sich eine Besserung körperlicher Beschwerden wie Rücken- oder Gelenkschmerzen. Der im Westen praktizierte Yoga entspringt daher überwiegend einer Lehrtradition, die der korrekten Praxis der Körperübungen einen sehr hohen Stellenwert beimisst. Das Interesse an Meditations- und Selbsterfahrungs-Aspekten des Yoga kommt bei manchen im Laufe der Zeit dazu.

Sieht einfach aus, ist aber nur was für fortgeschrittene Yogis und Yoginis: Links die Taube, rechts der Skorpion.

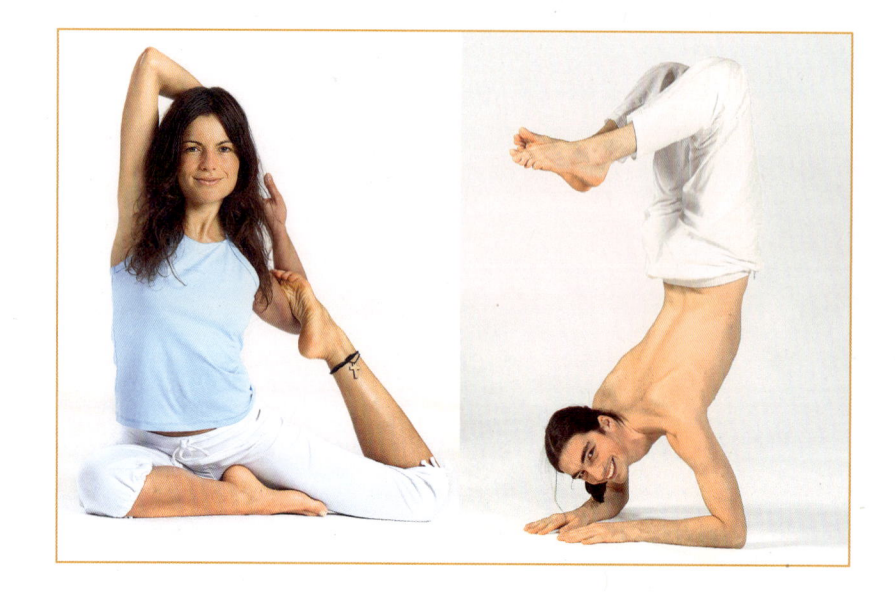

Ganz neue Erscheinungsformen des Yoga, wie die derzeit in den USA boomende „Yogalosophy" von Mandy Ingber, zu der sich auch Berühmtheiten wie Jennifer Aniston oder Victoria Beckham bekennen, haben wieder eine stärker spirituelle Ausrichtung und beanspruchen für sich, nicht nur Gymnastik, sondern auch Lebenshilfe sein. Schwer zu sagen, ob hier bereits ein Trend zurück zu den spirituellen Wurzeln des Yoga auszumachen ist und, wenn ja, wie lange er anhält.

Die nach wie vor gängigsten Yoga-Stile gehen auf die Iyengar-Schule zurück, eine moderne Form des Hatha Yoga. Dessen Gründer, der 1918 geborene Inder Belur Krishnamachar Sundararaja Iyengar, lehrt seit den 1960er Jahren eine Yoga-Form, die sich hauptsächlich auf eine sehr präzise Durchführung der Asanas (Betonung auf dem ersten „A". Wie die wichtigsten Yoga-Begriffe in Sanskrit ausgesprochen werden, können Sie sich auf www.tilakpyle.com/sanskrit.htm anhören) konzentriert, den gedehnten und verschränkten Körperhaltungen.

Meditationshaltung, Kampfsport oder Gymnastik?

Beruhen die Asanas, wie sie heute gelehrt werden, bis ins letzte Detail auf einer über mehrere Jahrtausende ungebrochen überlieferten Tradition? Es spricht sehr viel dafür, dass das ein Mythos ist, zum einen genährt von der westlichen Sehnsucht nach „authentisch" überlieferten asiatischen Techniken und zum anderen von nationalistischen Strömungen im Indien des 19. und frühen 20. Jahrhunderts, mit dem Ziel „echte" indische Kultur gegenüber der kulturellen Bevormundung durch die britische Kolonialmacht zu verteidigen.

Abgesehen von der Sitzhaltung zur Meditation erwähnt das Yoga Sutra (siehe im Folgenden) keine Körperposition. Asana heißt eigentlich Sitz. Die Hatha Pradipika, „Licht auf Hatha Yoga", ein Yoga-Klassiker aus dem 15. Jahrhundert, führt 15 Asanas auf. Die meisten sind Varianten des Meditationssitzes mit gekreuzten Beinen und werden nur schemenhaft beschrieben. Die Gheranda Samitha, ein weiterer Klassiker aus dem 17. Jahrhundert, beschreibt 32 Asanas. Was dabei fehlt, sind ausgerechnet die Übungen, die in den meisten modernen Yoga-Stilen als Basis angesehen werden, stehende Positionen wie das Dreieck, Trikonasana; der Krieger, Virabhadrasana; und der Sonnengruß Surya Namaskar.

Das älteste derzeit verfügbare schriftliche Dokument einer lebendigen Asana-Praxis, deren Positionen heutigen Yoga-Praktizierenden einigermaßen vertraut erscheinen mögen, ist ein Yoga-Buch aus dem frühen 18. Jahrhundert. Das Buch heißt Sritattvanidhi, „Edler Schatz der Wirklichkeiten". Es stammt aus der südindischen Adelsfamilie der Maharajas von Mysore. Der Yoga-Praktizierende Norman E. Sjoman übersetzte dieses Buch 1996 aus dem Sanskrit ins Englische.

Der Krieger (links) und das Dreieck (rechts) gehören heute zu den geläufigsten Asanas. In den ältesten Yoga-Texten sucht man sie jedoch vergeblich.

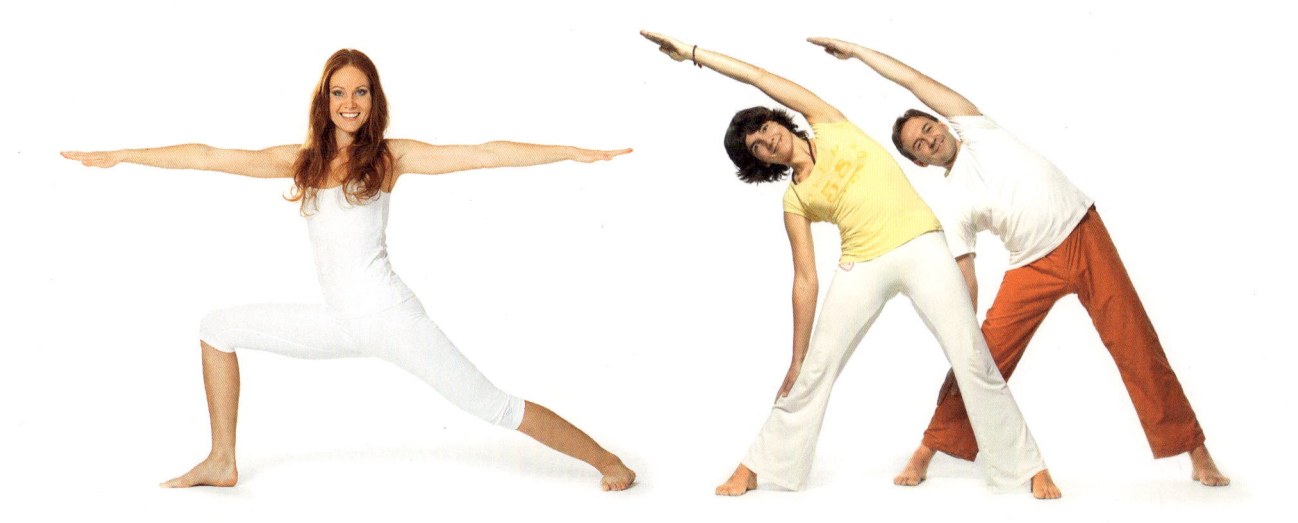

Zu den darin erklärten und illustrierten 122 Asanas zählen neben Lotussitzvariationen auch Handstand, Rückwärtsbeugungen, Positionen mit dem Fuß hinter dem Kopf und Seilübungen. Die Zusammenstellung der Übungen weist auf sehr unterschiedliche Ursprünge hin. Die Seilübungen etwa wurden damals von indischen Ringkämpfern praktiziert und der Danda, der sich heute als Chaturanga Dandasana im Sonnengruß wiederfindet, geht auf eine Art Liegestützübung der damaligen weiterbildenden Schulen zurück. Sritattvanidhi beschränkt sich fast ausschließlich auf die Beschreibung der Asanas und hat den Yoga Krishnamacharyas (1888–1989) entscheidend geprägt. Krishnamacharya war wiederum Iyengars Schwager und hoch geachteter Guru.

Krishnamacharya fügte zu den Asanas des Sritattvanidhi eine ganze Reihe von Übungen hinzu, darunter Vinyasa, das sind dynamische, mit dem Atem synchrone Übungsfolgen, die er nach eigenen Angaben von einem Yogameister in Tibet lernte. Sjoman behauptet, der von Krishnamacharya gelehrte Yoga sei zudem von Elementen aus britischen Gymnastikübungen durchsetzt.

Asanas als Achtsamkeitsübungen

Iyengar hat sich mit westlicher Medizin, besonders Anatomie, beschäftigt und sie für eine sehr präzise Beschreibung der Asanas genutzt. Allerdings betont er, so wichtig die Asanas seien, so stellten sie doch nicht das eigentliche Ziel des Yoga dar. Beim Yoga gehe es vielmehr darum, die verschiedenen Aspekte unserer Existenz, Körper, Emotionen, Denken und Spiritualität, miteinander zu vereinen. Dabei spiele Achtsamkeit die entscheidende Rolle und die Körperübungen dienten dazu, diese zu kultivieren. Insofern ist Yoga – selbst in der sehr körperbetonten Form des Hatha Yoga – eine Achtsamkeits-Meditation.

Joch, Konjunktiv und Yoga

In „Licht auf Hatha Yoga" wird betont, dass geistige und körperliche Lebenskraft untrennbar sind und um das Ziel, nämlich einen ruhigen Geist, zu erreichen, müsse der Fluss des Lebensatems Prana (Seite 205) durch bestimmte Übungen reguliert werden. Zu den erwähnten Übungen zählen Asana, Pranayama, das heißt Atemübungen, sowie festgeschriebene, wiederholte Bewegungsabläufe. Diese Übungen, die Entschlossenheit und Disziplin erfordern, werden auf dem Weg zur Beruhigung des Geistes als ein „Muss" angesehen. Das kommt bereits in dem Wort Hatha zum Ausdruck. Es kann als „Kraft", „Hartnäckigkeit" oder „Notwendigkeit" übersetzt werden. Übrigens steht das Wort Yoga mit den Begriffen „Selbstdisziplin" und „Vereinung" in Zusammenhang. Yoga ist ein sehr vielschichtiger Begriff in der indischen Literatur (siehe Kasten). Er stammt aus der altindischen Verbwurzel yuj, das heißt einzäumen, etwa von einem Paar Ochsen, und zugleich zusammenführen, verbinden von zwei Dingen. Yuj taucht im deutschen „Joch" auf sowie im lateinischen Wort jungere, das heißt verbinden.

Yoga – ein Wort, viele Bedeutungen

■ Klassische indische Wissenschaften gebrauchen den Begriff Yoga als reinen Fachausdruck für Fähigkeit oder Zusammenfügung. In der altindischen Mathematik heißt Yoga einfach Summe.

■ Im heutigen Indien bezeichnet man ayurvedische Kombinationspräparate als Yoga. Damit ist die Zusammenfügung mehrerer Arzneimittelbestandteile gemeint.

■ In religiösen Texten des alten Indiens hat Yoga die Bedeutung eines spirituellen Heilsweges. In der Bhagavad Gita wird zum Beispiel unterschieden in Karma Yoga, Weg des hilfreichen Tuns Bhakti Yoga, Weg der liebevollen Hingabe – etwa an eine Gottheit, Jnana Yoga, Weg der Erkenntnis.

■ Yoga ist eines der sechs Darshanas, der Anschauungsweisen der klassisch indischen Philosophie (Seite 45).

■ Dem modernen Verständnis am nächsten ist Yoga als Überbegriff für eine Vielfalt von Übungstechniken, Körper- oder Atemübungen.

Achtgliedriger Pfad – Parallelen zur buddhistischen Lehre

Das Ziel der Übung ist den alten Yogatexten zufolge die Ruhe des Geistes. Das „Licht auf Hatha Yoga" stimmt in diesem Punkt mit dem „Yoga Sutra" überein. Das Yoga Sutra wird traditionell einem Weisen namens Patanjali, etwa 200 n. Chr., zugeschrieben. Wahrscheinlich handelt es sich dabei aber um eine Textsammlung, die aus der Feder unterschiedlicher Autoren mehrerer Jahrhunderte stammt und im 5.–6. Jahrhundert n. Chr. fertiggestellt wurde. Das Welt- und Menschenbild des Yoga-Sutra ist stark von der Samkhya-Philosophie geprägt. Der Begriff Yoga wird darin als Überbegriff für alle Übungen verwendet, die letztlich zur vollkommenen Erkenntnis, Samadhi, führen sollen. Die Definition von Yoga erinnert an die ursprüngliche Bedeutung des Aufzäumens,

Zähmens – etwa eines wilden Tiers: Yoga ist laut Yoga Sutra „das Zurück-halten der Bewegung des Geistes".

Im Yoga Sutra wird ein achtgliedriger Übungspfad, Asthanga Yo-ga, beschrieben, der – besonders was die ethischen Regeln betrifft – deutliche Parallelen zum achtfachen Pfad (Seite 183) des frühen Buddhismus aufweist. So sind die fünf allgemeinen ethischen Regeln (sanskrit Yama) fast identisch mit den fünf buddhistischen Tugendregeln (Pali: Silas). Die acht Glieder des Asthanga Yoga sind:

- **Yama** – allgemeine ethische Regeln nicht verletzen, Wahrhaftigkeit, nicht stehlen, Regeln zum Umgang mit der Sexualität, Nichtfesthalten an Besitztümern
- **Niyama** – Regeln des Alltagsverhalten, Reinlichkeit, Genügsamkeit, Entsagung, Selbststudium anhand eines Yoga-Textes, Öffnung für Gott oder Meditation über Gott.
- **Asana** – Körperübungen
- **Pranayama** – Atemübungen
- **Pratyahara** – Zurückziehen der Sinne
- **Dharana** – Konzentration
- **Dhyana** – Meditation
- **Samadhi** – vollkommene Erkenntnis

Was heute unter dem Begriff Asthanga Yoga verbreitet ist, beruht auf dem Yoga-Stil von Pattabhi Jois (1915–2009), der wie Iyengar Schü-ler von Krishnamacharya war. Jois Stil verdankt seine Popularität zumin-dest teilweise der Betonung akrobatischer und ästhetischer Aspekte der Asana-Praxis.

Ethik als Basis, Asanas als Vorübungen für Pranayama

Die acht Glieder des Yoga sind nicht als Übungsprogramm ge-dacht, das es stur einen Punkt nach dem anderen abzuhaken gilt. Viel-mehr sind die verschiedenen Aspekte der Übung aufgezeigt, die sich ge-genseitig bedingen und teilweise überschneiden. Trotzdem betont Iyen-gar, dass die Einhaltung der allgemeinen ethischen Regeln, Yama und Niyama, eine unerlässliche Voraussetzung für die weitergehenden Übungen zur Beruhigung und Klärung des Geistes darstellen. Bevor man Pranayama, Atemübungen, praktiziere, sei wiederum eine ausrei-chende Vorbereitung in Form der Asanas notwendig. Betrachtet man die gängigen Pranayama-Techniken, dann leuchtet ein, dass dies nichts für Ungeübte ist. Ziel ist es, den Atem zu beruhigen und dabei locker und entspannt zu bleiben. Letzteres dürfte ohne eine gewisse Erfahrung in meditativer Körperbeherrschung schwerfallen. Manche Pranayama-Übungen, wie etwa der Feueratem, bestehen in einem verstärkten Ausatmen, andere in einer streng festgelegten Dauer von Ein- und Ausatmen sowie der dazwischenliegenden Atempausen. Beim Ujjiayi wird dem Atemstrom durch Verengung der Stimmritze ein beträchtlicher Widerstand entgegengesetzt, der unter anderem die Atemmuskulatur trainiert. Bei speziellen Übungen wird nur durch ein Nasenloch ein- und ausgeatmet. Das andere Nasenloch wird zugehalten. Manche Übungen wechseln in einem Rhythmus zwischen linkem und rechtem Nasenloch.

Vivekanandas Raja Yoga als Keimzelle

Der achtgliedrige Yoga wird auch als Raja Yoga, also Königsyoga, bezeichnet. Die heute praktizierten Formen des Raja Yoga gehen mehrheitlich auf Swami Vivekananda (1863–1902) zurück. Vivekananda war Hindu und Schüler des Mystikers Ramakrishna (1836–1886), der in Indien als einer der bedeutendsten Heiligen seiner Zeit angesehen wird. Entsprechend dieser religiösen Ausrichtung ist Vivekanandas Raja Yoga stark von der Gedankenwelt des Vedanta geprägt. Das Sanskritwort Vedanta bedeutet „Ende des Veda" und stand ursprünglich für die jüngste Schrift der Veden, die Upanishaden. Später wurde „Vedanta" als „Vollendung der Veden" und damit des philosophischen Systems des Brahmanismus verstanden. Die Philosophie des Vedanta widmet sich intensiv der Frage, wie die Seele des Menschen – Atman – mit der Weltseele – Brahman – in Verbindung steht.

Raja Yoga als Meditationsweg mit dem Ziel der Erleuchtung darzustellen und Hatha Yoga als Leibesübungen, ist eine zwar gängige, aber viel zu grobe Einteilung. „Licht auf Hatha Yoga" bezeichnet als Raja Yoga den Zustand des Einsseins in der Meditation – Dhyana. An anderer Stelle hebt der Autor die Bedeutung der Meditation besonders hervor: „Wer nur den Hatha Yoga übt, ohne den Raja Yoga zu kennen, der plagt sich, so glaube ich, ohne Frucht." Nicht alle Yogaschulen scheinen diesen Hinweis zu beherzigen. Überwiegend oder ausschließlich auf Körperübungen, Entspannung und körperliche Fitness fokussiertes Hatha Yoga ist die Regel. Daneben gibt es ein breites Spektrum mehr oder weniger spirituell ausgerichteter Yogaschulen mit Schwerpunkt auf Meditation und Achtsamkeit. Zudem sind im 20. Jahrhundert eine ganze Reihe religiöser Bewegungen aus Vivekanandas Raja Yoga hervorgegangen oder wurden zumindest stark davon beeinflusst. Unter den bestvermarkteten Gurus mit millionenstarker Anhängerschaft finden sich Baghwan Sri Rajneesh alias Osho (1931–1990) und Maharishi Mahesh Yogi (1918–2008) der Begründer der „Transzendentalen Meditation". Beide haben die alten Yogatexte in einer sehr eigenwilligen Weise interpretiert. So wetterte Osho beispielsweise, Asanas hätten mit „echtem" Yoga nichts zu tun. Echter Yoga sei nur, sich nach innen zu kehren, womit er wohl die Meditation im engeren Sinne meinte. Die bewegten Elemente und Atemelemente der von Osho entwickelten Meditationsformen wie der „dynamischen Meditation" sind spontan und kathartisch, da wird auch gebrüllt, geheult, auf den Boden gestampft, „alles rausgelassen". Das erinnert eher an kathartische Qigong-Formen als an Yoga.

Maharishi Mahesh Yogi, dessen Anhänger sehr gerne betonen, dass es ausschließlich bei ihnen den „echten" Yoga, zusammen mit dem einzig „echten" Ayurveda gibt, legte den Schwerpunkt der Lehre auf die „Transzendentale Meditation", die im Wesentlichen aus der Rezitation von geheim gehaltenen Mantren (Seite 173) besteht. Eine weitere Spezialität der Maharishi-Jünger ist das „Yogische Fliegen". Es wird dabei behauptet, dass man in tiefen (oder hohen?) Meditationszuständen regelrecht abheben kann, allen physikalischen Gesetzen zum Trotz.

Manche mögen's heiß

35–40 °C, das sind die Temperaturen, bei denen die leistungsorientierten Anhänger des Bikram Yoga in der schweißgetränkten Luft einer Turnhalle eine 90-minütige Serie von 26 Asanas turnen. Selbst Bikram Choudhury, der äußerst geschäftstüchtige Guru dieses Extremsports, nennt den Yogaraum süffisant „Folterkammer". Ob die Kombination von „Sauna und Leichtathletik", wie sie der Berufsverband der Yogalehrenden in Deutschland (BDY) bezeichnet, wirklich das erfüllt, was sie verspricht, nämlich dass die „Umstrukturierung des Körpers" durch Yoga besser gelinge, wenn man ihn vorher erhitze wie ein Hufeisen vor dem Behämmern, ist fraglich. Eine verbesserte Blutversorgung bei einem gut aufgewärmten Körper ist immerhin denkbar, eine Überlegenheit von Hot Yoga gegenüber normal temperierten Yogastilen aber nicht in entsprechenden Studien belegt. Dasselbe gilt für den Vergleich von Bikram Yoga mit herkömmlichen Wärmeanwendungen ohne Yoga.

Das Risiko eines zu starken Austrocknens des Körpers und lebensbedrohlichen Verschiebungen des Elektrolythaushalts wird von

Sportärzten beim Bikram Yoga als erheblich eingeschätzt. Eine ausreichende Zufuhr mineralienreichen Wassers vor, während und nach dem Training ist daher für alle Praktizierenden dieser Yogaform unverzichtbar.

Vor Bikram Yoga ausdrücklich warnen muss man Menschen mit Problemen von Herz und Kreislauf wie etwa niedrigem oder zu hohem Blutdruck, Nieren- und Asthmakranke sowie ältere Menschen.

Wirklich unbedenklich ist die Methode nur bei sehr gut trainierten, belastbaren, gesunden, jungen Erwachsenen, die nach höchsten sportlichen Herausforderungen streben. Dabei gilt wie bei jedem Ausdauersport: Zu viel davon bedeutet Stress und macht den gesundheitsfördernden Effekt wieder zunichte.

Kundalini Yoga – Die gütige Mutter, durchströmt von Schlangenkraft

Einige Verse des „Licht auf Hatha Yoga" sind stark vom shaktischen Tantrismus (Seite 53) beeinflusst. Das zeigt sich in der Beschreibung von Chakren, das heißt Rädern, in denen sich der Lebensatem Prana verdichtet. Je nach Tradition werden unterschiedlich viele Chakren beschrieben, gängig sind sieben.

Ähnlich den Leitbahnen in der chinesischen Medizin gibt es im indischen Tantra die Vorstellung von vielen tausend Kanälen, Nadi, durch die Prana zirkuliert. Die Hauptachse bildet der Zentralkanal Sushumna, der die Chakren untereinander verbindet und aufrecht im Körperinnern vor – also bauchseits – der Wirbelsäule verläuft. Bestimmte Übungen zielen darauf ab, das Prana von den Nadi in den Zentralkanal zu leiten. Dazu dienen besonders die Atemübungen Pranayama und das gezielte Öffnen und Verschließen der Bandha, einer Art Prana-Schleusen. So wird Mula Bandha, die dem untersten Chakra Muladhara zugeordnet ist, durch Anspannen der Beckenbodenmuskulatur aktiviert, Uddiyana Bandha durch Einziehen des Unterbauchs.

Letztlich soll der Zentralkanal Sushuma durch die Yoga-Übungen von Hindernissen befreit und damit die Verbindung zwischen den Niederungen der materiellen Existenz und der höchsten spi-

Chakren und Prana-Kanäle:
1: Sahasrara
2: Ajna
3: Vishuddhi
4: Anahata
5: Manipura
6: Svadhishthana
7: Muladhara
8: Sushumna
9: Kundalini
10: Pingala
11: Ida
12: Brahma-randhra

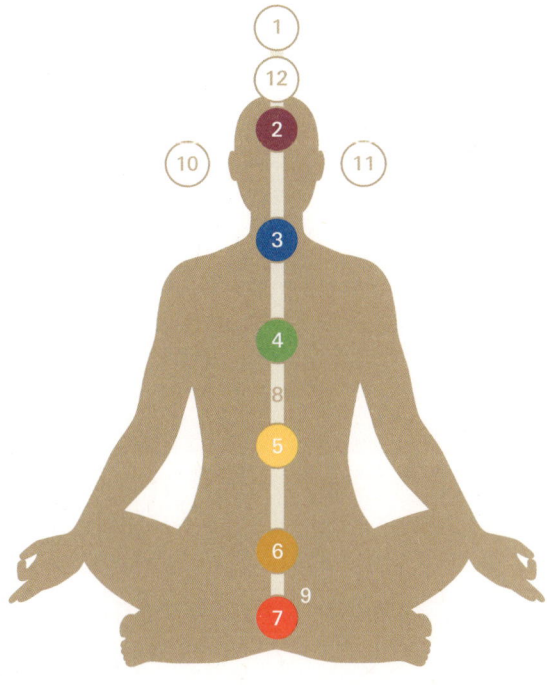

rituellen Ebene ermöglicht werden. Im „Licht auf Hatha Yoga" wird Sushumna als weibliche Gottheit dargestellt als die gütige Mutter, Shambhavi.

Im Tantra wird die weibliche Urkraft Shakti auch als „Schlangenkraft" Kundalini beschrieben. Manche tantrischen Texte sehen es als Ziel des Yoga an, das Prana, das durch den Zentralkanal fließt, durch Kundalini zu ersetzen. Laut „Licht auf Hatha Yoga" kann Kundalini durch besonders kraftvolle Übungen, Mudra oder auch Kriya genannt, aktiviert werden. Diese Techniken sollen besonders schnell zu Samadhi, der vollkommenen Erkenntnis führen. Vertreter des tantrischen Buddhismus gehen in ähnlicher Weise davon aus, dass der tantrische Weg besonders schnell zur Erleuchtung führt und – entgegen der Auffassung des frühen Buddhismus – nicht unbedingt der Bemühungen über unzählige Wiedergeburten hinweg bedarf.

Mudra: Anders als im tantrischen Buddhismus, ist mit Mudra im Kontext des „Licht auf Hatha Yoga" nicht eine bestimmte Geste im Rahmen der meditativen Übung gemeint, sondern ein innerer Zustand, der durch eine bestimmte Übungsserie unter Einbeziehung der Bandha erreicht wird.

Bewegte Übungen: In vielen modernen Yogastilen, z. B. Kundalini Yoga, werden neben den klassischen Asanas auch dynamische, das heißt bewegte, Übungen praktiziert. Manche davon erinnern entfernt an die chinesische Praxis des Qigong. Rhythmische Bewegungsabläufe werden im Yoga meist mit dem Atemrhythmus verbunden. Ein weitverbreiteter Übungszyklus ist der Sonnengruß, Surya Namaskar, bei dem zwölf Asanas festgelegt aneinandergereiht werden.

Praktizierende von Kundalini Yoga üben sich in der Erweckung der Schlangenenergie, meist mit dem Ziel, in sich das göttliche Selbst zu entdecken. Neben den bereits genannten Techniken werden bewegte Übungen, Mantren und Visualisierungen angewendet. Die Po-

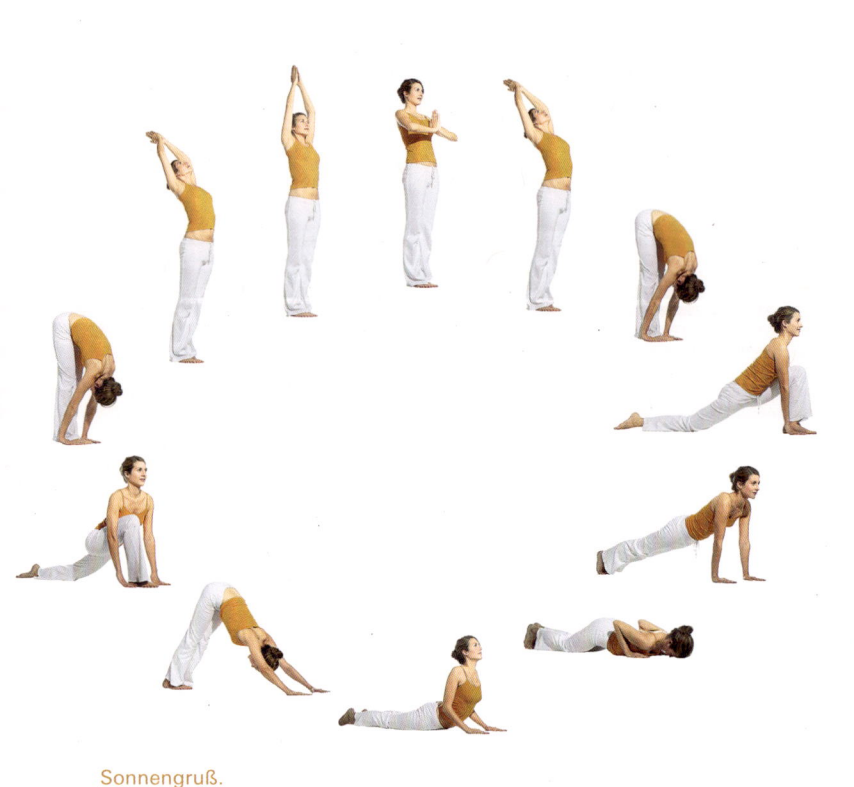

Sonnengruß.

pularität von Kundalini Yoga beruht zum großen Teil auf der Lehrtätigkeit des Inders Yogi Bhajan (1929–2004). Dessen Wurzeln in der Sikh-Religion erklären , dass viele der heutigen Kundalini Praktizierenden Turban und/oder langen Vollbart tragen.

Pssst, Schuhe und Ego draußen lassen!

Das A und O des Yoga ist – wie bei jeder Meditationsform – das regelmäßige Üben zu Hause. Vermittelt wird Yoga in der Regel im Gruppenunterricht. Eine übliche Yoga-Session dauert zwischen einer und eineinhalb Stunden. Viele Yogaschulen pflegen dabei eine gewisse Ritualisierung. Beim Eintreten in den Übungsraum schaltet man das Handy ab und lässt alles draußen, was einen belastet und umtreibt, die Steuernachzahlung, den Disput mit der Arbeitskollegin, den Ärger über das ..., den anstehenden Zahnarztbesuch, „zusammen mit seinem Ego und seinen Schuhen", wie Iyengar sagt. Darauf folgt in der Regel eine kurze Phase, die dem Ankommen und Zur-Ruhe-Kommen gewidmet ist. Das kann in einer stillen Sitzmeditation geschehen oder im gemeinsamen Tönen der Mantrasilbe OM. Der Hauptteil der Stunde gilt dann den Asanas. Der Lehrer erklärt, macht vor und korrigiert bei Bedarf. Die Geschwindigkeit, mit der die Asanas durchgeführt werden, ist variabel. Meist wird jeder Teil der Übung – zusammen mit dem Atem – für ein paar Sekunden gehalten und dann zum nächsten übergegangen. Den letzten Teil der Yogastunde bildet eine Phase der Entspannung. Dazu wird z. B. das Savasana, eingenommen. Das heißt eigentlich „Leichenstellung", womit eine völlig gelöste Rückenlage, frei von Anspannung, beschrieben wird. Von Totstellen ist dabei keine Rede, vielmehr dient die Haltung dem Üben aufmerksamer Körperwahrnehmung und dem Nachspüren der vorausgegangenen Asanas. Während dieser ca. 10 bis 20 Minuten dauernden Schlussphase können Visualisierungen durchgeführt werden oder andere Formen der geleiteten oder stillen Meditation, beendet klassischerweise durch einen Gong.

Schwangeren-Yoga. Während der Schwangerschaft spricht grundsätzlich nichts gegen Yoga, wenn auch nicht alle Asanas und Atemtechniken geeignet sind. Für Schwangere gibt es eine Fülle maßgeschneiderter Angebote. Viele Hebammen integrieren Yoga in die Geburtsvorbereitung und Rückbildungsgymnastik und gehen von einer günstigen Wirkung auf den Schwangerschafts- und Geburtsverlauf sowie auf die Gesundheit des Babys aus. Aussagekräftige Studien gibt es noch kaum, aber alleine Stressreduktion, Muskelentspannung und vertiefte Atmung tun vermutlich gut.

Kinder-Yoga. Wenn Eltern etwas regelmäßig und mit Freude tun, dann müssen sie nicht lange warten, bis es die Sprösslinge nachahmen. So kann es schon mal vorkommen, dass ein Zweijähriger auf einmal aufsteht und ein bisschen Sonnengruß „übt". Ob man allerdings Yoga Kindern in diesem Alter bereits gezielt beibringen sollte ist – auch unter begeisterten Yogapraktizierenden – umstritten. Yogakurse für Kinder, sieht der Berufsverband der Yogalehrenden in Deutschland frühestens bei Fünfjährigen als sinnvoll an. Zumindest scheint es eine Methode mit sehr niedrigem Nebenwirkungsrisiko zu sein; vorausgesetzt, man übertreibt es nicht und orientiert die Übungsauswahl an der altersentsprechenden Konzentrationsfähigkeit und körperlichen Belastbarkeit. So wurden aus bisherigen Studien zu Yoga mit Kindern ab fünf Jahren keine nennenswerten Nebenwirkungen berichtet. Bei kleineren Kindern gibt es aber kaum Untersuchungen zu möglichen Risiken. Daher sollte man vorsichtshalber von Yogakursen bei jüngeren Kindern absehen.

Links: Yogakurs für Schwangere: Bestimmte Yogaübungen können in Geburtsvorbereitungs- und Rückbildungsgymnastik integriert werden.

Rechts: Spaß sollte bei Kinder-Yoga im Vordergrund stehen.

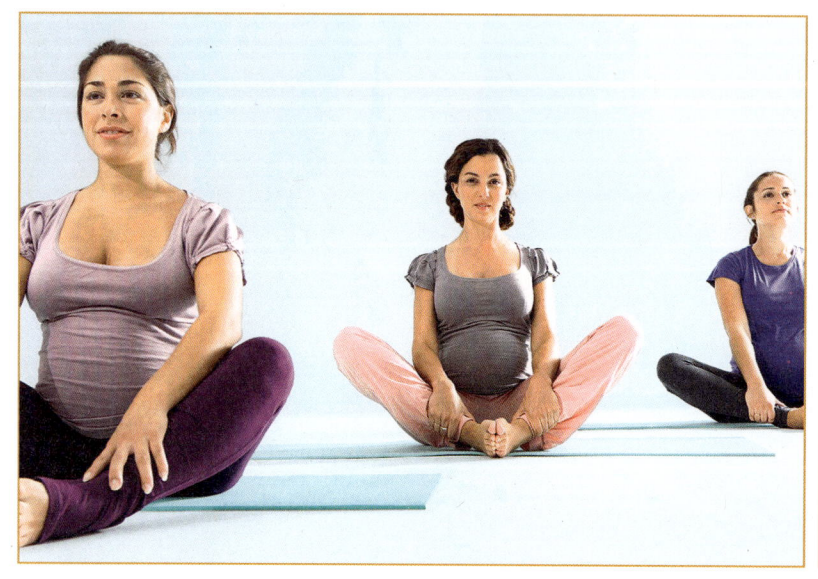

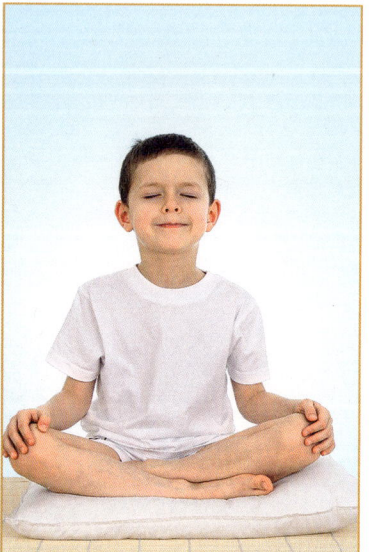

Positiv sind erste Hinweise aus wissenschaftlichen Untersuchungen, dass Yoga im Kindes- und Jugendalter körperliche Fitness, Geschicklichkeit, Konzentrationsfähigkeit und seelische Ausgeglichenheit fördern sowie Aufmerksamkeitsdefizite und Hyperaktivität reduzieren könnte. Diese Vermutungen bedürfen aber der Überprüfung. Insbesondere dynamische Übungen, die oft Tiernamen wie „Katze" oder „Schmetterling" tragen und den Hauptteil in Kinder-Kursen bilden, machen vielen Kindern Spaß. Hirnforscher haben nachgewiesen, dass Bewegungsspiele und Sport nicht nur körperliche Fitness, sondern auch Lernfähigkeit verbessern. Auch hier mit der Betonung, **wenn sie Spaß machen**. Schulkindern, die einen großen Teil des Tages sitzend verbringen, dürfte ein bisschen Yoga zwischendurch guttun. Ob es genauso gut ist wie Fußball mit den Kumpels von nebenan oder eine ausgiebige Wasserschlacht im Schwimmbad, kann wahrscheinlich Ihr Sohn oder Ihre Tochter selbst am besten beurteilen.

Yoga als Medizin?

Yoga wurde – wie auch andere Meditationstechniken – für spirituelle Zwecke entwickelt. Die damit geübte entspannte Haltung und Wachheit des Geistes kann sich auf körperliche Funktionen positiv auswirken, vor allem im Sinne der Gesundheitspflege und Vorbeugung. Direkte körperliche Effekte durch Yoga-Haltungen, Bewegungs- und Atemübungen sind denkbar, ähnlich wie beim Qigong. Ob die gezielte Atmung durch linkes oder rechtes Nasenloch wirklich, wie vielfach behauptet, zu einer nennenswert unterschiedlichen Stimulation des vegetativen Nervensystems oder linker und rechter Gehirnhälfte führen, ist fraglich. Die wenigen bisherigen Studien zu dieser Frage lieferten widersprüchliche Ergebnisse.

Sieht man Yoga als einen meditativen Übungsweg, dann erstaunt nicht, dass die gesundheitlichen „Nebenwirkungen", die am besten belegt sind, sich weitgehend mit den Effekten anderer meditativer Verfahren überschneiden. Dazu zählen Wirksamkeit bei Depression und Schmerz sowie die Senkung des Risikos für Herz- und Kreislauferkrankungen. Der verminderten Ausschüttung von Stresshormonen und dem allmählichen Verlernen stresserzeugender Wahrnehmungs- und Verhaltensmuster scheinen auch bei den gesundheitsfördernden Effekten von Yoga eine Schlüsselrolle zuzukommen.

Zahlt die Kasse?

Im Rahmen der Gesundheitsvorsorge übernehmen die meisten gesetzlichen Krankenkassen 80 Prozent der Kosten für einen Yogakurs. Erkundigen Sie sich bei Ihrer Kasse, ob der von Ihnen gewünschte Kurs unter diese Regelung fällt. Praktisch alle Krankenkassen bieten für ihre Versicherten eigene, kostenfreie Yogakurse an. Einen Yogakurs darf übrigens jeder anbieten, denn Yogalehrer ist keine geschützte Berufsbezeichnung. Allerdings hat der Berufsverband der Yogalehrenden in Deutschland (BDY) Rahmenrichtlinien für die Ausbildung und eine Prüfungsordnung entwickelt, die standardisierte Voraussetzungen für das Führen der Bezeichnung „Yogalehrer / Yogallehrerin (BDY)" definiert.

Sanft beginnen und vorsichtig steigern

Wagen Sie sich nicht zu schnell an schwierige Asanas, die eine starke Dehnung der Gelenke und Sehnen erfordern. Wer zum Beispiel zu schnell und mit Gewalt den Fuß hinter den Kopf bugsieren will, findet sich danach möglicherweise mit Kniebandriss in einer orthopädischen Klinik wieder. Und Menschen mit Bluthochdruck riskieren mit dem Yoga-Kopfstand oder anderen Kopf-Tieflagen einen Schlaganfall.

Der Einstieg in Yoga sollte zunächst sehr einfach sein und überwiegend auf Entspannung und Lockerung abzielen. Das Dehnen von Muskeln und Sehnen wird – wie beim sportlichen Training – sanft begonnen und langsam gesteigert. Vor allem ältere Personen und Menschen mit Erkrankungen von Gelenken, Wirbelsäule, Muskeln, Nerven, Herz, Kreislauf und Atemwegen sollten ihre körperliche Belastbarkeit ärztlich einschätzen lassen, bevor sie mit Yoga beginnen. Wegen der Gefahr der Anfallsauslösung durch Hyperventilation ist Menschen mit Epilepsie von Pranayama-Techniken in der Regel abzuraten. Vielerorts gibt es Kursangebote, die speziell auf Patienten mit bestimmten Erkrankungen, z. B. Multiple Sklerose, Rheuma oder Herzkrankheiten, ausgerichtet sind.

Hyperventilation: Verstärkte, beschleunigte Atmung. Dadurch wird zu viel Kohlendioxyd abgeatmet und das Säure-Basen-Gleichgewicht gestört: Die Folge können Benommenheitszustände und Muskelkrämpfe sein.

Qigong und Taichi

Geht man morgens kurz nach Sonnenaufgang durch eine Parkanlage von Peking oder Shanghai, von San Francisco, Sydney, Manchester oder auch Berlin, dann kann man dort mit ein bisschen Glück eine Gruppe von Übenden antreffen, die sich in geometrisch klarer Formation aufgestellt haben und weitgehend synchron, langsam wie in Zeitlupe, fließende Körperbewegungen, Dehnungen und Drehungen des Kopfes und Rumpfes ausführen. Ihr Schweigen und die morgendliche Stimmung des Parks fügen sich harmonisch ins gemeinsame, meditativ gesammelte Tun. Ihr Blick ist in ernster Konzentration auf einen Punkt in unendlicher Ferne gerichtet und lässt sich nicht durch schwatzende Passanten, kläffende Hunde oder heulende Polizeisirenen ablenken.

Solche morgendlichen Bewegungsübungen gehen auf eine jahrtausendealte chinesische Tradition zurück und werden seit etwa 60 Jahren, zusammen mit anderen Körper- und Atemübungen sowie bestimmten Techniken der stillen Meditation unter dem Begriff Qigong zusammengefasst. Das chinesische Schriftzeichen Gong kann mit „Arbeit", „Leistung", „Errungenschaft", „Erfolg" oder „Wirkung" übersetzt werden. Das heißt, es geht bei den Übungen darum, die „lebensnährenden Dämpfe" Qi zur Wirkung zu bringen oder – je nach Übersetzungsvariante – mit dem Qi zu arbeiten. Daraus soll nach traditionellem Verständnis Gesundheit und langes Leben resultieren. Es gibt auch die Auffassung, dass das Hauptziel von Qigong von jeher nicht die Gesundheitsförderung sei, sondern das Fortschreiten auf einem spirituellen Übungsweg, mit Gesundheit und langem Leben als erfreulichem Nebeneffekt, der es wiederum ermöglichen sollte, die spirituelle Praxis über längere Zeit aufrechtzuerhalten.

Schamaninnentänze und Orakel

Vermutlich hat Qigong in Geisterbeschwörungen und Orakeltänzen seinen Ursprung genommen. Ein Ziel war es, böse Geister auszutreiben oder sich vor diesen zu schützen. Astrologische Vorstellungen waren im Spiel und wurden teilweise in spätere daoistische Praktiken übernommen. Die ältesten schriftlichen Quellen zu Qigong-ähnlichen Übungen wurden auf Jadeblöcken des 3. Jahrhunderts v. Chr. entdeckt. Aus derselben Epoche ist der sogenannte „Schritt des Yu" überliefert, nach

Frauen waren über die Jahrtausende hinweg wichtige Bewahrerinnen und Vermittlerinnen jener Übungen, die wir heute als Qigong kennen.

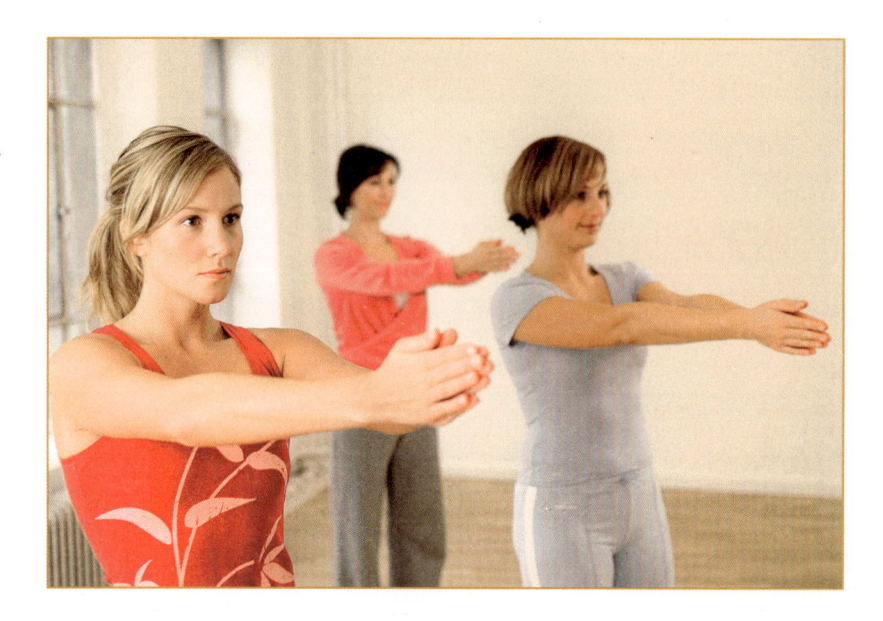

Schamaninnen: Der Begriff Schamane, Schamanin ist nicht eindeutig definiert. Schamanen im engeren Sinne wurden von europäischen Reisenden seit dem 17. Jahrhundert in Sibirien beobachtet. Vereinfachend wird der Begriff Schamane / Schamanin heute für Personen verwendet, die besondere Fähigkeiten aufweisen, sich mit Hilfe bestimmter Ritualtechniken, Trommeln oder Drogen in Trance versetzen und damit einen Kontakt zur Welt der Geister und Ahnen. In diesem Buch wird der Begriff Schamane / Schamanin in dieser allgemeineren, eher umgangsprachlichen Form gebraucht.

Yu, dem Begründer der Xia-Dynastie benannt. Schamaninnen der stark daoistisch geprägten, südostasiatischen Yao-Kultur pflegten noch bis ins 20. Jahrhundert in der chinesischen Provinz Zhejiang einen „Tanz des Yü" (eine Verbindung zum „Schritt des Yu" kann man vermuten), so ein Bericht aus den 1940er Jahren. Die Frauen tanzten auf einem Bein, das Gesicht mit einem Tuch bedeckt, bis sie in Trance kamen und nach schamanischem Verständnis die Gottheit aus ihnen sprach.

Möglicherweise gehen manche Orakel des tantrischen Buddhismus, beispielsweise das tibetische Staatsorakel, auf dieselben schamanischen Tänze zurück wie das Qigong. Bei solchen Orakeln tanzt das Medium mit einem zentnerschweren Ritualhelm auf dem Kopf bis an die Grenze seiner körperlichen Belastbarkeit und versetzt sich so in Trance.

Daoistische Meditationen zur Lenkung des Qi

Eine der wohl wichtigsten Ausgrabungen zur Geschichte des Qigong ist eine Reihe von Seidenmalereien aus einem der Mawangdui-Fürstengräber von 168 v. Chr. Offensichtlich waren die darauf dargestellten Daoyin-Übungen keine im Verborgenen praktizierten Rituale, sondern bereits fester Bestandteil der damaligen Medizin. Der Begriff Daoyin kann als „Lenk- und Leitübungen" übersetzt werden. Damit wird

– ähnlich wie mit dem Begriff Qigong – zum Ausdruck gebracht, dass durch gezielte Übungen der Fluss des Qi in einer gesundheitsfördernden Weise beeinflusst werden soll. Heutige Qigong-Praktizierende verstehen unter Daoyin in der Regel bestimmte Dehnübungen und Techniken der Selbstmassage.

Die Mawangdui-Fürstengräber beherbergten zudem ganz grundlegende daoistische Schriften, wie das Ursprungswerk des Daoismus, das Daodejing (Tao Te King) sowie das Buch der Wandlungen, Yi Jing (I Ging). In diesem Orakelbuch finden sich Hinweise auf religiöse Ritualtechniken, bei denen Tanz und Musik zur Tranceinduktion dienten. Ein weiterer daoistischer Klassiker ist die Textsammlung Zhuang Zi (Tschuang-Tse), die dem gleichnamigen Gelehrten aus dem beginnenden 2. Jahrhundert v. Chr. zugeschrieben wird. Darin heißt es: „Wenn jemand blasend ausatmet und den Lufthauch einziehend einatmet, das Alte dabei auswirft und das Neue hereinholt, wie ein Bär stehend durchhält und sich wie ein Vogel streckt, dann macht er das zum Erreichen der Langlebigkeit. Das ist die Vorliebe der Adepten, die Daoyin praktizieren, der Menschen, die die Gestalt nähren." Bemerkenswert ist hier die Parallele sowohl zu Atemtechniken im modernen Qigong, als auch zu Übungen, die an die Bewegung oder Haltung bestimmter Tiere anknüpfen. Einige sehr verbreitete Qigong-Übungen, wie etwa das Spiel der fünf Tiere – Tiger, Hirsch, Bär, Affe, Vogel (Kranich) – können bis auf die Han-Dynastie (206 v. Chr. – 220 n. Chr.) zurückverfolgt werden.

Auf diese Beschreibung folgt im Zhuang Zi ein Satz, der sehr deutlich die spirituelle Ausrichtung dieser Techniken betont und der von manch neuzeitlichem chinesischen Autor unterschlagen wurde: „Erreicht ein Mensch Langlebigkeit, nicht durch Atemübungen, sondern durch die Leere des Geistes – indem er alles vergisst und nichts besitzt –, so hat er Reinheit und Unendlichkeit erlangt. Alle guten Eigenschaften gehen damit einher. Dies ist das Dao von Himmel und Erde."

Dantian – Felder alchemistischer Wandlung

Ein in der Akupunktur nicht geläufiger, im Qigong jedoch zentraler Begriff ist Dantian. Das Wort bedeutet Zinnoberfeld und zeigt, wie sehr sich die daoistisch geprägte Heilkunde mit ihren Yangsheng, „lebensnährenden Praktiken", ab dem 3. Jahrhundert n. Chr. an Beobachtungen aus der Alchemie orientierte. Man hoffte wohl, dass man das, was sich im menschlichen Körper abspielt, also auch Krankheiten, mit derselben Gesetzmäßigkeit beeinflussen könne, wie der Alchemist Reagenzien in seinem Schmelztiegel umwandelte, veredelte oder – etwa durch Verdampfen – scheinbar vollständig zum Verschwinden brachte. Die Alchemisten suchten damals nach einem Elixier, das Unsterblichkeit verleihen sollte. Daran angelehnt hatte man in der Heilkunde die Vorstellung, dass es im menschlichen Körper ein lebenserhaltendes Elixier gäbe, das dauernd erzeugt werden muss und dessen Abwesenheit Tod bedeutet. Die Alchemie wurde als Waidan, äußeres Zinnober, bezeichnet, die „Alchemie des menschlichen Körpers" das lebensnährende Yangsheng als Neidan, inneres Zinnober. Zinnober ist Quecksilbersulfid und auch im Abendland schon lange bekannt, vor allem als Farbpigment namens Zinnoberrot. Bei ihrer Suche nach dem legendären Lebenselixier waren die Alchemisten vom Zinnober vermutlich deswegen so fasziniert, weil es von einer festen, grellroten und ungiftigen Substanz durch einfaches Erhitzen in das flüssige, silbrig glänzende und giftige Quecksilber verwandelt werden konnte.

Die anhand der Alchemie vermuteten Gesetzmäßigkeiten der Vorgänge im Körper wurden nach dem streng logischen System der daoistischen Trigramme (Seite 33) geordnet. Daraus entstand ein komplexes, hierarchisch gegliedertes System von Wirkfaktoren, das mitunter mit einem Staatsapparat und dessen Verwaltungsorganen verglichen wurde. In diesem „Machtapparat" wurden drei Zentren beschrieben, die Dantian, in denen sich das Lebenselixier Zinnober ansammelt und konzentriert. Die drei Faktoren, auch drei Kostbarkeiten oder drei Schätze genannt, nämlich Feinststoffe, Qi und Geist, wurden im Dantian wie in einem Schmelztiegel miteinander vereinigt. Endprodukt war das lebenserhaltende innere Elixier Neidan. In der traditionellen Yangsheng Literatur werden die drei Dantian mit dem dreifachen Wärmer gleichgesetzt und der Begriff taucht in der Literatur zur Akupunktur wiederum als Name einer Leitbahn auf, der eine Sonderstellung zukommt, etwa als „Befehlshaber des gesamten Qi aller Organe" (Seite 35).

Je nach Qigong-Tradition wird die Zahl und Position der Dantian unterschiedlich angegeben. Hier eine übliche Einteilung:

- Das obere Dantian entspricht dem „dritten Auge" in der Stirn und dem Kronenchakra.
- Das mittlere Dantian in der Höhe der (männlichen) Brustwarzen.
- Das untere Dantian, in manchen Texten der (einzige) Dantian, befindet sich im Bauchraum, eine Handbreit unterhalb des Nabels. Für Frau-

en wird in manchen Quellen der Nabelbereich angegeben. Das untere Dantian wird als Oberhaupt und Ursprung in der Hierarchie des inneren Elixiers Neidan angesehen. Alle Dantian überschneiden sich mit Akupunkturpunkten und Chakren. Die Dantian werden – wie die Chakren – als großräumiger beschrieben als die Akupunkturpunkte.

Besonders bei den Übungen des stillen Qigong unterscheidet man zudem zwischen einem kleinen und einem großen Himmelskreislauf Zhoutian, in denen das Qi aktiv zur Zirkulation angeregt werden soll. Darin zeigt sich, dass neben alchemistischen auch astrologische Vorstellungen und Bilder in die daoistische Heilkunde Yangsheng einflossen. Der kleine Zhoutian setzt sich aus zwei Leitbahnen zusammen, die in der Akupunktur als Lenkergefäß Dumai (Yang) und Diener- oder Konzeptionsgefäß Renmai (Yin) geläufig sind. Der große Zhoutian umfasst alle Leitbahnen und Zentren.

Bändigung einer weiblichen Tradition?

Die schamanischen Ursprungspraktiken, auf die das Qigong zurückgeht, lagen sehr wahrscheinlich überwiegend in der Hand von Frauen. Matriarchale Strukturen und die schamanische Praxis wurden vom durch und durch patriarchalen Konfuzianismus über lange Zeit bekämpft, blieben aber im Daoismus weiter lebendig. Einflüsse aus den Kampfkünsten kamen hinzu und waren für die Entwicklung mancher Qigong-Formen wie dem Taichi besonders prägend.

Die heute in China verbreiteten Qigong-Formen sind meist von einer formalen Strenge gekennzeichnet, die eine Wiederbelebung konfuzianischer Ideale wie Ordnung, klare Hierarchien und Gemeinsinn zeigt. So lernen Qigong-Übende vor allem durch Nachahmung, ohne die Übungen selbständig zu variieren. Es wird auch unterschieden, wer zur Gruppe gehört und dafür bezahlt und wer nicht. Die Kernidee beim Qigong sei, so der Psychiater und Qigong-Praktizierende Thomas Heise, „etwas aus dem Schamanismus und Daoismus Abgeleitetes, das teilweise nach konfuzianischen Vorstellungen gebändigt werden konnte".

Es gibt weltweit sehr viele Qigong-Übungsformen und -stile. Die Schätzungen variieren zwischen 1000 und 3600. Je nach Ausrichtung überwiegen dabei eher buddhistische, konfuzianische, daoistische oder Kampfkunst-bezogene Anteile.

Meister des harten Qigong – Fakire, Schamanen, Gaukler?

Man kann grob unterscheiden zwischen Qigong zur Förderung der Gesundheit auf der einen und kampfkunstnahem, auch „hartem" Qigong auf der anderen Seite. Zum harten Qigong zählen außergewöhnliche Kräfte oder Fähigkeiten, die immer wieder medienwirksam in Szene gesetzt werden, so wenn sich ein Qigong-Meister in einen Eisblock einfrieren oder von einem LKW überfahren lässt und das angeblich kraft seines Qi unbeschadet übersteht. Hier erinnert noch manches an die magischen Wurzeln. Wahrscheinlich gibt es in jeder Kultur der Welt, in der der Glaube an Zauberkräfte eine Rolle spielt, eine Tradition des öffentlichen Kräftemessens und der Demonstration von Unverletzbarkeit. Afrikanische Fetischeure wie indische Fakire schieben sich gern lange Spieße durch den Körper oder tanzen auf glühenden Kohlen und Glasscherben. In Mitteleuropa erscheinen die noch gelegentlich zu bewundernden Gaukler, Schwertschlucker und Feuerspucker wie eine Reminiszenz an „magische Zeiten".Wie viel Geschicklichkeit und Performance-Kunst auf der einen und „wahre" Körperbeherrschung auf der anderen Seite dabei eine Rolle spielen, ist unter medizinischen Gesichtspunkten sicher eine interessante, wenn auch weitgehend ungeklärte Frage. Oft scheint eine Mischung aus beiden vorzuliegen.

Qigong zur Gesundheitsförderung

Beim gesundheitsfördernden Qigong unterscheidet man Techniken der Fremd- und der Selbstbehandlung. Bei der Fremdbehandlung „sendet" die behandelnde Person „Qi aus". Dafür gibt es im Qigong den Begriff des Waiqi, des äußeren Qi. Dazu zählen Techniken der Massage oder Akupressur und Behandlungsmethoden, die – ähnlich wie Reiki – auf der Annahme basieren, dass durch berührungsloses Halten der Hände über bestimmten Körperregionen heilsames Qi übertragen werden kann. Diese Vorstellung bekräftigt die Vermutung, dass das erst im 20. Jahrhundert entwickelte Reiki letztlich vom Qigong abstammt oder zumindest sehr ähnliche kulturgeschichtliche Wurzeln hat. Die Bewertung von Waiqi aus westlicher Sicht dürfte daher ähnlich ausfallen wie die von Reiki. Die meisten der in den 1980er Jahren in China gelehrten Waiqi-Stile stammen offensichtlich von buddhistischen Chan- (japanisch Zen) Übungen ab. So die Übung yi zhi zhan gong, das heißt Einfingermeditationsübung. Dabei wird das Qi in den Zeigefinger „geleitet" und als Waiqi auf Akupunkturpunkte des Patienten „ausgestrahlt".

Zu den Methoden der Selbstbehandlung gehören Übungen in Bewegung Donggong und Übungen in Ruhe Jinggong, sowie Techniken der Selbstmassage und Akupressur. Zum bewegten Qigong zählen sowohl formale, vorgegebene Übungsabläufe als auch die spontanen Übungen, das Zifa Gong. Das Üben in Bewegung ist die am weitesten verbreitete Qigong-Form.

Bei praktisch allen Qigong-Formen spielen die Grundprinzipien Ruhe und Bewegung, Körperhaltung, Atmung und geistige Aktivität eine wichtige Rolle, allerdings mit unterschiedlicher Gewichtung.

Große Vielfalt, auch in der Ausführung der Übungen

In der Regel wird Qigong in Gruppenkursen angeleitet. Wer die Übungssequenzen nach einer Weile selbstständig beherrscht, soll sie – wie bei jeder Meditationspraxis – regelmäßig ausführen, klassischerweise in den frühen Morgenstunden. Qigongübungen können im Liegen, Sitzen, Stehen oder Gehen durchgeführt werden. Vor Beginn und als Abschluss der bewegten Übungen ist es üblich, für eine Weile eine genau beschriebene Grundhaltung einzunehmen. Bei speziellen Übungen des bewegten Qigong werden Stöcke als Hilfsmittel eingesetzt. Qigongkugeln dienen zu einer Art Handgymnastik mit gleichzeitiger Stimulation von Akupunkturpunkten.

Zur Atmung und Schulung der Aufmerksamkeit gibt es unterschiedliche Empfehlungen und Techniken. Bei manchen Übungen werden die Phasen des Ein- und Ausatmens, ähnlich wie im Yoga, Phasen des Bewegungsablaufs zugeordnet. Bei anderen Übungen geht es darum, den Atem frei fließen zu lassen oder ihn in bestimmten Energiezentren oder -bahnen zu halten. Auch die Meditationstechniken im engeren Sinne sind beim Qigong sehr vielfältig. Ein Teil der Schulen arbeitet mit Visualisierungen, etwa einer heilsamen Kraft in Form von Licht, die in einer bestimmten Bahn durch den Körper strömt. Andere Überlieferungstraditionen empfehlen, sich bei den Übungen nichts Bestimmtes vorzustellen und mit einer möglichst offenen Haltung zu praktizieren.

Wollen Sie sich einen ersten Eindruck verschaffen, wie Qigong in Bewegung aussehen kann, dann steht Ihnen im Internet eine Fülle von Videos zur Verfügung. Den regelmäßigen Besuch einer Qigong-Übungsgruppe und die sorgfältige Anleitung durch eine erfahrene Lehrkraft können solche Videos allerdings nicht ersetzen.

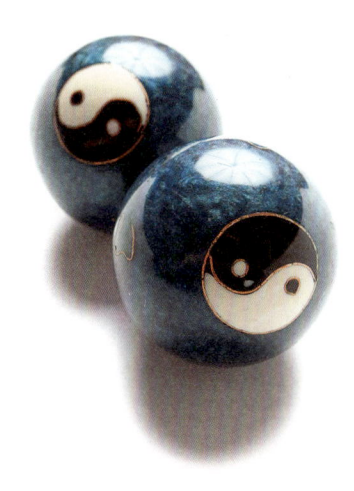

Qigongkugeln; man lässt sie locker in der Hand umeinander kreisen – eine Mischung aus Handgymnastik und Selbstmassage.
Das schwarzweiße Symbol auf den Kugeln stellt das Wechselspiel von Yin und Yang dar und damit die Essenz von Taichi.

Beim Taichi sind die Einflüsse aus den Kampfkünsten deutlicher als bei manchen anderen Formen des Qigong. Zur Selbstverteidigung eignen sich die langsam fließenden Bewegungen allerdings nicht.

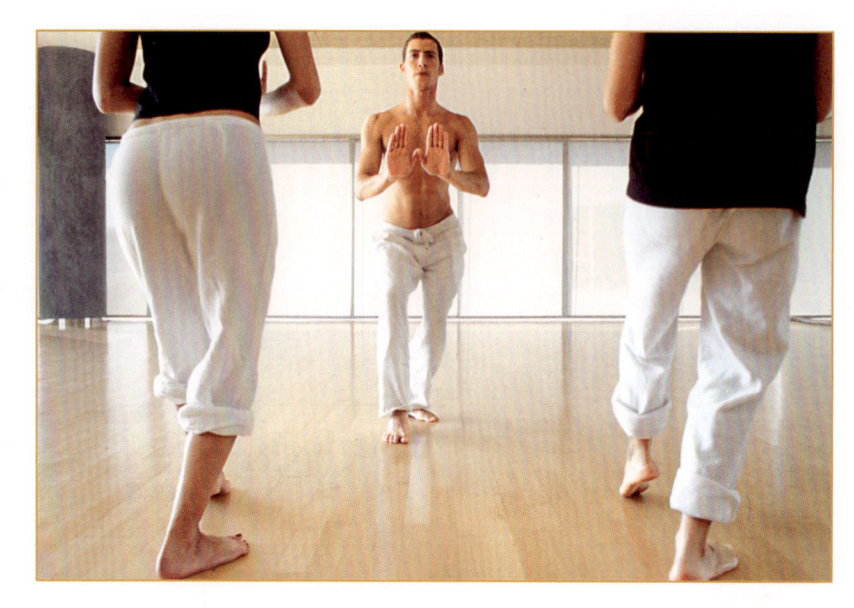

Taijiquan (Taichi Chuan)

Als Taijiquan (Taichi Chuan), abgekürzt Taiji oder Taichi, werden bestimmte Übungen bezeichnet, die in der chinesischen Kampfkunst wurzeln. Mittlerweile wird Taichi fast nur noch in Form langsam fließender Bewegungsübungen praktiziert und ist für einen Außenstehenden von anderen bewegten Qigong-Formen kaum zu unterscheiden. Eine eher antiquierte deutsche Bezeichnung für Taichi ist „Schattenboxen". Damit wird der Eindruck beschrieben, bei den Übungen werde gegen einen imaginären Gegner gekämpft. Zur Selbstverteidigung taugen die Übungen nicht, sie werden vielmehr zur Gesundheitsvorsorge und als Meditationstechnik verwendet. Der Name Taichiquan weist auf daoistische Wurzeln hin. Die Silbe Tài bedeutet „höchst, sehr, allzu, äußerst ...", Jí kann mit „Pol, Extrem, äußerst, höchst ..." übersetzt werden und ursprünglich bezeichnet es den Dachfirst eines Hauses oder allgemeiner den obersten Träger einer Struktur. Der Begriff Taichi knüpft an die Polarität von Yin und Yang (Seite 31) an, aus der nach daoistischem Weltbild alles entsteht. Qúan bedeutet „Faust, Faustkampf, Kampfkunst". Taijiquan wird folglich übersetzt als „den obersten Träger aller Strukturen in der Faust halten". Die Übungen sollen zur Harmonisierung von Yin und Yang beitragen.

Allgemein kräftigend und „nährend"

„Bei welcher Erkrankung kann man Qigong-Übungen zur Linderung der Beschwerden oder zur Unterstützung des Heilungsprozesses einsetzen?" Diese häufig gestellte Frage kommt, so PD Dr. med. Gisela Hildenbrand, Mitbegründerin und Vorstandsmitglied der Medizinischen Gesellschaft für Qigong Yangsheng, der Frage gleich: „Bei welcher Erkrankung sollte man sich gut ernähren?" Mit anderen Worten: Qigong ist eher als ein allgemeines, vorbeugendes und relativ unspezifisches Pflegen von Gesundheit gedacht und weniger als Mittel gegen eine bestimmte Krankheit. Beim Qigong steht die differenzierte chinesische Diagnose nicht im Vordergrund. Allerdings kann das Wissen über das System von Yin und Yang, die fünf Wandlungsphasen oder die Leitbahnen sehr hilfreich sein, um Qigong gezielter einzusetzen, meinen die Experten. In China werden Qigong-Übungen bei praktisch allen chronischen Krankheiten unterstützend eingesetzt.

Ist die Wirkung von Qigong erklärbar?

Ähnlich wie bei der Akupunktur scheint die Forschung beim Qigong lange Zeit der irrtümlichen Verwechslung von Qi mit physikalisch messbaren Energien aufgesessen zu sein. Heute noch kursieren Berichte und Videos über Qigong-Meister, die angeblich mit bloßer, Waiqi ausstrahlender Hand Papier entflammen oder Wasser zum Kochen bringen. In einer ganzen Reihe von Fällen konnten solche Kraftdemonstrationen als Taschenspielertricks entlarvt werden. Auch Erfahrungsberichte von Menschen, die ihre Kräfte im Kampf mit einem Qigong-Meister erproben wollten und dabei wie vom elektrischen Schlag getroffen zurückwichen, beweisen keineswegs, dass hier physikalische Kräfte im Spiel sind. Die zu diesem Thema kursierenden Videos erinnern eher an Hypnosevorführungen und es ist sehr wahrscheinlich, dass dabei suggestive Fähigkeiten der Qigong-Meister die Hauptrolle spielen. Einmal davon abgesehen, dass man Videos leicht fälschen kann.

Wenn man magische Erklärungsversuche beiseitelässt und Qigong als eine Kombination von Heilgymnastik, Körperpsychotherapie, Tanz und meditativer Entspannungsübung betrachtet, dann ergibt sich daraus bereits eine ganze Fülle möglicher Wirkmechanismen:

Im Rahmen der Physiotherapie können Qigongübungen – ähnlich wie Krankengymnastik – gezielt dazu eingesetzt werden, die Bandscheiben zu entlasten, den Kreislauf anzuregen und die Durchblutung von Muskeln, Sehnen und Gelenken zu verbessern.

Eine tiefe, ruhige Atmung versorgt den Körper mit mehr Sauerstoff als eine flache, hektische.

Die vorbeugende und letztlich sogar lebensverlängernde Wirkung von regelmäßiger Bewegung ist gut belegt und scheint weitgehend unabhängig von der Sportart zu sein. Die Vermutung liegt daher nahe, dass dies auch für bewegtes Qigong gilt. Regelmäßige Bewegung senkt Stresshormon-, Blutdruck-, Cholesterin- und Blutzuckerwerte, regt die Immunabwehr an, verbessert die Durchblutung der Herzkranzgefäße und reduziert damit das Risiko für Herzinfarkt, Schlaganfall, Diabetes mellitus (Zuckerkrankheit) und bestimmte Krebserkrankungen. Außerdem lassen sich viele Krankheiten und Beschwerden des Bewegungsapparats, wie Wirbelsäulen- und Gelenkerkrankungen oder Osteoporose durch regelmäßige Bewegung lindern oder gar vermeiden. Wer sich im Freien bewegt, bekommt dazu noch frische Luft und – durch das Sonnenlicht – Stimmungsaufhellung und Vitamin D gratis. Zudem sind positive Effekte von Sport auf psychische Erkrankungen wie Depressionen oder Angststörungen wissenschaftlich belegt.

Beim bewegten Qigong kommen vielleicht weitere heilsame und vorbeugende Wirkungen zum Tragen, die mit der regelmäßigen Aktivierung bestimmter Gleichgewichts- und Haltefunktionen des zentralen Nervensystems zu tun haben. Es gibt Hinweise darauf, dass ein solches Training bei älteren Menschen über ähnliche Mechanismen die Sturzgefahr reduziert und die geistige Beweglichkeit unterstützt, wie es für den Gesellschaftstanz bei Menschen mit bestimmten Krankheiten des Nervensystems nachgewiesen wurde (Parkinson, Alzheimer-Demenz).

Vielleicht beruht ein großer Teil der Wirkungen von Qigong einfach darauf, dass es etwas ist, was von vielen Praktizierenden mit großer Freude und Begeisterung geübt wird. Das ist der Hirnforschung zufolge die wichtigste Voraussetzung dafür, dass sich die Nervenzellen miteinander neu vernetzen. So lernt das Gehirn immer differenziertere Aufgaben auszuführen und der Mensch entwickelt damit – körperliche und geistige – Beweglichkeit.

Wie bei allen meditativen Verfahren sind durch Qigong vielfältige Wirkungen auf Geist, Seele und Körper denkbar und teilweise gut belegt (Seite 252). Inwiefern gesundheitsfördernde Wirkungen von Qigong auf direkten körperlichen Effekten beruhen oder indirekt, über psychische

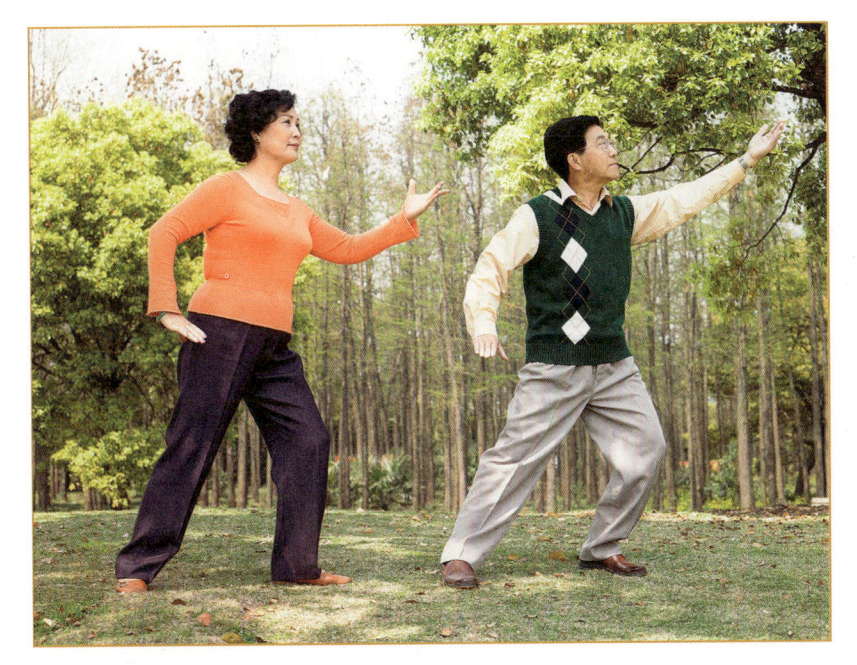

Ob die beiden nach der Qigong-stunde noch ein Tänzchen mitei-nander wagen? Gesellschaftstanz fördert jedenfalls die körperliche und geistige Beweglichkeit betag-ter Menschen. Ob das wohl auch auf Qigong zutrifft? Vielleicht sind Freude und Begeisterung die ent-scheidenden Wirkfaktoren.

und psychophysiologische (Seite 18) Effekte, vermittelt werden, ist schwer herauszufinden. Zudem könnte eine Rolle spielen, dass Qigong in aller Regel eingebettet in allgemeine Empfehlungen zur Lebensführung vermittelt wird. Welchen Anteil die eigentlichen Qigong-Übungen an der gesundheitsfördernden Gesamtwirkung haben, kann bislang kaum beurteilt werden.

Kann Qigong Psychosen verursachen?

Die Vorstellung, dass die gängigen Qigong-Übungen bei vorher psychisch gesunden Menschen plötzlich eine Psychose auslösen könn-ten, das heißt eine schwere psychische Erkrankung mit Wahnvorstellun-gen und häufig Halluzinationen, die einen stationären Aufenthalt in einem psychiatrischen Krankenhaus notwendig macht, dürfte auf meh-reren Missverständnissen beruhen.

Eines davon hat damit zu tun, wie die chinesische Justiz mit Dis-sidenten und mit Vertretern bestimmter Qigong-Formen – wie etwa An-hängern der religiösen Vereinigung Falun Gong – umgeht. Bestimmte psychiatrische Krankenhäuser dienen in China – ähnlich wie in der ehemaligen Sowjetunion – als Gefängnisse für Dissidenten. Das wurde bereits von einigen chinesischen Staatsbeamten bestätigt, so etwa in einem öffentlich zugänglichen Fachzeitschriftenartikel aus dem Jahr 1998. Verfasst hat ihn der chinesische Psychiater Yicheng Jia, führender Experte für forensische Psychiatrie, das heißt für straffällige psychisch Kranke und Rechtsfragen in der Psychiatrie.

Was hat das nun mit den fraglichen psychischen Nebenwirkungen von Qigong zu tun? Wer Qigong praktiziert, wird dadurch nicht gleich psychotisch, auch nicht in China. Sollte es sich dabei um eine nichtstaatskonforme Art von Qigong handeln, riskiert er dort allerdings, von bestimmten, mit dem Staatsapparat eng zusammenarbeitenden, Psychiatern als psychotisch diagnostiziert, festgenommen und entsprechend behandelt zu werden. Die Behandlung reicht von zwangsweise verabreichten hoch dosierten Medikamenten über jahrzehntelange Inhaftierung bis zu risikoreichen Elektroschocks. Die chinesische Polizeipsychiatrie hat für solche Fälle eigene Diagnosen entwickelt, die sonst in keinem psychiatrischen Diagnosenkatalog der Welt auftauchen. Es gibt darunter sogar – speziell für Praktizierende des „falschen Qigong" die „durch Qigong hervorgerufene psychische Störung" und die „durch bösartige Kulte hervorgerufene psychische Störung" xie-jiao suo zhi jingshen zhang'ai. Bemerkenswert ist in diesem Zusammenhang die Verwendung des Begriffs Xie, „bösartig" oder „übel", der für abweichende, schädigende Kräfte steht (Seite 34). Das erinnert stark an die Doktrin der chinesischen Kulturrevolution (1966–1976), die psychische Krankheit generell auf politisch falsches oder abweichendes Denken zurückführte. Folgt man allerdings dem Verständis der alten chinesischen Medizin, dann sollte gerade Qigong vor Xie schützen.

Es scheint noch eine weitere Ursache für die Befürchtung zu geben, Qigong könne Psychosen heraufbeschwören. Sie wurzelt in der Wahrnehmung bestimmter kathartischer Qigong-Formen in China. Diese zählen zu den spontanen Übungen, Zifa Gong, die nicht an bedächtige Heilgymnastik, sondern eher an exstatische oder an aggressive, kasteiende oder sexuelle Handlungen und Zustände erinnerten. Also beileibe nichts für zarte Gemüter.

Solche Übungen waren in China vor allem in den 1980er-Jahren populär. Mittlerweile sind sie weitgehend aus der Mode gekommen.

Qigongverbot bei psychischen Problemen?

Ist eine ausdrückliche Warnung vor psychischen Nebenwirkungen des Qigong unter Berücksichtigung all dieser China-spezifischen Umstände noch notwendig? Viele Psychotherapeuten, sowohl im ambulanten Bereich, als auch im Krankenhaus, verwenden hierzulande Qigong als zumindest ergänzende körperpsychotherapeutische oder kreativ-therapeutische Methode. Je nach Indikation stehen mal körperliche Aspekte wie Verbesserung der Beweglichkeit und Fitness, mal geistig-psychische Aspekte wie meditative Entspannung oder Stressreduktion im Vordergrund. Spontane Qigong-Formen werden als Ausdrucksmittel für Gefühle eingesetzt, vergleichbar mit anderen körperpsychotherapeutischen Verfahren, Tanz- oder Musiktherapie. Bei Menschen mit psychischen Erkrankungen sollten solche Verfahren nur von psychotherapeutisch kompetenten Personen eingesetzt und verordnet werden. Das gilt allerdings nicht nur für Qigong, sondern für alle meditativen und suggestiven Techniken.

Qigong auf Kassenrezept?

Eigeninitiative bei der Gesundheitsvorsorge wissen die Krankenkassen in der Regel zu schätzen. Die meisten bieten eigene Qigong- oder Taichi-Kurse an. Die Kosten von Fremdanbietern werden von manchen Kassen teilweise oder vollständig übernommen. Die Regelungen sind dazu sehr unterschiedlich. Im Bereich der privaten Krankenversicherung variieren sie je nach Tarif. Im Krankenhaus- und vor allem im Reha-Bereich gibt es mittlerweile ein sehr breites Qigong-Angebot.

Für Gesunde, die Qigong rein vorbeugend nutzen wollen, zählt bei der Auswahl des Anbieters zunächst einmal dessen Erfahrung mit der Methode und didaktisches Geschick, diese zu vermitteln. Ansonsten sollte man sich je nach Indikationsstellung an dessen medizinischer oder psychotherapeutischer Kompetenz orientieren.

So können die Orthopäden oder Physiotherapeuten, die Qigong anbieten, die Methode sehr gut auf die Belange von Menschen mit Rücken- oder Gelenkbeschwerden abstimmen. Steht eine psychische oder psychosomatische Erkrankung im Vordergrund, sind nur psychosomatisch oder psychotherapeutisch kompetente Qigong-Anbieter für eine Behandlung geeignet.

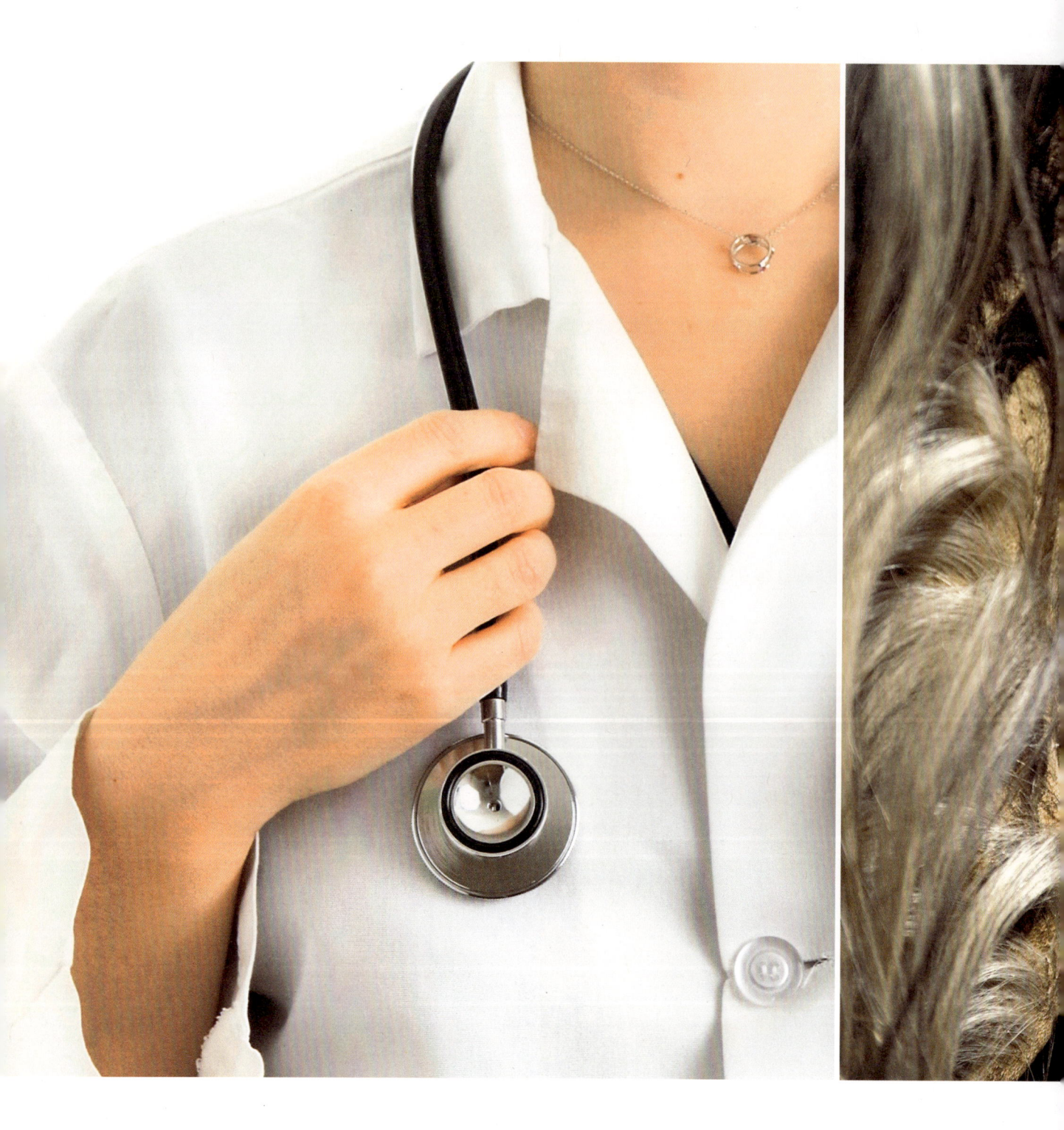

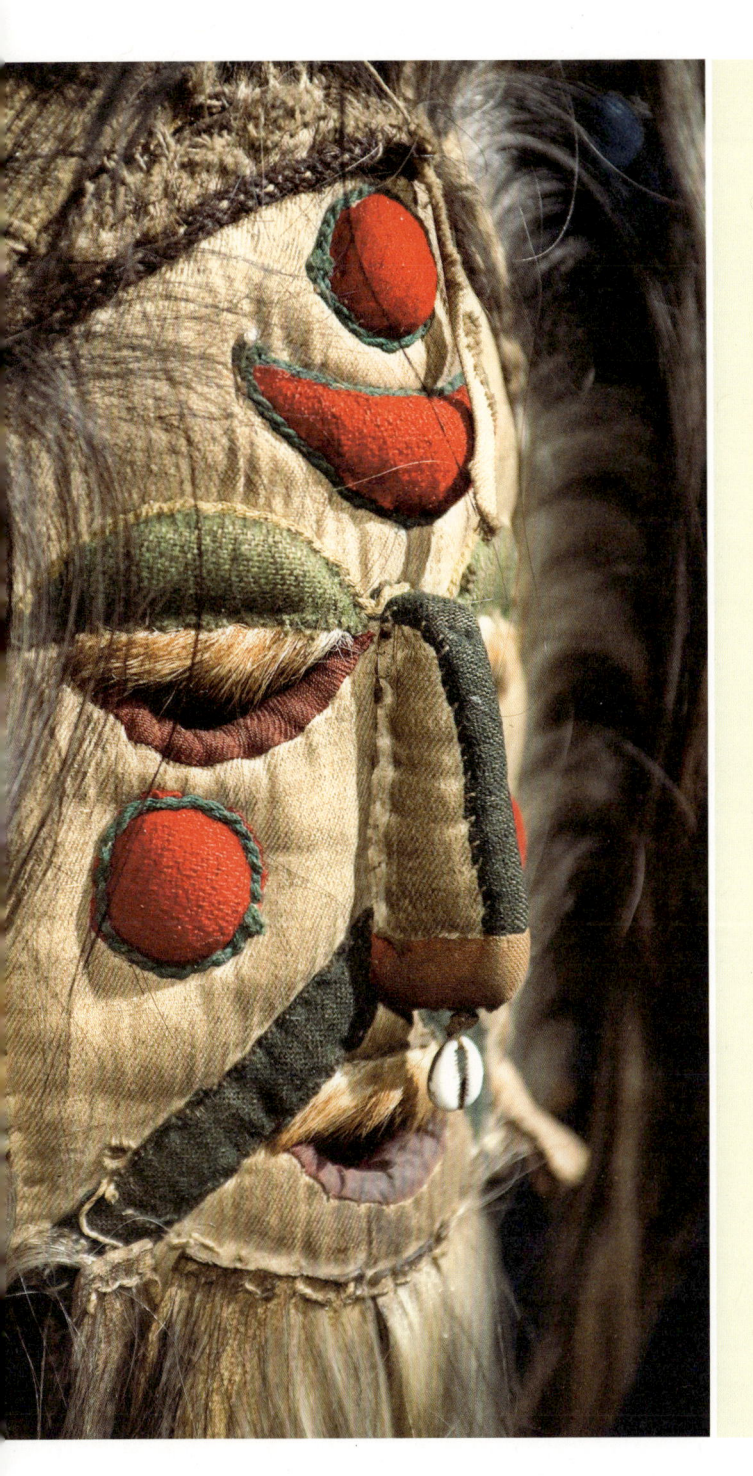

Geistheilung – Bilder, Gesten, Rituale

Viele Menschen wünschen sich einen Arzt, der gleichzeitig Seelsorger ist und sich „ganzheitlich" um sie kümmert, also um Leib und Seele. Auch der Wunsch nach einer spirituellen Dimension von Heilung ist oft groß. Ob diese Hoffnungen durch „die" asiatische Heilkunde erfüllt werden können? Es hängt sicher sehr davon ab, in wessen Hände sich diese Menschen begeben.

Schamanismus in Südostasien und Tibet

Sie kennen solche Szenen vielleicht aus dem Fernsehen: Der Patient liegt auf einem Behandlungstisch, über ihn beugt sich ein kleiner, stämmiger Mann und im ersten Moment denkt man an eine ziemlich herzhafte Bauchmassage. Die Hände des Heilers durchpflügen die Bauchdecke und plötzlich fängt es – wie von Geisterhand – an zu bluten. Schließlich hält der Heiler etwas in der Hand, was er angeblich durch die geschlossene Bauchdecke hindurch zutage gefördert hat, ein blutiger Fetzen Gewebe, ein kleines Knöchelchen, Steinchen oder Ähnliches. Dann heißt es, der Patient sei geheilt. Wo kommt das Blut her und warum spürt der Patient bei der „Operation" keine Schmerzen? Solche Fragen konnten durch Nachforschungen beantwortet werden: Jeder Heiler hat ein paar kleine Geheimnisse, z. B. wie er das Hühnerblut unbemerkt in seine Finger bekommt. Unter anderem Kondome und Fischblasen wurden dabei enttarnt.

Solche blutigen Heilungsrituale sind vor allem von den Philippinen bekannt, aber nicht ausschließlich. So gibt es den Bericht eines deutschen Arztes von einer Begegnung mit dem tibetischen Bön-Schamanen Wangtschuk. Er konsultierte den Heiler wegen eines Nierensteins. Wangtschuk rückte ihm in ähnlicher Weise wie oben beschrieben zu Leibe, um schließlich den Störenfried ans Tageslicht zu bringen, einen blutigen Stein, den der Patient und Mediziner als „etwas kantig und für einen Nierenstein ungewöhnlich geformt" beschreibt. Acht Jahre später berichtet er: „Nierenkoliken habe ich seitdem nicht mehr gehabt, wenngleich der Stein auf dem Röntgenbild noch zu sehen ist." Nun bleibt die Frage offen, ob solche trickreich inszenierten Heilungsdramen wirklich zu Heilung und Wohlbefinden beitragen und wenn ja, warum. Aus Sicht der Wissenschaft wurde das nie systematisch genug untersucht, um tragfähige Schlussfolgerungen daraus zu ziehen. Es gibt aber eine ganze Reihe interessanter Hinweise, dass „Geistheilung" in der gesamten Medizin eine viel größere Rolle spielt, als wir es vielleicht wahrhaben wollen.

„Wir erleben mehr als wir begreifen", sagt der Quantenphysiker Prof. Hans-Peter Dürr aus München. Wenn jemand so etwas wie Geistheilung erlebt, dann könnte es sich zumindest teilweise einer wissenschaftlichen Beweisführung entziehen. Bevor Sie sich jetzt aber zum nächstbesten Wunderheiler – ob aus asiatischer oder westlicher Tradition – begeben und viel Geld dort lassen, lesen Sie lieber noch ein bisschen über das Phänomen Geistheilung.

Weder Götzendiener noch Nihilisten – Der mittlere Weg und das Leerheitskonzept

„Es gibt nur eine falsche Sicht: Der Glaube, meine Sicht ist die einzig richtige". Dieser Satz wird dem buddhistischen Weisen Nagarjuna aus dem 2. Jahrhundert n. Chr. zugeschrieben. Nicht an fest gefügten Glaubenssätzen und Konzepten festzuhalten, ist ein grundlegendes Element der buddhistischen Lehre und gleichzeitig wohl eines der schwierigsten Projekte der Meditierenden. Wie verträgt sich dieses radikale Nicht-Festhalten mit der religiösen Hingabe an Gottheiten, Schutzgeister und einer reichen Bilder- und Ritualwelt, die etwa im tibetischen Buddhismus eine große Rolle spielen und dort den starken Einfluss von Schamanismus, Bön-Tradition und Hinduismus widerspiegeln? Löst sich dieser Widerspruch im Konzept der Leerheit, Sanskrit sunyata, auf, ein – so heißt es – äußerst schwierig zu vermittelndes

und deswegen häufig missverstandenes Konzept?

Einsicht in Leerheit wird als ein Schritt dargestellt, der letztlich nur über die spirituelle Praxis selbst zu erlangen sei und nicht durch Nachdenken. Die regelmäßige Rezitation von poetischen Texten wie dem Herz-Sutra soll der Meditation über Leerheit dienen. Dort heißt es unter anderem: „Form ist nichts anderes als Leerheit und Leerheit ist nichts anderes als Form." Eine paradoxe Logik, die – wie in einem Zen-Koan – das Festhalten des Verstandes an Konzepten lösen soll, zugunsten einer tieferen Sicht. Leerheit, so heißt es im Mahayana-Buddhismus, ist ein Heilmittel gegen das übertriebene Festhalten an Konzepten, Meinungen, Wahrnehmungen. Dabei geht es um die scheinbar schlichte Einsicht, dass alle Vorstellungen lediglich Vor-

Koan: Frage oder paradoxer Satz, der als Meditationsobjekt dient.

Dialektik: Denkweise, die durch die Beschäftigung mit zwei scheinbar widersprüchlichen Sichtweisen zu tieferen Einsichten gelangt.

stellungen sind und keine fassbare Wirklichkeit. Alle Erscheinungen sind demzufolge leer von Eigenexistenz, sie existieren nur aufgrund bestimmter Bedingungen und dazu gehören auch unsere Vorstellungen.

Das ist die eine Seite. Die andere Seite ist, noch einmal mit den Worten Nagarjunas: „Wer an Leerheit glaubt, ist unheilbar." Es geht also nicht um Nihilismus. Vor der Auffassung, es gäbe keine Welt, wird im Gegenteil gewarnt. Der Mahayana-Buddhismus sagt: „Es gibt die Welt, aber wir sehen sie verzerrt, solange wir an unseren Vorstellungen darüber festhalten und glauben,

sie hätten absolute Gültigkeit." Möglicherweise hilft die Einsicht in Leerheit, die Dialektik besser zu verstehen, die sich auftut zwischen ...

- ... der Wirkung eines Rituals, die ja nicht aus sich heraus existiert und also „leer" ist, und ...
- ... der Tatsache, dass ein Ritual nur wirkt, indem man daran „glaubt", also mit ihm ein bestimmtes Konzept von Heilung verbindet. Dazu muss das Ritual eine bestimmte Form annehmen, die es als Heilmittel erkennbar macht. Das kann – je nach kulturellem Kontext – eine bestimmte Tablettenfarbe sein oder der Hut des Schamanen.

Medizin und Spiritualität

Je weiter man in die Vergangenheit einer beliebigen Kultur der Welt eintaucht, desto enger wird die Verflechtung zwischen Medizin und Spiritualität. Schamanen waren nicht nur Geisterbeschwörer und Orakel sondern immer auch Heiler. Das Stammgebiet des Schamanismus ist Sibirien und ein Teil der angrenzenden Länder. Unter anderem in der Mongolei, den Himalayaländern und Teilen Südostasiens waren zumindest ähnliche Kulte in unterschiedlichen Ausprägungen zu unterschiedlichen Zeiten verbreitet. Viele der in diesem Buch beschriebenen Therapiemethoden gehen auf die Vorstellung zurück, eine Krankheit sei durch böse Geister verursacht und man müsse Mittel und Wege finden, diese wieder loszuwerden. Zu den Verfahren, die zumindest Vorläufer aus der Kategorie „Mittel zur Geisteraustreibung" haben, gehören vermutlich alle „ausleitenden" Verfahren wie Schröpfen, Aderlass, Kauterisierung und sehr wahrscheinlich auch die Akupunktur. Andersherum wurden bereits in den schamanistischen Anfängen der meisten Medizintraditionen Fertigkeiten und Wissen weitervermittelt, die wir aus unserer heutigen Sicht nicht zwingend mit spiritistischen Vorstellungen in Verbindung bringen würden, wie Heilkräuterwissen oder die Kunst des Knochenrichtens. Eine Trennung von Heilkunde und Spiritualität oder Religion, wie sie in Europa spätestens mit dem Zeitalter der Aufklärung angestrebt und vollzogen wurde, entwickelte sich in großen Teilen Asiens erst durch den Kontakt mit der westlichen Wissenschaft und Medizin. Man könnte also vermuten, dass es in den östlichen Medizintraditionen noch häufiger als in der westlichen Dinge gibt, die nur aus dem Blickwinkel einer bestimmten Religion oder Weltanschauung nachvollziehbar sind. Darin sehen viele Menschen im Westen eine große Chance, denn die Sehnsucht nach einer Einheit von Religion und Medizin, von Heil und Heilung ist groß.

Mächtige psychische Effekte

„Dein Glaube hat dich geheilt." Dieser Satz ist weithin bekannt. Er wird dem Mann zugeschrieben, der vor 2 000 Jahren im damaligen Palästina Blinden, Gelähmten, Leprakranken und „von bösen Geistern Besessenen" seine heilenden Hände aufgelegt haben soll. Mit den theologischen Erörterungen zu der Frage, wie die Geschichten über die heilenden Kräfte des Jesus von Nazareth zu verstehen sind, könnte man sicher ganze Bibliotheken füllen. Medizinisch gesehen ist der Hinweis auf den Glauben des Kranken als die eigentliche heilende Kraft beachtenswert, weil er sich mit modernen Erkenntnissen der Psychophysiologie und suggestiven Entspannungs- und Psychotherapieverfahren, z. B. der Hypnotherapie, erstaunlich gut verträgt, wenn sie damit auch noch lange nicht erklärt ist. Jeder noch so eingefleischte Agnostiker wird anerkennen, dass Erwartungen und Gewohnheiten eine erhebliche Wirkung auf Körper und Psyche haben. Wäre der Glaube an die Kraft einer Behandlung nicht so wirksam, dann würde die Arzneimittelforschung eine Menge Aufwand und Geld sparen, die die sehr trickreich angelegten doppelblind placebokontrollierten Studien (Seite 236) erfordern.

Agnostiker: Jemand, der davon überzeugt ist, dass es nichts Göttliches oder Übersinnliches gibt und sich dabei auf die Vernunft beruft.

War Jesus ein Geistheiler? Im Neuen Testaments finden sich Geschichten über Lepröse, Blinde und Lahme, die er geheilt habe; ja sogar Tote soll er wieder zum Leben erweckt haben, wie hier auf einem Gemälde – etwa aus dem 12. Jahrhundert – „Erweckung des Lazarus" dargestellt.

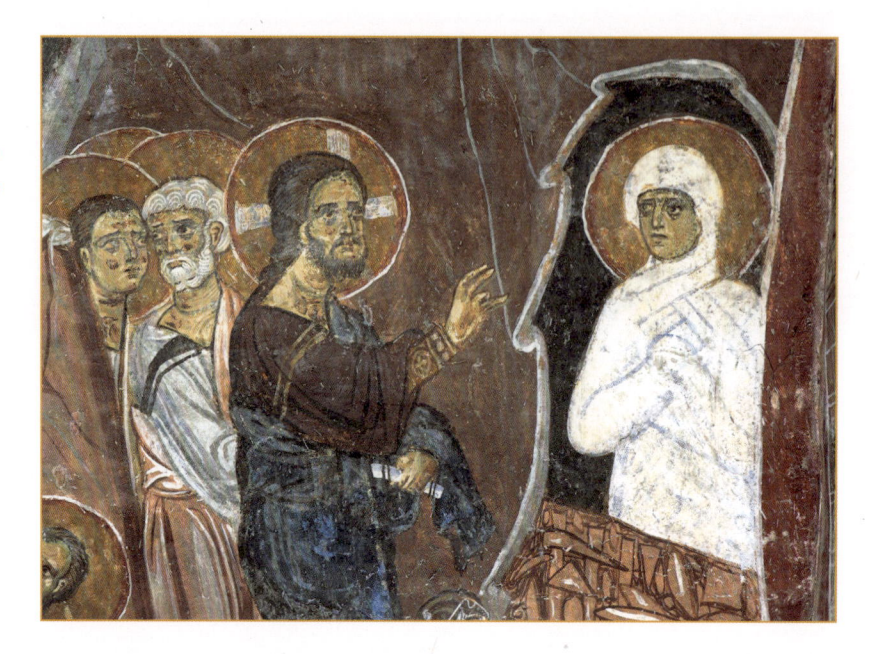

Es ist nicht von ungefähr, dass die alten Schamanen zu dem Schluss gekommen sind, dass Krankheit etwas mit der geistigen Welt zu tun hat und dass es gilt, mit möglichst viel Überzeugungskraft den Glauben des Patienten an die Wirksamkeit des Rituals zu stärken. Die Heilenden selbst waren felsenfest davon überzeugt, dass sie und die von ihnen inszenierten Rituale Werkzeuge einer höheren Macht sind. Heilende und Geheilte glaubten genau genommen also nicht an das Ritual, sondern daran, dass es ein geeignetes Mittel sei, heilende Mächte zu aktivieren und schädliche Mächte zu bekämpfen.

Wissen versus Sehnsucht?

Blicken wir durch unsere westliche Brille auf die Rituale von Geistheilern, sind wir in Gefahr, das Ganze entweder als betrügerische Zaubertricks abzutun oder vorschnell zu idealisieren, als die ersehnte ungebrochene Einheit von Geistwelt und Vernunft. Letzteres würde einem Rückgängigmachenwollen der Aufklärung gleichkommen.

Kinder, die nach einer Weile begriffen haben, dass die Weihnachtsgeschenke nicht das Christkind frei Haus liefert, sondern von den

Eltern mühsam und kostspielig erstanden wurden, können nicht mehr einfach so tun, als wüssten sie das nicht, auch wenn die Sehnsucht danach groß sein mag. Genauso wenig kann man als aufgeklärter Mensch ohne innere Widersprüche an einen vom Körper abgetrennten Geist glauben, den es durch bestimmte Techniken zu beeinflussen gilt. Leider sind bei vielen Vertretern der Komplementärmedizin solche Tendenzen zu beobachten. Dabei wird so getan, als ob es die Erkenntnisse der Naturwissenschaft nicht gäbe und man sucht sich ein Erklärungsmuster, das oft noch nicht einmal annähernd mit den traditionellen Vorstellungen übereinstimmt, auf denen bestimmte Heilverfahren – etwa in Asien – begründet wurden. Besonders absurd wird es, wenn dafür Begriffe aus der westlichen Physik herhalten müssen, wie „Energie".

Vor der Gefahr, dass durch solche Verfahren therapierbare Krankheiten übersehen und über lange Zeiträume falsch behandelt werden, soll in diesem Zusammenhang noch einmal deutlich gewarnt werden.

Rituale, Bilder und Gesten

Unser Alltag ist voller Rituale und Bilder, auch wenn es um Gesundheit und Krankheit geht. Dem können wir nicht entkommen, denn auch das Ablehnen jeglichen Rituals hat eine Wirkung: Das Leben würde wohl ziemlich nüchtern und trist.

Rituale: Denken Sie einmal darüber nach, wie viele ritualisierte Handlungen Sie an einem ganz gewöhnlichen Tag vollziehen und von wie vielen Formen Sie umgeben sind, die keinen unmittelbaren Zweck erfüllen, die eher der Ästhetik und dem Wohlbefinden dienen. Vieles nehmen wir gar nicht als Rituale wahr – Begrüßungsformeln, Feste, Kleidungsvorschriften, Körperkult, Freizeitbeschäftigungen, die Arbeitswelt (Sitzordnung, Geschäftsessen), die Welt der Politik und Diplomatie (roter Teppich, Ehrengarde), Architektur und eben auch die Medizin.

Man stelle sich nur für einen Moment eine Welt vor, die ohne jede ästhetische Form, ohne jegliches Ritual auskommen müsste. Denken Sie sich die technische Revolution der Medizintechnik im 20. Jahrhundert einmal in die Zukunft weiter – Science-Fiction mit Krankenhäusern als vollautomatisierte Medizinfabriken. Es wird vermutlich nie so weit kommen, denn bereits in der heutigen Hightech-Medizin spüren die Patienten sehr deutlich, wie unschätzbar wertvoll es ist, in ein Krankenhaus mit freundlichen Menschen zu kommen. Und man kann davon ausgehen, dass sie dadurch schneller zu körperlichem und seelischem Wohlbefinden gelangen als durch die alleinige Reparatur körperlicher Defekte. Freundliche Gesten und Gespräche sind natürlich nicht alles, es erhöht die Heilungschancen des Patienten in vielen Fällen enorm, wenn er auf Ärztinnen und Ärzte trifft, die zudem genug Wissen und handwerkliches Können angesammelt haben, etwa um ihn erfolgreich zu operieren.

Ritueller Betrug?

Sind Rituale eine Form von Täuschung? Empfinden Sie es weniger als „Betrug", wenn Ihr Arzt einen weißen Kittel anzieht und sich ein Stethoskop um den Hals hängt, als wenn ein Schamane sich für sein Ritual mit Asche einreibt und sein Amulett trägt? Das Vertrauen in Ärzte in weißem Kittel auf der einen und T-Shirt und Turnschuhen auf der anderen Seite kann sehr variieren und hängt vermutlich von Faktoren wie Alter und Zugehörigkeitsgefühl zu bestimmten gesellschaftlichen Gruppen ab. Wohl werden Sie sich dann fühlen, wenn Ihr Arzt ein guter Menschenbeobachter und -kenner ist und in der Lage dazu, sich mit Ihren und seinen eigenen Projektionen und Deutungsmustern immer wieder neu zu konfrontieren und sie zu hinterfragen.

Reichtum der inneren Bilder

Darf die moderne Medizin das große Wirkpotenzial von Ritualen nutzen? Ist Ihr Arzt nicht sogar verpflichtet dazu, wenn er Ihnen keine wirksamere und/oder verträglichere Alternative anbieten kann, deren Wirksamkeit weniger auf psychophysiologischen, sondern auf „rein biologischen" Effekten beruht? Es gibt eine wahre Geschichte aus dem Zweiten Weltkrieg, die damit beginnt, dass das Morphin in einem Kriegslazarett ausging. Aus Verzweiflung spritzten die Ärzte den schwer verwundeten Soldaten Kochsalzlösung und sagten ihnen, es wäre Morphin. Worauf die Schmerzen auf ein erträgliches Maß zurückgingen. In einer solchen Extremsituation scheint der „Betrug" das einzig Richtige zu sein. Aber, erzeugt das Leben nicht ständig Situationen, in denen ein bisschen Ritual menschlich und angemessen erscheint? Kann man Ritual und „echte" Behandlung jemals klar trennen? Schließlich wirken auch bei Medikamenten, für die eindeutig eine Überlegenheit gegenüber Placebo nachgewiesen wurde, psychische Effekte noch kräftig mit.

Ist nicht das radikale Ablehnen von Ritualen auch wieder ein Ritual? So wie „No Logo" auch ein Logo ist? Sollten Heilende nicht vielmehr gemeinsam mit dem Patienten ihre gesamte Kreativität nutzen, um wirksame Rituale zu entwickeln, die den individuellen Menschen, mit seinem gesamten Hintergrund – einschließlich seiner persönlichen Spiritualität – dazu inspirieren, sich auf Heilung auszurichten, auch jenseits des Verstehbaren und Machbaren?

Das würde bedeuten, dass Ihr Arzt Ihnen nicht nur ein guter Ingenieur und Handwerker für die Reparatur Ihrer „Körpermaschine" ist, sondern auch Psychotherapeut, Heilkünstler, ja auch Priester oder wenigstens spiritueller Mentor – Vermittler in eine Dimension hinein, die über das verstandesmäßig Fassbare hinausgeht. Schließlich gehörten auch die Auseinandersetzung mit der Endlichkeit des menschlichen Lebens und die Sterbebegleitung schon immer zu den ureigenen Aufgaben des Arztes. Allerdings passt das natürlich nicht zu einer Fünfminutenmedizin und die lässt sich nicht von heute auf morgen ändern.

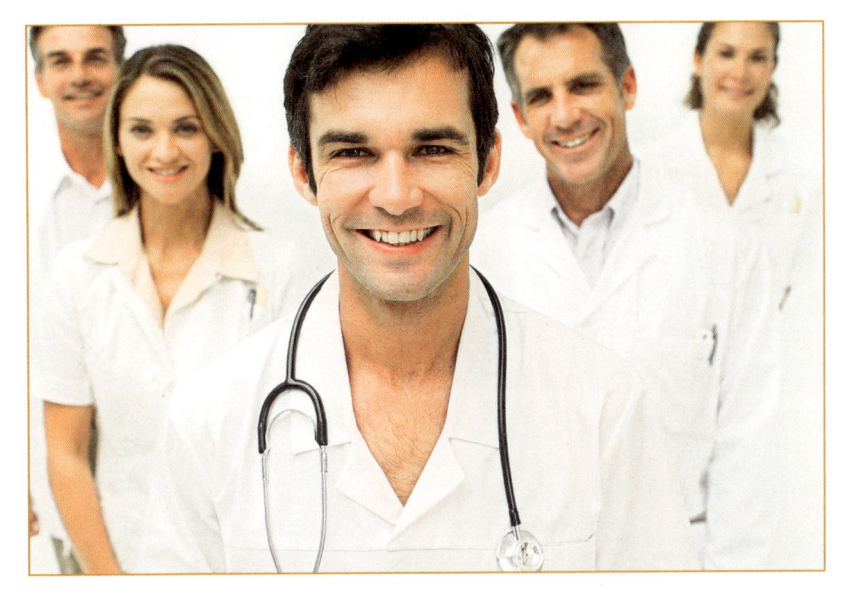

Auch der medizinische Alltag ist von Ritualen geprägt. Bei der Visite betritt der Chefarzt in der Regel als Erster das Zimmer, der Rangniedrigste als Letzter.

Eine kritische Analyse

In diesem Kapitel wird versucht, die asiatischen Heilweisen, die in diesem Buch beschrieben werden, nach den Regeln der evidenzbasierten Medizin (EBM) zu beurteilen. Zunächst erfordert dies natürlich eine Definition der EBM.

Von Prof. Edzard Ernst

Was ist evidenzbasierte Medizin?

David Sackett definierte die EBM 1996 wie folgt: „Evidence based medicine is the conscientious, explicit, and judicious use of current best evidence in making decisions about the care of individual patients." Auf Deutsch heißt das, „EBM ist der verantwortungsvolle, explizite und wohlbegründete Einsatz der derzeit besten Evidenz bei der Entscheidung über die Behandlung individueller Patienten".

Im Deutschen gibt es keinen leicht verständlichen, kurzen Begriff für „evidence", der für das Verständnis dieser Definition unerlässlich ist. Allgemein wird unter Evidenz die Datenlage verstanden, die sich aus qualitativ aussagekräftigen klinischen Studien ergibt. Also das, was die Wissenschaft momentan über ein spezielles Thema sicher anhand von Untersuchungen an Patienten nach gewissen Regeln erforscht hat. Unter der „besten Evidenz" versteht man die Datenlage, die sich ergibt, wenn man sich nicht eine mehr oder weniger zufällig ausgewählte Studie herauspickt, sondern die Ergebnisse aller zu Verfügung stehenden Studien in Betracht zieht. Im Klartext ist EBM also eine Hilfestellung für den behandelnden Arzt, um bei seiner Entscheidung für eine Behandlungsform alle verfügbaren wissenschaftlichen Daten zugrunde zu legen und so die Behandlung auszuwählen, die am wahrscheinlichsten hilfreich ist. Das klingt zwar ziemlich logisch, aber es gibt auch Widerspruch gegen die EBM.

Kritik an der EBM

Manche missverstehen die Prinzipien der EBM. Mitunter meinen Kritiker z. B., die EBM sei eigentlich nichts anderes als „Kochbuch-Medizin" – der Arzt müsste nach gestellter Diagnose lediglich im „Kochbuch" nachschlagen, welches „Rezept" am besten passe. Dies, so meinen EBM-Gegner, gefährde die ärztliche Therapiefreiheit und missachte das Recht des Patienten, seine Behandlung frei zu wählen. Diese Kritiker übersehen jedoch, dass die „Evidenz" nur eines von mehreren Hilfsinstrumenten bei therapeutischen Entscheidungen darstellt. Andere wichtige Elemente, die in jede therapeutische Entscheidung einfließen, sind die Erfahrung des Arztes oder Therapeuten und die Vorlieben des Patienten. Somit ist eine richtig ver-

standene EBM keineswegs eine Beschränkung auf wissenschaftlichen Daten. Sie liefert vielmehr die Möglichkeit, existierende, solide Erkenntnisse bestmöglich zum Nutzen des Patienten einzusetzen.

Klinische Studien

Wissenschaftliche Erkenntnisse zur Wirksamkeit von medizinischen Behandlungsmethoden können aus zahlreichen Quellen stammen. Bei Weitem am wichtigsten sind die Ergebnisse aus klinischen Studien, das sind Untersuchungen, bei denen Patienten unter genau festgelegten Bedingungen nach einem vorgeschriebenen Schema behandelt werden. Eine typische klinische Studie hat einen einfachen Aufbau (siehe Abb. 1):
Man nimmt eine Gruppe von Patienten (z. B. 100 Personen, die an Migräne leiden) und behandelt die Hälfte mit Therapie A und

Abbildung 1

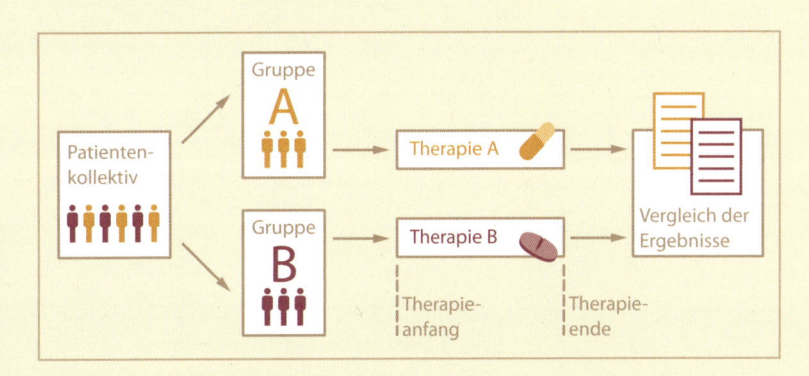

die andere Hälfte mit Therapie B. Nach einer ausreichenden Behandlungsdauer vergleicht man die Ergebnisse beider Gruppen. Üblicherweise nennt man eine solche Untersuchung eine kontrollierte klinische Studie – „kontrolliert", weil Gruppe B als Kontrollgruppe fungiert, und „klinisch", weil in der Regel ein klinisch relevanter Vergleich angestellt wird, z. B. Häufigkeit, Dauer oder Schwere der Migräneattacken.

Diese einfachste Form der kontrollierten klinischen Studie hat erhebliche Schwachpunkte. Z. B. könnte die Einleitung in Gruppe A oder B den Vorlieben der Patienten überlassen bleiben. Das würde sehr wahrscheinlich das Ergebnis verfälschen. Wenn jemand eine deutliche Vorliebe für Therapie A hat, dann wird er diese Behandlungsweise wohl auch positiver beurteilen, als sie es tatsächlich verdient. Die Lösung dieses Problems ist ziemlich einfach – man lässt nicht den Patienten (oder den Arzt) entscheiden, sondern den Zufall. So werden die verfälschenden Einflüsse solcher Vorlieben ausgeschaltet. Eine Studie, bei der man so vorgeht, nennt sich „randomisiert". Ein weiterer Schwachpunkt liegt darin begründet, dass der Patient während seiner Behandlung häu-

fig erkennen kann, ob er Therapie A oder B erhält. Dieses Wissen könnte erheblichen Einfluss auf das Ergebnis haben. Um diesen Störfaktor zu eliminieren, muss der Patient (und der Arzt) „verblindet" werden, d. h. er darf nicht erkennen, welche Therapie er erhält. Wird nur der Patient darüber im Dunkeln gelassen, welche Therapieform er erhält, so spricht man von einer einfach verblindeten Studie. Für die Qualität der wissenschaftlichen Daten ist es noch besser, wenn weder Arzt noch Patient wissen, welcher Behandlung der Patient unterzogen wird. Eine solche Untersuchung nennt man eine „Doppelblindstudie". (Zur Verblindung siehe nebenstehend) Schließlich kann es in einer klinischen Studie Probleme bereiten, wenn man nicht vorher genau weiß, welche Effekte die Therapie B verursacht. Will man sicher sein, dass sie bar jeder spezifischen Wirksamkeit ist, so wählt man als Therapie B eine Placebo-Behandlung, also ein Medikament ohne Wirkstoff, oder eine Scheintherapie. Eine solche Untersuchung nennt man eine placebokontrollierte Studie.

Es ist wichtig zu bedenken, dass es bedeutende Störfaktoren gibt, die potenziell das Ergebnis verfälschen können, und die möglichst auszuschalten sind. Dies ist zu erreichen mit einer randomisierten, placebokontrollierten Doppelblindstudie. Sie ist gewissermaßen der Mercedes der klinischen Studien.

Systematische Übersichtsarbeiten

Aber selbst ein Mercedes kann mal einen Motorschaden haben; selbst randomisierte, placebokontrollierte Doppelblindstudien sind nicht unfehlbar. Zum einen gibt es Therapieformen, bei denen eine Verblindung nicht oder kaum möglich ist, oder bei denen kein adäquates Placebo existiert. Insbesondere asiatische Heilweisen gehören hierzu. Was z. B. ist ein gutes Placebo für eine Yoga-Studie, und wie soll man eine solche Untersuchung verblinden? Es gibt also Grenzen, und es lässt sich in klinischen Studien oft nicht alles an Wissenschaftlichkeit verwirklichen, was man sich wünschen würde.

Zum anderen können auch randomisierte, placebokontrollierte Doppelblindstudien Schwächen aufweisen, die die Ergebnisse verfälschen. Z. B. kann der Zufall uns eine Falle stellen. Die Ergebnisse von klinischen Studien werden stets als Wahrscheinlichkeiten ausgedrückt. Meist wird eine Fehlerwahrscheinlichkeit von

5 Prozent zugrunde gelegt. Das bedeutet, dass eine von 20 Studien einfach aus Zufall ein völlig falsches Ergebnis liefert. Ein anderer Grund, misstrauisch zu sein, ist die traurige Tatsache, dass manche Forscher aus falsch verstandenem Ehrgeiz Daten fälschen. In der Wissenschaft besteht man aus diesen und weiteren Gründen auf unabhängigen Bestätigungen. Das bedeutet, ein Studienergebnis sollte immer – insbesondere, wenn es spektakulär ist oder irgendwie aus der Reihe fällt – von einer anderen Forschergruppe überprüft werden. Mit anderen Worten, einer einzigen Studie ist im Allgemeinen kein sehr großes Gewicht beizumessen.

So kommt es, dass zu den allermeisten Themen nicht eine, sondern zahlreiche Studien zu Verfügung stehen. Es kann dann für manche eine große Versuchung sein, sich aus dieser Vielzahl von Untersuchungen diejenigen herauszupicken, deren Ergebnisse mit ihrer vorgefassten Meinung übereinstimmen. Nehmen wir einmal an, dass zu einem Thema (z. B. Akupunktur gegen Migräne) 30 Studien vorliegen (Abb 2, S. 238); 15 davon sprechen für und 15 gegen die Effektivität der Akupunktur. Es wäre nun ein Leichtes für einen Akupunktur-

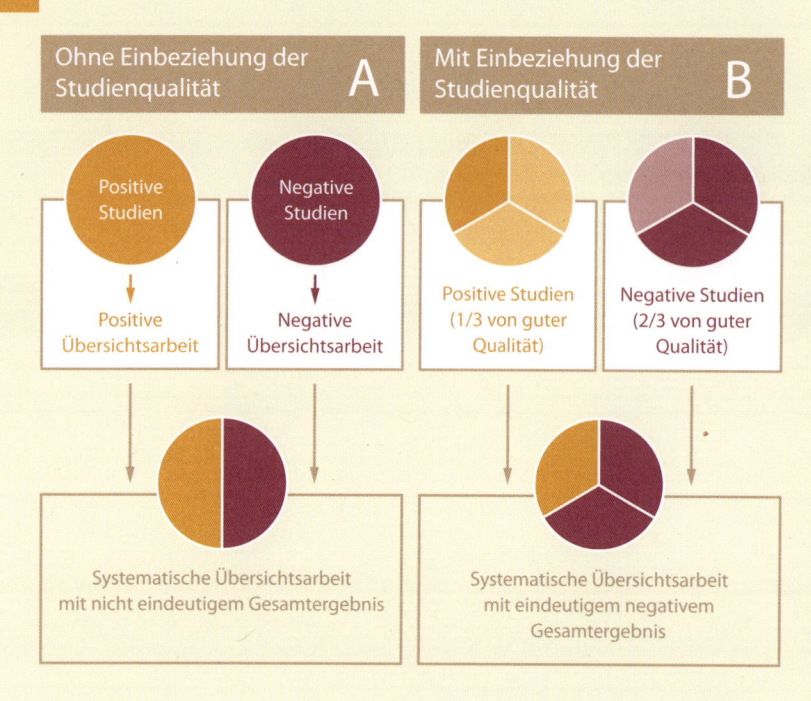

| Ohne Einbeziehung der Studienqualität | A | Mit Einbeziehung der Studienqualität | B |

Positive Studien → Positive Übersichtsarbeit

Negative Studien → Negative Übersichtsarbeit

Positive Studien (1/3 von guter Qualität)

Negative Studien (2/3 von guter Qualität)

Systematische Übersichtsarbeit mit nicht eindeutigem Gesamtergebnis

Systematische Übersichtsarbeit mit eindeutigem negativem Gesamtergebnis

Abbildung 2

Anhänger, eine Übersichtsarbeit zu erstellen – eine Art Zusammenfassung der Ergebnisse von mehreren Studien –, die nur positive Ergebnisse berücksichtigt und so zu dem Schluss kommt: „Die Wirksamkeit der Akupunktur bei Migräne ist eindeutig bewiesen." Ebenso einfach wäre es für einen Akupunktur-Gegner, die 15 anderen Studien zusammenzufassen und so zur Schlussfolgerung zu gelangen: „Die Wirkungslosigkeit der Akupunktur bei Migräne ist gut belegt."
Es ist offensichtlich, dass ein derartiges Vorgehen nicht im Sinne des Fortschritts sein kann. Die

Lösung des Problems besteht darin, alle zu Verfügung stehenden Studien in Betracht zu ziehen (Abb 2A). Tut man das, so kommt man im vorliegenden hypothetischen Fall zu einem „Patt-Ergebnis"; 50 Prozent der Ergebnisse sind positiv und 50 Prozent negativ. Unter dem Strich würde also ein nicht eindeutiges Resultat entstehen, was bei therapeutischen Entscheidungen leider nicht weiterhilft.
Systematische Überblicksarbeiten gehen daher einen entscheidenden Schritt weiter. Sie berücksichtigen die Qualität oder Aussagekraft der einzelnen Studien. Nehmen wir an, dass ein Drittel der positiven Studien und zwei Drittel der negativen Studien einem hohen Qualitätsstandard entsprechen. In diesem Fall wäre das Ergebnis ziemlich klar: In der Gesamtschau zeigt die „beste Evidenz", dass Akupunktur bei Migräne nicht wirksam ist (Abb 2B). Das heißt, in diesem hypothetischen Fall würde unser systematischer Überblick eine brauchbare Entscheidungshilfe im Sinne der EBM liefern.

Nebenwirkungen

Die Frage der Wirksamkeit einer Therapie (z. B. Akupunktur) bei einer Erkrankung (z. B. Migräne) ist somit mit einem systematischen

Überblick – von Fachleuten Review genannt–, relativ eindeutig und fair lösbar. Aber das ist noch nicht alles. Therapeutische Entscheidungen werden immer auch durch die Frage nach den zu erwartenden Risiken der Therapie bestimmt, sie sollten immer die Risiken und den Nutzen von Behandlungen abwägen. Diese recht offensichtliche Sachlage hat einige bedeutsame Konsequenzen (Abb 3). Im Idealfall sind Risiken und Nutzen ausreichend beforscht und gut bekannt. Es stellt sich z. B. heraus, dass der Nutzen die Risiken überwiegt. Das heißt, das Nutzen-Risiko-Profil ist positiv (Abb 3 A).

Bei vielen Therapieformen ist der Nutzen nicht belegt; dies ist bei asiatischen Heilweisen häufig der Fall. Der Grund hierfür kann darin liegen, dass das Verfahren nicht beforscht wurde, dass die Studien zu mangelhaft sind, um aussagekräftig zu sein, oder dass die Ergebnisse krass widersprüchlich sind. Wenn kein belegter Nutzen vorliegt, können selbst relativ geringe Risiken die Balance beeinflussen. In solchen Fällen ist daher bei Vorliegen eines bereits kleinen Risikos das Nutzen-Risiko-Profil negativ (Abb 3 B).

Bei anderen Behandlungsweisen mag ein gut belegter, aber relativ geringer Nutzen vorliegen. Ihm stehen jedoch erhebliche Risiken gegenüber. Für solche Methoden fällt das Nutzen-Risiko-Profil ebenfalls negativ aus (Abb 3 C). Für einige Therapieformen ist weder der Nutzen noch sind die Risiken erforscht. Somit sind beide nicht einschätzbar. In diesen Fällen sind Nutzen und Risiken nicht abwägbar (Abb 3D). Um auf der sicheren Seite zu bleiben, ist es daher ratsam, in diesen Fällen die Schlussfolgerung zu ziehen, dass es kein belegtes, positives Nutzen-Risiko-Profil gibt.

Die Interpretation dieser eher theoretischen Überlegungen kann in der Praxis auf erhebliche Schwierigkeiten stoßen. Z. B. kann es im Einzelfall Diskussionen zu der Frage geben, was ist „gut belegt"? Oder es kann

Abbildung 3

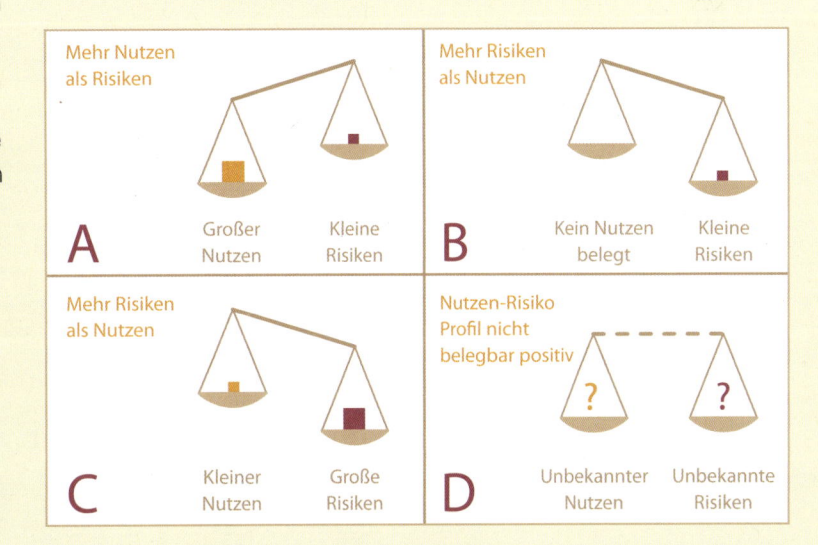

A	Mehr Nutzen als Risiken	
	Großer Nutzen	Kleine Risiken

B	Mehr Risiken als Nutzen	
	Kein Nutzen belegt	Kleine Risiken

C	Mehr Risiken als Nutzen	
	Kleiner Nutzen	Große Risiken

D	Nutzen-Risiko Profil nicht belegbar positiv	
	Unbekannter Nutzen	Unbekannte Risiken

schwer sein, den potenziellen Nutzen einer Therapie (z. B. 20 Prozent weniger Migräneanfälle) gegen ihre Risiken (z. B. Verletzung eines inneren Organs durch eine Akupunkturnadel) und deren Häufigkeit (z. B. weniger als 1 von 10 000) abzuwägen. Trotz dieser Schwierigkeiten im Detail wäre es wenig verantwortlich und gegen die Prinzipien der EBM, Therapien zu empfehlen, bei denen das Nutzen-Risiko-Profil nicht positiv ausfällt.

Erfahrung

Es wurde bereits betont, dass die EBM die Erfahrung des Arztes oder des Patienten keineswegs verwirft. Dieser Weg der Entscheidungsfindung stellt jedoch den Versuch dar, diese Erfahrung durch wissenschaftliche Daten zu ergänzen. Dies erscheint insbesondere deshalb erforderlich zu sein, weil uns unsere Erfahrung häufig täuschen kann. Nehmen wir z. B. den Fall eines Patienten, der jahrelang an Migräne gelitten hat, schließlich mit Akupunktur behandelt wurde und danach eine erhebliche Linderung seiner Symptome erfährt. Es ist wichtig, sich deutlich zu machen, welche Ursachen diese Entwicklung haben kann. Natürlich kann es sein, dass die Akupunktur die alleinige Ursache

der Besserung war. Andere Möglichkeiten sollten jedoch ernsthaft erwogen werden.

- Akupunktur ist häufig mit erheblichen Placebo-Effekten assoziiert, diese könnten die Migräne abgeschwächt haben.
- Die allermeisten Erkrankungen fluktuieren, und es ist denkbar, dass eine solche natürliche Schwankung die Besserung vorgetäuscht hat.
- Die meisten chronisch Kranken setzen zahlreiche, häufig selbstverordnete Therapien gleichzeitig ein. Vielleicht war eine davon wirksam und hat die Besserung herbeigeführt.

Die Tatsache, dass eine Therapieform bereits viele Jahrhunderte besteht, wird häufig ins Feld geführt, um den Nutzen und die Risikoarmut dieser Behandlungsweise zu stützen. Eine lange Geschichte kann durchaus bedeutungsvoll sein; wenn eine Therapie in dieser Weise überliefert ist, dann besteht eine große Chance, dass es sich um eine nützliche Methode handelt. Beweiskraft kommt einer solchen Überlieferung nicht zu. Es gibt zahlreiche Behandlungsformen, z. B. den Aderlass, die über Jahrhunderte eingesetzt wurden und nicht nur wirkungslos, sondern gefährlich waren. Erst als man begann, dieses Erfahrungswissen wissenschaftlich zu überprüfen, stellte man fest, dass das Nutzen-Risiko-Profil mitunter negativ war.

Erfahrung kann, wie wir sehen, äußerst trügerisch sein. Diese Erkenntnis ist wichtig, denn sie zeigt, dass der Ansatz der EBM, diese Erfahrungen durch harte Daten zu ergänzen, sinnvoll ist.

EBM und asiatische Heilkunst – geht das?

Die Prinzipien der EBM erscheinen für viele von uns logisch und im Sinne von Patienteninteressen fortschrittlich. Dennoch gibt es Menschen, zu denen insbesondere die Anhänger diverser Erfahrungsheilkunden (z. B. die asiatische Heilkunst) gehören, die meinen, dass speziell in ihrem Bereich die EBM nicht anzuwenden sei. Die Argumente, die hierfür ins Feld geführt werden, sind vielfältig. Hier seien nur die vier wichtigsten genannt.

■ Tausend Jahre Erfahrung wiegen schwerer als einige wissenschaftliche Studien.
Mit dieser Meinung haben wir uns bereits oben auseinandergesetzt. In der Medizin ist Erfahrung immer hilfreich. Sie kann uns jedoch ganz gehörig in die

Irre führen. Daher ist sie meist ein wertvoller Hinweis, aber niemals ein akzeptabler Beweis.
■ Wissenschaft ist nur einer von mehreren möglichen Wegen zu wertvollen Erkenntnissen.
Niemand würde wohl behaupten, dass Wissenschaft allmächtig sei. Es gibt sicherlich Bereiche der menschlichen Existenz, die ihr kaum zugänglich sind und wo wissenschaftliche Daten wenig helfen. Wenn es sich jedoch um medizinische Thesen handelt, dann ist ihre wissenschaftliche Überprüfung ein durchaus guter Weg zur Wahrheitsfindung. Die asiatische Heilkunst stellt medizinische Thesen auf (z. B. Akupunktur ist hilfreich bei Migräne). Der einzige Weg, diese These zu überprüfen, ist der Einsatz von wissenschaftlichen Methoden.
■ Asiatische Heilkunst erfordert einen Grad der Individualisierung, der in klinischen Studien nicht gewährleistet werden kann.
Diese häufig geäußerte Meinung beruht auf einem Missverständnis darüber, was klinische Studien leisten können. Das Grundprinzip der klinischen Studie ist auf vielfache Weise modifizier- und adaptierbar. So lassen sich auch völlig individualisiert zu verabreichende Therapien in solchen Untersuchungen überprüfen. Z. B. könnte man die Therapieer-

folge von einer Patientengruppe, die nach den Regeln der traditionellen chinesischen Medizin individualisiert mit diversen Behandlungsformen behandelt werden, vergleichen mit einer zweiten Gruppe, die mit einer herkömmlichen Methode therapiert werden.

■ In klinischen Studien werden Therapieerfolge anhand einfach erfassbarer Messgrößen, wie z. B. Blutdruck oder Cholesterinwert, bestimmt. Die asiatischen Heilverfahren sind jedoch holistisch (d.h. sie erfassen den ganzen Menschen) und lassen sich daher nicht auf simple Messgrößen reduzieren.

Auch hier liegt ein Missverständnis vor. Es gibt heute eine ganze Reihe von praktikablen Messgrößen, die die Gesundheit als Ganzes erfassen. Ein Paradebeispiel ist die Lebensqualität, die mittels zahlreicher, zuverlässig festgelegter Methoden messbar ist. Solche Parameter werden derzeit auf breiter Basis eingesetzt, um das Befinden der Patienten – relevante Ergebnisse in klinischen Studien – zu erfassen.

Die Frage, ob die asiatische Heilkunst im Sinne der EBM zu bewerten ist, kann also mit einem eindeutigen JA beantwortet werden. Natürlich stößt eine solche Überprüfung auf viele, z. B. logistische, Hindernisse:

■ Das Design von klinischen Studien muss der Fragestellung sorgfältig angepasst werden.
■ Geldmittel müssen bereitgestellt werden, um solche Untersuchungen durchzuführen.
■ Experten mit dem nötigen Wissen müssen gefunden werden, die solche Studien konzipieren, leiten und publizieren.

Diese Hindernisse sind jedoch überwindbar. Wenn wir herausfinden wollen, welche asiatischen Heilverfahren bei welchen Leiden wirksam sind und welche nicht, ist der Einsatz der EBM der beste Weg, Belege zu finden und Patienten mit der bestmöglichen Therapie zu helfen.

Asiatische Heilkunst: Die Evidenz

Im Folgenden werden die elf asiatischen Heilweisen kritisch evaluiert, die im ersten Teil dieses Buches beschrieben wurden, zu denen wissenschaftliche Untersuchungen vorliegen. Hierbei werden die Prinzipien der EBM zugrunde gelegt. Das heißt, es wurden zwischen April und Juni 2010 breit angelegte Literaturrecherchen angestellt, mit dem Ziel, alle zum Thema relevanten Veröffentlichungen aufzufinden. Dabei wurden folgende elektronische Datenbanken eingesetzt: Medline, Embase, Cochrane

Library. Ferner wurden relevante Zeitschriften, wissenschaftliche Unterlagen und die Literaturverzeichnisse von wichtigen Publikationen durchforstet.

Welche Studien werden berücksichtigt?

Bei Heilverfahren, für die es bereits Übersichtsarbeiten (systematische Reviews oder Metaanalysen, das sind nachträgliche, gemeinsame Auswertungen von vorher einzeln durchgeführten Studien) zur Wirksamkeit gibt, wurden diese als Bewertungsgrundlage herangezogen. Dabei wurden die Qualität der Übersichtsarbeit und die jener Studien, welche in der Übersicht ausgewertet wurden, getrennt berücksichtigt.

Bei Verfahren, für die noch keine systematischen Übersichten zu Verfügung standen, wurden für die Bewertung in diesem Buch Einzelstudien ausgewertet. Diese fanden aber nur dann Berücksichtigung, wenn es sich um kontrollierte Studien handelt, das heißt, wenn mindestens zwei Gruppen untersucht wurden, eine, die mit dem Verfahren behandelt wurde, und eine Kontrollgruppe. Und auch hier wurden die methodische Qualität und Quantität der Studien in der Urteilsfindung berücksichtigt.

Wie wurde die Wirksamkeit beurteilt?

Die Wirksamkeit der Verfahren wurde gemäß den internationalen Standards der EBM beurteilt. Für diese Art der Beurteilung gibt es viele unterschiedliche Klassifikationen. Diejenige, nach der die Stiftung Warentest vorgegangen ist, hat vier Kategorien von Studien definiert. Die Beweiskraft ist bei den zuerst genannten Arbeiten am größten, bei den weiteren nimmt sie kontinuierlich ab. Je nach Qualität der existierenden Arbeiten werden folgende Evidenzklassen gebildet:

■ Es gibt wenigstens eine systematische Übersicht (Review, Metaanalyse) auf der Basis von methodisch hochwertigen, kontrollierten und randomisierten Studien.

■ Es gibt wenigstens eine methodisch hochwertige, kontrollierte randomisierte Studie mit ausreichend großer Teilnehmerzahl.

■ Es gibt wenigstens eine hochwertige, kontrollierte Studie, deren Teilnehmer allerdings nicht nach dem Zufallsprinzip auf die verschiedenen Studiengruppen verteilt wurden (Randomisierung).

■ Es gibt andere Daten, zum Beispiel Beobachtungsstudien ohne Kontrollgruppe oder experimentelle Studien.

Bei der Beurteilung der Beweiskraft der für ein Verfahren vorliegenden Studien wurden folgende Kriterien berücksichtigt:

■ Das Evidenz-Niveau. Dieses spiegelt wider, ob es sich um eine Übersicht über viele Einzelstudien, um mehrere Einzelstudien oder nur eine Studie handelt.

■ Die Qualität der Methodik, die der jeweiligen klinischen Studien zugrunde liegt, und wie glaubhaft die aus den Ergebnissen abgeleiteten Schlussfolgerungen sind (Validität). Liegen nur unkontrollierte Studien oder gar nur Erfahrungsberichte vor, kann die Wirksamkeit nicht als nachgewiesen angesehen werden.

■ Die Anzahl der im Rahmen dieser Studien behandelten Personen. Die Aussage über die Wirksamkeit einer Methode wird umso solider, je mehr Menschen im Rahmen solcher Studien behandelt wurden.

Wie wurde die Sicherheit bewertet?

Untersuchungen zur Wirksamkeit sind kaum aussagefähig, wenn es um die Frage geht, wie sicher die Anwendung dieses Verfahrens für die Patienten ist. Studienteilnehmer werden z. B. so ausgewählt, dass sie nur die zu untersuchende Krankheit, aber keine Begleiterkrankungen haben. Bei der Anwendung in der Praxis ist das anders. Da werden mit dem Mittel oder dem Verfahren Menschen behandelt, die an mehreren Krankheiten leiden, es werden Frauen, ältere Menschen und Kinder therapiert, während diese Personengruppen in Studien aus Sicherheitsgründen häufig ausgeschlossen sind. Außerdem kommen sehr viel mehr Menschen mit der Behandlungsmethode in Kontakt, als das in klinischen Studien der Fall ist, da deren Teilnehmerzahl begrenzt ist.

Um das Risiko einer Behandlungsmethode besser beurteilen zu können, wurden deshalb für dieses Buch auch Fallberichte, Fallserien und andere Untersuchungen in die Beurteilung einbezogen. Denn schließlich können die Auswirkungen einer unerwünschten Wirkung, auch wenn sie nur selten oder sogar nur in Einzelfällen auftritt, für den Betroffenen recht dramatisch sein. Darüber hinaus ist der Bericht eines solchen Einzelfalls deshalb bedeutsam, weil er eventuell auf ein Problem hinweist, das näher untersucht werden sollte. Allerdings gilt auch für die Risikoabschätzung: Ein Einzelfallbericht ist kein Beweis.

So wurden die Verfahren bewertet

Um zu einem Urteil über die elf Verfahren zu kommen, wurde jeweils die auf die beschriebene Weise beurteilte Wirksamkeit zu dem potenziellen Risiko ins Verhältnis gesetzt. Zum Wirksamkeitsnachweis wurden vornehmlich kontrollierte Studien herangezogen, während zu Sicherheitsfragen auch Einzelfälle in die Betrachtung einflossen. Dabei gilt, solange ein Wirksamkeitsnachweis nicht erbracht ist, gilt ein Verfahren als nicht effektiv. Und falls nur ein kleiner Verdacht auf Risiken besteht, kann das Verfahren nicht als sicher betrachtet werden.

Ausgehend von dieser Nutzen-Risiko-Abwägung wurden die Verfahren abschließend einer Kurzbewertung unterzogen. Diese umfasst vier Kategorien:

■ „Geeignet" ist ein Verfahren, dessen therapeutische Wirksamkeit oder diagnostischer Nutzen für ein definiertes Anwendungsgebiet nachgewiesen ist. Mit der Anwendung verbindet sich kein oder ein nur geringes Risiko. Die Abwägung von Nutzen und Risiko fällt demnach eindeutig positiv aus.

■ „Mit Einschränkung geeignet" ist ein Verfahren, bei dem die therapeutische Wirksamkeit oder der diagnostische Nutzen für ein definiertes Anwendungsgebiet nachgewiesen ist. Die Anwendung birgt aber ein deutliches oder nicht ausreichend abschätzbares Risiko. Die Abwägung von Nutzen und Risiko fällt demnach nicht eindeutig positiv aus.

■ „Wenig geeignet" ist ein Verfahren, bei dem es lediglich Hinweise auf eine therapeutische Wirksamkeit oder einen diagnostischen Nutzen in einem definierten Anwendungsgebiet gibt. Mit der Anwendung verbindet sich jedoch kein oder nur ein geringes Risiko. Die Abwägung von Nutzen und Risiko fällt insgesamt eher negativ aus.

■ „Nicht geeignet" ist ein Verfahren für ein definiertes Anwendungsgebiet, wenn die Abwägung von Nutzen und Risiko negativ ausfällt. Dies ist vor allem der Fall, wenn die therapeutische Wirksamkeit gering, das Risiko jedoch erheblich ist oder die therapeutische Wirksamkeit nicht nachgewiesen ist, unabhängig vom Risiko.

Akupressur

Zur Akupressur fanden sich neun systematische Übersichtsarbeiten. Sie befassten sich mit der Wirksamkeit des Verfahrens zur

Vorbeugung oder Behandlung von Übelkeit und Erbrechen aus unterschiedlichen Gründen (u. a. Schwangerschaftserbrechen, Übelkeit und Erbrechen als Symptome der Reisekrankheit, nach Operationen oder während einer Chemotherapie).

Obschon die Schlussfolgerungen nicht völlig einheitlich ausfallen, sind die Autoren der Arbeiten mehrheitlich der Meinung, dass die klinischen Studien zu diesem Thema die Wirksamkeit der Akupressur belegen.

Kritisch muss angemerkt werden, dass sowohl die Qualität der Studien, wie auch die der systematischen Übersichten meist nicht überzeugend ist. Die Autoren betonen, dass „die Ergebnisse nicht konsistent waren".

Daneben liegt eine systematische Übersichtsarbeit vor, die sich mit allen in Studien geprüften Indikationen befasst, wie Übelkeit und Erbrechen, Menstruations- und Geburtsschmerzen, Fatigue, Depression, Schlafstörungen, Beeinträchtigungen der Lungen- und Verdauungsfunktion.

Die Schlussfolgerungen sind eher positiv. Es sollte jedoch die fragwürdige Qualität der zugrunde gelegten Studien und der Überblicksarbeiten in Betracht gezogen werden. Ähnliches gilt für ein systematisches Review

Fatigue: Müdigkeit und Abgeschlagenheit. Kann als Begleitsymptom körperlicher Erkrankungen wie Krebs oder Rheuma auftreten, ist aber auch eine häufige Erscheinungsform psychischer oder psychosomatischer Erkrankungen.

zur Frage, ob Akupressur bei krampfartigen Schmerzen während der Regelblutung (Dysmenorrhoe) die Symptome lindert. Hierzu lagen nur vier klinische Studien mangelhafter Qualität vor. Die Autoren folgern dennoch, dass „Akupressur Menstruationsschmerzen lindert".

Außerdem wurde eine systematische Übersichtsarbeit über Akupressur bei allergischem Schnupfen publiziert. Sie urteilt, dass der „Nutzen unbekannt" sei.

- **Wechselwirkungen**

Es sind keine Wechselwirkungen bekannt.

- **Risiken und unerwünschte Wirkungen**

Es sind keine Risiken und unerwünschten Wirkungen für Akupressur bekannt.

Bewertung

Bei Übelkeit/Erbrechen kann die Akupressur (mit der Einschränkung, dass die Arbeiten zu diesem Thema methodisch schwach sind) als „geeignet" eingestuft werden. Bei allen weiteren Indikationen muss sie als „nicht geeignet" bezeichnet werden.

Akupunktur

Zur Akupunktur fanden sich 101 systematische Übersichten. Bei dieser großen Anzahl ist es nicht einfach, allgemeingültige Urteile abzugeben. Einige Trends zeichnen sich jedoch ab:

- Die behandelten Erkrankungen sind äußerst heterogen; häufig handelt es sich um Schmerzsyndrome.
- Häufig sind die Primärstudien von mangelhafter Qualität.
- Die Übersichten selbst sind häufig von zweifelhafter Qualität.
- Insbesondere in den letzten Jahren häufen sich Übersichtsarbeiten von chinesischen Autoren.
- Mit wenigen Ausnahmen kommen chinesische Übersichten zu positiven Schlussfolgerungen, wobei methodisch höher stehende Übersichten zum gleichen Thema von nicht-chinesischen Autoren oft zu negativen Schlüssen gelangen.

Wir haben die Ergebnisse der Studien und Übersichten nach Wirksamkeit gelistet, dabei kann ein Anwendungsgebiet, das intensiv erforscht wurde, auch in verschiedenen Kategorien – von belegt bis unbelegt – je nach Studie auftauchen. Eine zusammenfassende Bewertung erhalten Sie unter der entsprechenden Überschrift.

Es ist darüber hinaus zu berücksichtigen, dass in den Untersuchungen verschiedene Formen der Akupunktur bewertet wurden

und dass in den Kontrollgruppen unterschiedliche Behandlungsformen eingesetzt wurden. Unter Berücksichtigung dieser Einschränkungen kann festgestellt werden, dass die Wirksamkeit der Akupunktur gemäß dieser Publikationen bei den folgenden Indikationen als belegt gelten kann.

- Entzugssymptome während einer Opiat-Entgiftung mit Opiat-Antagonisten.
- Akne (mit Einschränkung, da das Review von fraglicher Qualität ist)
- Übergewicht (mit Einschränkung, Primärdaten und das Review von fraglicher Qualität)
- Rückenschmerzen
- Migräne (zur Behandlung von Migräneattacken und bei Migränepatienten zur Vorbeugung, das heißt zur Verhinderung häufiger Migräneattacken)
- Spannungskopfschmerzen
- weitere chronische Kopfschmerzformen
- Schmerzen, Übelkeit und Erbrechen nach Operationen
- Übelkeit und Erbrechen nach Operationen, bei Kindern
- Schmerzreduktion und Verbesserung der Gelenkfunktion bei Arthrose
- Bei Steißlage unterstützte die Moxa-Behandlung die Wirksamkeit geburtshilflicher Maßnah-

Opiate: Morphinähnliche Substanzen wie Heroin. Morphin und chemische Varianten davon werden auch als stärkste Schmerzmittel therapeutisch eingesetzt.

Spannungskopfschmerzen: Von der Migräne und anderen Kopfschmerzformen abzugrenzende Schmerzen, die sich typischerweise wie ein Druck auf den gesamten Schädel anfühlen und weniger lang anhalten als eine Migräneattacke.

Arthrose: Auch Osteoarthrose. Gelenkerkrankung, die meist bei älteren Menschen auftritt und mit einer zunehmenden Zerstörung des Gelenkknorpels einhergeht.

Colitis ulcerosa: Chronisch entzündliche Darmerkrankung.

Zoster Neuralgie: Nervenschmerzen, die oft erst viele Jahre nach einer unzureichend ausgeheilten Infektion mit dem Varicella Zoster Virus auftreten. Varizella Zoster ist der Erreger der Windpocken und der Gürtelrose (Herpes zoster.

Fibromyalgie: Somatoforme Schmerzerkrankung, die sich in diffusen Schmerzen des Bewegungsapparats und häufig einer ausgeprägten Müdigkeit (deswegen oft auch als chronisches Müdigkeitssyndrom bezeichnet) äußert.

somatoform: Psychisch bedingt und sich in Form von körperlichen Symptomen äußernd.

men zur Drehung des Kindes und Geburt in Kopflage
- Demenz (mit Einschränkung, Primärdaten und Übersicht von fraglicher Qualität)
- Colitis ulcerosa (mit Einschränkung, Review von fraglicher Qualität)
- Zoster-Neuralgie (mit Einschränkung, Primärdaten und Review von fraglicher Qualität)
- Angst (etwa vor Operationen) und Angsterkrankungen (mit Einschränkung, Primärdaten von fraglicher Qualität)
- Nackenschmerzen
- Übelkeit und Erbrechen jedweder Art
- Schmerzen im Kiefergelenk
- Bettnässen (Mit Einschränkung, Primärdaten und Review von fraglicher Qualität)

Widersprüchliche Übersichtsarbeiten liegen vor zu:
- Allergischer Schnupfen
- Störungen der weiblichen und männlichen Fruchtbarkeit
- Schlafstörungen
- Übelkeit und Erbrechen nach Operationen
- Depression

Die neuen Überblicksarbeiten zeigen fragliche Wirksamkeit für:
- Schmerzen unterschiedlicher Ursache: In diese Übersichtsarbeit flossen überwiegend Studien zur Schmerzbehandlung bei Arthrose ein (vier Studien mit insgesamt 1992 Arthrose-Patienten) und, mit absteigender Häufigkeit, bei Schmerzen der Lendenwirbelsäule (drei Studien, 637 Patienten), Migräne (eine Studie, 302 Patienten), Spannungskopfschmerz (eine Studie, 270 Patienten), Schmerzen nach Operationen (zwei Studien, 201 Patienten), Narbenschmerzen (eine Studie, 70 Patienten), bei der Darmspiegelung und bei Patienten mit Fibromyalgie (je eine Studie mit 30 Patienten).
- Laserakupunktur bei orthopädischen Erkrankungen. In dieser Arbeit wurden Studien zu folgenden orthopädischen Erkrankungen berücksichtigt: Epikondylitis (schmerzhafte Entzündung von Sehnenansätzen – Tennis-Ellbogen und Golf-Ellbogen), Muskel-/Sehnenschmerzen des Nackens, Rückens und der Schulter, sowie Arthrose.
- Erkrankungen des Magen-Darm-Trakts
- Blutbildveränderungen nach Chemotherapie
- Schwangerschaftserbrechen
- Schmerzen während eines gynäkologischen Eingriffs

Bei folgenden Indikationen ergeben die Übersichtsarbeiten keinen Wirkungsnachweis:
- Hitzewallungen im Rahmen der Wechseljahre der Frau, bei Prostata- oder Brustkrebs.

- Potenzstörungen
- Parkinson
- Syndrom unruhiger Beine
- Raucherentwöhnung
- Epilepsie
- Bluthochdruck
- Dysmenorrhoe (s. o.)
- Gelenk-Rheuma (rheumatoide Arthritis)
- Schluckbeschwerden nach Schlaganfall
- Zoster Neuralgie (s. o.)
- Schmerzen am Bewegungsapparat
- Grüner Star
- Gesichtslähmung
- Fibromyalgie (s. o.)
- vaskuläre Demenz
- Reizdarmsyndrom
- Schlaganfall-Rehabilitation
- Opiat-Abhängigkeit
- Kokain-Abhängigkeit
- Schizophrenie
- Schmerzen bei Krebserkrankungen
- Mundtrockenheit
- Schulterschmerzen
- Schmerzen während einer Operation

Eine der sehr guten Übersichtsarbeiten führt zu dem Schluss, dass viele systematische Übersichtsarbeiten zu falsch positiven Ergebnissen kommen, was zur Zurückhaltung in der Interpretation dieser Daten mahnt. Ferner stellt ein Forscher dar, das neuere Studien, die Scheinakupunktur in der Kontrollgruppe einsetzen, mehrheitlich keine Überlegenheit der Akupunktur über die Schein-Akupunktur nachweisen. Die zwei Übersichtsarbeiten durch ein internationales Netzwerk von Wissenschaftlern (Cochrane Review) zeigen zudem, dass die methodisch besten Arbeiten zu diesem Thema insgesamt zu nur sehr zurückhaltenden Schlussfolgerungen kommen. Diese Befunde lassen vermehrt Zweifel aufkommen an den spezifischen Therapieeffekten der Akupunktur.

- **Risiken und unerwünschte Wirkungen**

Nebenwirkungen der Akupunktur sind gemäß umfangreicher Daten häufig – das Auftreten liegt bei etwa zehn von 100 Anwendungen. Diese Nebenwirkungen sind jedoch relativ harmlos, z. B. Schmerzen beim Einstechen, kleinere Blutungen oder Hämatome. Daneben gibt es ernste Komplikationen wie z. B. Infektionen, und Organverletzungen (z. B. Pneumothorax); auch Todesfälle sind beschrieben worden. Diese Zwischenfälle sind jedoch selten. Insgesamt kann die Akupunktur als relativ sichere Methode eingestuft werden.

Bewertung

Nach Abwägung aller Faktoren und Komplexitäten scheint das

Grüner Star: Augenkrankheit, die mit einem erhöhten Augeninnendruck einhergeht.

vaskuläre Demenz: Durch Gefäßschäden bedingtes, in der Regel im höheren Lebensalter auftretendes Nachlassen der Gehirnleistung.

Pneumothorax: Eindringen von Luft in den Spalt zwischen Lunge und Rippenfell. Ein Pneumothorax geht oft mit einer lebensbedrohlichen Atemstörung einher und erfordert in jedem Fall eine sofortige Versorgung durch den Notarzt.

Nutzen-Risiko-Verhältnis bei folgenden Indikationen positiv auszufallen:

- Migräne – zur Behandlung von Migräneattacken und bei Migränepatienten zur Vorbeugung, das heißt zur Verhinderung häufiger Migräneattacken
- Spannungskopfschmerzen
- weitere chronische Kopfschmerzformen
- Rückenschmerzen
- Schmerzen, Übelkeit und Erbrechen nach Operationen
- Verbesserung von Gelenkfunktion und Schmerzreduktion bei Arthrose
- Bei Steißlage unterstützte die Moxa-Behandlung die Wirksamkeit geburtshilflicher Maßnahmen zur Drehung des Kindes und Geburt in Kopflage
- Nackenschmerzen
- Schmerzen im Kiefergelenk

Anders ausgedrückt, die Akupunktur ist vor allem bei Übelkeit und bestimmten Schmerzsyndromen empfehlenswert.

Ayurveda

Die ayurvedische Medizin bedient sich einer Reihe unterschiedlicher Verfahren (siehe Seite 45), von denen einige hier separat diskutiert werden (z. B. Yoga). Zur ayurvedischen Medizin

insgesamt fanden sich fünf systematische Übersichtsarbeiten, die überwiegend die Wirksamkeit pflanzlicher Arzneimittel betrachteten. Zum „ayurvedischen Gesamtpaket" fanden sich keine relevante Informationen. Bis auf eine Arbeit waren alle von guter methodischer Qualität, jedoch beruhten die meisten auf qualitativ fraglichen Primärstudien, ein Umstand, der die Aussagekraft der Übersichtsarbeiten erheblich einschränkt. Einzig die Arbeit zur Hyperlipidämie kam zu einer eindeutig positiven Schlussfolgerung. Diese Übersicht bezog Studien ein, die die Behandlung erhöhter Blutfettwerte mit ayurvedischen Kräuterarzneien untersuchten. Mehrheitlich waren dies Studien, die die Wirksamkeit von Knoblauch prüften. Knoblauch ist ein pflanzliches Mittel, das nicht nur in der ayurvedischen Medizin gebräuchlich ist. Die Mehrzahl der Knoblauch-Studien sind nicht spezifisch ayurvedisch. Die meisten Studien stammen aus westlichen Ländern und haben wenig mit Ayurveda zu tun. Nur eine Arbeit hat ausdrücklich den Versuch gemacht, auch komplexe ayurvedische Therapiekonzepte einzubeziehen. Die Autoren fanden jedoch keine Untersuchung, die komplexe ayurvedische Behandlungsformen überprüfte.

■ Wechselwirkungen

Es sind viele Wechselwirkungen bei einer ayurvedischen Behandlung denkbar. Sie sind abhängig von der spezifischen Therapie. Insbesondere ayurvedische Präparate zum Einnehmen haben das Potenzial zu Wechselwirkungen mit herkömmlichen Arzneimitteln. Das kann immer dann dramatische Folgen haben, wenn eine Über- oder Unterdosierung des Arzneimittels gefährliche Auswirkungen hat, z. B. bei Mitteln zur Blutverdünnung.

■ Risiken und unerwünschte Wirkungen

Vielfältige Risiken sind denkbar. Sie sind abhängig von der spezifischen Therapie. Insbesondere ist darauf hinzuweisen, dass manche ayurvedischen Mittel giftige Substanzen wie z. B. Schwermetalle enthalten können.

Bewertung

Bei Hypercholesterinämie ist Knoblauch als geeignet einzustufen. Ob Knoblauch als eine ayurvedische Behandlungsweise einzustufen ist, ist zu diskutieren. Alle weiteren ayurvedischen Therapieansätze müssen als „nicht geeignet" bezeichnet werden.

Meditation

Bei der Literatursuche fanden sich elf systematische Übersichtsarbeiten zu Meditation. Sie beziehen sich auf unterschiedliche Meditationsverfahren – vor allem auf „Mindfulness Meditation" (MM) – eine Methode, die Entspannung dadurch erreicht, dass man sich in urteilsfreier Weise auf momentane Gefühle, Erfahrungen und Reaktionen konzentriert (siehe Seite 182ff). Die systematischen Übersichten kommen zu positiven Schlussfolgerungen bei folgenden Indikationen:

- Bei Krebserkrankungen zur Verbesserung des körperlichen und psychischen Befindens, zur Stressreduktion und Unterstützung der psychischen Krankheitsverarbeitung (mit der Einschränkung, Reviews teilweise von fraglicher Qualität)

Negative Schlüsse ergaben sich für:

- Drogenabhängigkeit
- Schlafstörungen
- Angstzustände
- Bluthochdruck
- Kognitive Funktion

■ Risiken und unerwünschte Wirkungen

Es wurde wiederholt berichtet, dass Psychosen nach Meditation auftreten. Allerdings war dies vor allem bei Patienten mit vorbestehenden Psychosen der Fall.

Hinweise
Gute Anleitung ist erforderlich.

Bewertung
Als begleitende Behandlung bei Krebs und zur Behandlung von Bluthochdruck ist die Meditation als „wenig geeignet" einzustufen. Bei allen anderen Indikationen ist sie „nicht geeignet".

Qigong

Es fanden sich sechs Übersichtsarbeiten zum Thema Qigong. Sie beziehen sich auf folgende Krankheiten/Symptome: Krebs, Schmerz, Diabetes, Parkinson und Bluthochdruck.

Von den sechs Arbeiten ziehen vier weitgehend negative Schlussfolgerungen und zwei Übersichtsarbeiten kommen zu positiven Ergebnissen, jedoch mit erheblichen Einschränkungen. Bei Bluthochdruck zeigt sich eine Überlegenheit von Qigong im Vergleich zur Null-Therapie, aber nicht gegenüber der Standardtherapie. Daher kann Qigong nicht als Routinebehandlung des Bluthochdrucks empfohlen werden.

Eine der Übersichtsarbeiten bezieht sich auf jedwede chronische Erkrankung, wie Bluthochdruck, Krebs, Schmerz- und Nervenerkrankungen. Sie weist erhebliche Schwächen auf und basiert zudem auf methodisch schwachen Primärstudien. Ferner stehen für jedes Anwendungsgebiet nur jeweils sehr wenige Studien zu Verfügung. Dennoch wird der Schluss gezogen, dass Qigong speziell bei erhöhten Cholesterinwerten, Bluthochdruck und Depression zu empfehlen sei. Aus den dargelegten Gründen sind diese Aussagen jedoch mit großer Vorsicht zu betrachten.

Achtung
Wenn spezifische Erkrankungen vorliegen, müssen die Qigong-Übungen so darauf abgestimmt werden, dass dem Übenden kein Schaden entstehen kann. Qigong soll z. B. bei Psychosen nur mit Vorsicht angewendet werden, da von manchen Experten befürchtet wird, dass sich solche Erkrankungen verschlimmern könnten.

▪ Wechselwirkungen
Unter Umständen ist die Dosis der Medikamente bei der Anwendung von Qigong zu reduzieren. Dies muss mit dem verschreibenden Arzt abgesprochen werden.

■ **Risiken und unerwünschte Wirkungen**

Bei unsachgemäßer Anwendung und unpassender Zusammenstellung der Übungen können gemäß einigen Berichten vorbestehende Psychosen zum Ausbruch kommen. Es kann ferner nach gewissen Übungen zu Knie- und Rückenschmerzen kommen. Falsche oder fehlerhaft ausgeführte Übungen können Schwindel, Kopfschmerzen und Blutdruckveränderungen hervorrufen.

Hinweise

■ **Für Schwangerschaft und Stillzeit**

Die Übungen sind in dieser Zeit sorgfältig auszuwählen.

■ **Für ältere Menschen**

Qigong gilt insbesondere als geeignet für ältere Menschen.

Bewertung

Nur bei Bluthochdruck scheinen ausreichende Hinweise für die Wirksamkeit von Qigong vorzuliegen. Allerdings ist es weniger effektiv und weit weniger gut untersucht, als eine Standardtherapie. Daher muss Qigong bei dieser Indikation als „wenig geeignet" eingestuft werden. Bei allen anderen Indikationen fehlen ausreichende Wirksamkeitsnachweise. Qigong ist dementsprechend als „nicht geeignet" einzustufen.

Reiki

Ein systematischer Überblick untersucht neun Reiki-Studien, bei denen die Teilnehmer nach dem Zufallsprinzip auf die Untersuchungsgruppen verteilt wurden. Zwei Studien ergaben positive Effekte von Reiki bei Depression, während eine weitere Studie keinen derartigen Nutzen zeigte. Für Schmerz und Angstzustände fand eine Studie positive Ergebnisse im Vergleich zur Scheinbehandlung. Ebenso zeigte eine Studie positive Effekte bei Stress und Hoffnungslosigkeit für Reiki im Vergleich zur Scheintherapie. Keine positiven Resultate ergaben sich in der Schlaganfall-Rehabilitation, in der Betreuung Schwangerer während einer Amniozentese, in der adjuvanten Therapie der diabetischen Neuropathie und in der Betreuung von Frauen während einer Brustbiopsie. Insgesamt waren vor allem die positiven Studien von mangelhafter methodischer Qualität und es fehlten unabhängige Überprüfungen. Die Schlussfolgerung dieses systematischen Reviews lautete daher: „... die Datenlage ist unzureichend für die Annahme, dass Reiki eine effektive Therapie irgendeiner Erkrankung sei. Der Wert von Reiki bleibt unbewiesen."

Amniozentese: Invasive Untersuchung fötaler Zellen während der Schwangerschaft.

Neuropathie: Langzeitschädigung der Nerven infolge eines Diabetes mellitus.

Achtung

Es besteht die Gefahr, dass Krankheiten nicht erkannt werden und ihre Behandlung verschleppt wird. Es ist fahrlässig, Reiki bei lebensbedrohlichen Zuständen wie Blutungen und Schock als alleinige Behandlung anzuwenden.

■ Gegenanzeigen

Bei psychiatrischen Erkrankungen wie Psychosen sollte Reiki nicht in Anspruch genommen werden. Der Patientenglaube an eine Verbindung des Behandlers zur göttlichen Energie könnte Krankheitsschübe auslösen.

Bewertung

Reiki ist, wie andere Formen der „Geistheilung", biologisch nicht plausibel. Die aussagekräftigen klinischen Studien belegen die Wirksamkeit dieser Methode bei irgendwelchen Erkrankungen oder Symptomen nicht. Die Methode muss daher als „nicht geeignet" eingestuft werden.

Shiatsu

Eine Studie aus Neuseeland verglich die Effekte einer Shiatsu-Variante (Shiatsu-ähnliche Massage unter Wasser) mit einer anderen Massageform. Es wurden insgesamt nur 13 Patienten mit Fibro-myalgie in diese Untersuchung aufgenommen. Die Ergebnisse sprechen für die Wirksamkeit der Shiatsu-Variante, jedoch ist die Studie methodisch so schwach, dass keine aussagekräftigen Schlussfolgerungen daraus möglich sind. Weitere kontrollierte Studien zu Shiatsu liegen nicht vor.

Achtung

Amerikanische Neurologen berichteten über zwei Fälle, bei denen die Kopfschlagader einriss, nachdem die Patienten eine maschinelle Shiatsu-Massage erhalten hatten. Japanische Neurologen veröffentlichten einen Fall von Thrombose der Halsvene nach Shiatsu. Solche Komplikationen scheinen große Seltenheiten zu sein und es ist nicht erwiesen, dass es einen ursächlichen Zusammenhang mit der Shiatsu-Behandlung gab, sodass Shiatsu insgesamt wohl eine nebenwirkungsarme Therapie ist.

■ Risiken und unerwünschte Wirkungen

Shiatsu soll nicht bei Risikoschwangerschaften und akuten Erkrankungen angewendet werden.

Bewertung

Es liegt nur eine kontrollierte Studie vor, die zudem nicht von ausreichender methodischer Qualität und somit nicht aussagekräftig ist. Risiken sind beschrieben worden; sie scheinen jedoch nur sehr selten aufzutreten. Somit ist Shiatsu als Therapie jedweder Erkrankungen und Symptome als „nicht geeignet" einzustufen.

Taichi

Insgesamt standen zwölf systematische Übersichtsarbeiten zu Taichi zu Verfügung. Sie beziehen sich auf folgende Indikationen: Brustkrebs, Schmerzen am Bewegungsapparat, Verbesserung der Sauerstoffausnutzung (aeroben Kapazität), Herz-Kreislauf-Erkrankungen und Risikofaktoren für Herz und Kreislauf, Osteoporose, Diabetes, Arthrose, Krebs und rheumatoide Arthritis. Zwei Übersichtsarbeiten sind ohne Bezug auf spezifische Erkrankungen.

Die Ergebnisse dieser Arbeiten zeigen, dass die Wirksamkeit von Taichi bei keiner spezifischen Indikation ausreichend belegt ist. Die Mehrzahl der Primärstudien sind methodisch so schwach, dass sie nicht wirklich aussagekräftig sind. Zu den meisten Anwendungsgebieten existieren zu wenige Untersuchungen, um sichere Aussagen treffen zu können. Hinzu kommt, dass die Effekte nur wenig ausgeprägt und somit von fraglicher klinischer Relevanz sind.

Am ehesten sind die Daten bei folgenden Indikationen als vielversprechend einzuschätzen:

■ Verbesserung verschiedener körperlicher und psychischer Funktionen bei älteren Menschen, wie Herz-Kreislauf-Fitness, Senkung des Blutdrucks, Training der Beweglichkeit und Verminderung des Sturz-Risikos sowie die Linderung von Depressivität und Angst

■ Schmerzreduktion bei Gelenkbeschwerden

■ Senkung des Risikos von Herz-Kreislauf-Erkrankungen

Achtung

Eventuell ist die Dosis von Medikamenten bei der Anwendung von Taichi zu reduzieren. Dies muss mit dem verschreibenden Arzt abgesprochen werden.

Hinweise

Taichi gilt insbesondere als geeignet für ältere Menschen.

Bewertung

Richtig geübtes Taichi ist weitgehend frei von Risiken. Die Wirksamkeit von Taichi ist bei den genannten Anwendungsgebieten zur Verbesserung am ehesten positiv zu bewerten. Es muss betont werden, dass Zahl und Qualität der Primärstudien mangelhaft sind und daher zwingende Schlüsse nicht zulassen. Bei den erwähnten Indikationen ist Taichi dementsprechend als „wenig geeignet" einzustufen; bei allen anderen als „nicht geeignet".

Tibetische Heilkunde

Tibetische Medizin ist eine Synthese der Heilkunde mehrerer Kulturkreise und setzt zahlreiche Therapieformen ein, z.B. Diätetik, Pflanzenheilkunde, Yoga. Es ist zwar möglich, die Gesamtheit dieser Therapien in klinischen Studien zu testen, jedoch gibt es derzeit keine derartigen Untersuchungen.

Es liegt derzeit nur eine systematische Überblicksarbeit vor. Sie bezieht sich auf Padma 28®, eine Mischung aus 28 Heilkräutern, die in der Therapie der arteriellen Verschlusskrankheit eingesetzt wird. Es wurden 19 Studien mit insgesamt 2 084 Patienten mit Claudicatio Intermittens (Schaufensterkrankheit) eingeschlossen. Fünf Studien konnten statistisch zusammenfassend ausgewertet werden. Die Daten zeigen eine signifikant deutlichere Verlängerung der maximalen Gehstrecke

gegenüber Placebo. Die Autoren folgern, dass Padma 28® in der Therapie der Claudicatio etwa ebenso gute Resultate erbringt, wie die medikamentöse Standardtherapie.

Achtung
- **Wechselwirkungen**

Es sind wegen der Vielzahl der Modalitäten keine allgemeingültigen Urteile über die tibetische Heilkunst möglich. Bei pflanzlichen und anderen einzunehmenden Präparaten sind Wechselwirkungen mit konventionellen Arzneimitteln denkbar.

- **Risiken und unerwünschte Wirkungen**

Wegen der Vielzahl der Methoden sind keine allgemeingültigen Urteile möglich. Insbesondere bei oral applizierten Mitteln sind Nebenwirkungen denkbar. Bei Padma 28 wurden keine ernsten Nebenwirkungen beobachtet.

Bewertung
Die Therapie der Claudicatio mit Padma 28® ist als „geeignet" einzustufen. Zu allen weiteren Teil-Verfahren der tibetischen Medizin fehlt eine solide Grundlage. Das „Gesamtpaket aller tibetischen Heilmittel" ist derzeit nicht untersucht, sodass man nicht von einer belegten Wirksamkeit sprechen kann.

Traditionelle Chinesische Medizin

Die Literatursuche ergab 2 184 Publikationen zum Thema Traditionelle Chinesische Medizin (TCM). Diese wurden durchgesehen, aber es fanden sich keine kontrollierten klinischen Studien oder systematischen Überblicksarbeiten zum komplexen Gesamtsystem der TCM, die die Einschlusskriterien für die Beurteilung in diesem Buch erfüllten. Ohne eine derartige Studie lässt sich zur Wirksamkeit der TCM als komplexes Behandlungssystem nichts aussagen.

Es gibt allerdings zahlreiche Studien und Reviews zu diversen Einzeltherapien wie z. B. chinesische Kräuterkombinationen, chinesische Einzeldrogen, Akupunktur (s. o.), Taichi (s. o.), Qigong (s. o.), chinesische Massage.

■ **Risiken und unerwünschte Wirkungen**

Diese hängen von der Natur der Einzeltherapien ab. Chinesische Pflanzenmittel können z. B. schaden durch

■ Toxizität der Inhaltsstoffe

■ Verunreinigung durch Schwermetalle, Pestizide und anderes

■ betrügerische Beimischung von chemisch definierten Arzneistoffen

■ **Wechselwirkungen**

Wechselwirkungen sind vor allem bei einzunehmenden Präparaten möglich. Sie hängen von der Natur der Inhaltsstoffe ab.

Hinweise

Die erwähnten Gefahren können insbesondere dann erheblich sein, wenn solche Mittel nicht von verlässlichen Quellen bezogen werden.

Bewertung

Zu dem komplexen Behandlungssystem der TCM stehen derzeit keine aussagekräftigen Studien oder Übersichten zur Verfügung. Die Nebenwirkungen sind potenziell erheblich. Die TCM muss generell als „nicht geeignet" eingestuft werden

Yoga

Die Literatur-Recherchen fanden 21 systematische Übersichten. Sie bezogen sich auf eine breite Palette von Krankheiten und Krankheitsgruppen: Krebs, Diabetes, Depression, Angsterkrankungen und -zustände, Rückenschmerzen, kardiovaskuläre Risikofaktoren und Erkrankungen, Asthma, Schlaganfall-Rehabilitation, Wechseljahresbeschwerden, Epilepsie, chronische Schmerzen. Drei Übersichten hatten keinen Bezug auf spezifische Erkrankungen, zwei davon beschäftigten sich mit Yoga im Kindesalter. Die Übersichtsarbeiten umfassten zahlreiche Primärstudien, die mehrheitlich von schlechter methodischer Qualität waren. Die meisten Überblicke kamen zu eher indifferenten Schlussfolgerungen. Positive Ergebnisse wurden für folgende Anwendungsgebiete formuliert:

- Bei Krebspatienten Verbesserung der Schlafqualität, Stressreduktion, Reduktion krankheitsbedingter Symptome, Verbesserung der Lebensqualität
- Typ II Diabetes
- Depression
- Schmerzzustände
- Kardiovaskuläre Risikofaktoren und Erkrankungen
- Asthma

Keine Wirksamkeit konnte in der Übersichtsarbeit für die Anwendung bei Wechseljahrsbeschwerden nachgewiesen werden.
Die restlichen Arbeiten sind nicht eindeutig positiv oder negativ. Zur positiven Arbeit bezüglich der Anwendung bei Krebspatienten ist zu betonen, dass sie von schlechter methodischer Qualität war und den Aussagen eines qualitativ guten Reviews widersprach. Ähnliches trifft für die Arbeit über Diabetes zu. Auch die

beiden Veröffentlichungen zu Schmerz und zu Asthma sind von mangelhafter Qualität. Letztlich sind nur die folgenden drei Indikationen gut belegt:

- Depression
- Schmerz
- Risikosenkung für/Therapie von Herz-Kreislauf-Erkrankungen.
- **Risiken und unerwünschte Wirkungen**

Extreme Übungen können mit Verletzungsgefahr des Bewegungsapparats einhergehen.

Hinweise
Eine gute Anleitung ist ratsam.

Bewertung
Bei Depressionen, diversen Schmerzzuständen sowie zur Prävention und Therapie von Herz-Kreislauf-Erkrankungen ist Yoga als „geeignet" einzustufen. Bei allen anderen erwähnten Anwendungsgebieten, außer Wechseljahresbeschwerden, ist Yoga als „wenig geeignet" zu betrachten. Bei Wechseljahrsbeschwerden ist Yoga als „nicht geeignet" zu bewerten.
In allen Fällen ist Yoga keine kausale oder alternative, sondern eine symptomatische, unterstützende Therapie.

Register

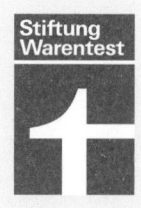

IMPRESSUM

© 2011 Stiftung Warentest, Berlin

Stiftung Warentest
Lützowplatz 11–13
10785 Berlin
Tel. 0 30/26 31-0
Fax 0 30/26 31-25 25
www.test.de

Vorstand: Dr. jur. Werner Brinkmann
Weiteres Mitglied der Geschäftsleitung:
Hubertus Primus (Publikationen)

Alle veröffentlichten Beiträge sind urheberrechtlich geschützt. Das gilt auch gegenüber Datenbanken und ähnlichen Einrichtungen. Die Reproduktion – ganz oder in Teilen – durch Nachdruck, fototechnische Vervielfältigung oder andere Verfahren – auch Auszüge, Bearbeitungen sowie Abbildungen – oder Übertragung in eine von Maschinen, insbesondere Datenverarbeitungsanlagen, verwendbare Sprache oder die Einspeisung in elektronische Systeme bedarf der vorherigen schriftlichen Zustimmung des Verlags. Alle übrigen Rechte bleiben vorbehalten.

Autoren: Dr. Thomas Bisswanger-Heim
Prof. Edzard Ernst, MD, PhD, FMed Sci, FSB, FRCP, FRCP (Edin.)
Complementary Medicine Peninsula Medical School, Exeter, GB
(Eine kritische Analyse)
Lektorat: Niclas Dewitz (Leitung), Christiane Hefendehl
Mitarbeit: Veronika Schuster
Korrektorat: Hartmut Schönfuß, Berlin
Fachliche Beratung:
Chinesische und Japanische Medizin: Prof. Dr. Paul U. Unschuld, Horst-Görtz-Stiftungsinstitut für Theorie, Geschichte und Ethik Chinesischer Lebenswissenschaften, Charité, Berlin
Indische Medizin: Petra Wehmeyer, M.A., Institut für Indologie und Tamilistik, Universität zu Köln
Tibetische Medizin: Dr. Stephan Kloos, Institut für Sozialanthropologie, Österreichische Akademie der Wissenschaften, Wien

Titelentwurf: Sylvia Heisler
Grafik und Satz und Layout: Sylvia Heisler
Produktion: Sylvia Heisler, Vera Göring
Bildredaktion: Sylvia Heisler, Kerstin Babrikowski, Veronika Schuster
Bildnachweis: masterfile (Titel); Avenue Images (S. 19, 20, 28, 29, 40, 48, 59, 66, 68, 70, 72, 75, 76, 79, 81, 83, 90, 102, 107, 109, 118, 120, 121, 123, 125, 131, 139, 170, 181, 183, 184, 218, 221); iStockphoto (S. 16, 91, 93, 110, 135, 138, 163, 166, 178, 208); Your Photo Today (S.12), Interfoto (S. 30, 33, 35, 46, 86, 89, 117, 174); Arco Images/ C. Huetter (S. 42); Sächsische Landes-Staats- und Universitätsbibliothek Dresden (SLUB), Anat.A.138, Deutsche Fotothek, 01054 Dresden (S. 43); Universitätsbibliothek Heidelberg, CPG644, 98v (S. 63); Getty / Mel Yates (S.74), G. Doyle (S. 132), Matthew Wakern (S.165), Zen Shui / M. Boniek (S. 173), DEA/A.Dagli Orti (S. 230); WILDLIFE/ D. Harms (S.99); Ethnologisches Museum, SMB, Sammlung Paul Unschuld, Quelle: Paul Unschuld, Huichun-Chinesische Heilkunde in historischen Objekten und Bildern, Prestel, München, 1995, S.204 (S. 95); laif /BENALI Remi/hemis.fr (S. 114); The Art Archive/Gianni Dagli Orti (S. 140); Corbis/ Miles (S. 133); BSIP/ABLESTOCK (S. 139); Picture Alliance/ medicalpicture (S.143); bridgemanart.com/ Archives Charmet (S.100, 150); shutterstock (S. 156); HenryDeFrahan/Picturetank/Agentur Focus (S. 180); Jump/ M. Sandkühler (S.212); Thinkstock (S. 6, 7, 88, 112, 113, 140, 143, 158, 169, 190, 208, 217, 224, 233); artvertise (S. 225); Yoga Vidya e.V., Horn-Bad Meinberg (S. 198, 199, 206)
Verlagsherstellung: Rita Brosius (Ltg.), Susanne Beeh
Litho: tiff.any GmbH, Berlin
Druck: Rasch Druckerei und Verlag GmbH & Co. KG, Bramsche

Einzelbestellung:
Stiftung Warentest
Tel. 0 180 5/00 24 67
Fax 0 180 5/00 24 68
(je 14 Cent pro Minute aus dem Festnetz, maximal 42 Cent pro Minute aus dem Mobilfunknetz)
www.test.de
ISBN: 978-3-86851-110-9